자연의 이치와

경락

침뜸학교 교재

도서출판 허임

감수 전세일(全世一) 연세대학교 의과대학 졸업. 미국 펜실베이니아 의대 재활의학과 교수, 국제침술학회 회장, 연세의대 재활병원 원장, 연세의대 동서의학연구소 소장, 포천중문의과대학교 대체의학대학원 원장, 차의과학대학교 통합의학대학원 원장, 석정웰파크병원 병원장, 차움의원 명예원장, 분당차병원 교수 등을 역임하였다. 현재 한가족요양병원 병원장, 서재필기념회 부이사장, 브레인트레이너협회 협회장 등으로 활동하고 있으며, '21세기 위대한 인물 500인'에 선정되기도 했다. 저서로 《뇌졸중 백과》《한방으로 갈까, 양방으로 갈까》《새로운 의학, 새로운 삶》《현대과학의 쟁점》《내 몸이 의사다》《침술의학》외 다수가 있다.

편저 침뜸학교 교육연구팀

대 표 집 필 손중양 사단법인 허임기념사업회 이사장

교육연구팀 강상숙, 김학수, 박권재, 박태동, 신풍호, 양재현, 이상창, 이정호, 임휘철, 정효재, 최준영, 최준혁, 최지웅, 황경호

자연의 이치와 **경락**

초판 1쇄 발행 2025년 6월 17일
편 저 침뜸학교 교육연구팀(대표집필 손중양)
감 수 전세일
편 집 손중양
경 혈 도 최서희
발 행 처 도서출판 허임
신고번호 제2006-0072 호 (신고년월일 2006. 6. 2.)
주 소 서울특별시 종로구 삼일대로 28길 20(그린빌딩) 501호
전 화 02-742-7924
홈페이지 www.heoim.net

ISBN: 979-11-87828-14-3(03510)

정가 35,000원
(이 책의 판매수익금은 생명건강문화 전승 사업에 쓰입니다.)

서 문

생명! 그것은 대우주 가운데서 생겨나 스스로 살아 움직이는 것이다. 어떠한 이치에 따라서 생겨나서 어떻게 스스로를 움직이고 있는가? 분명한 것은 생명체 안에 스스로 살아 움직일 수 있는 체계와 힘을 가지고 있다는 것이다. 바로 그것, 내 몸 안에 있는 생명력 내지는 생명의 치유력를 찾아내어 이를 고양시키고, 병을 고치는데 활용할 수 있도록 하자는 것이 침뜸학교 교재개발의 취지다.

음양오행의 이치로 생겨난 대우주가 지구(地球)에는 습토(濕土) 조금(燥金) 군화(君火) 한수(寒水) 풍목(風木) 상화(相火)라는 육기(六氣)의 환경을 형성한다. 육기는 사람이라는 생명체 내에서는 태음 소음 궐음 양명 태양 소양이라는 삼음삼양의 체계로 경락계통을 형성하여 위기영혈(衛氣營血)을 순환시키면서 인체를 만들고, 인생을 영위하도록 한다.

동양의학은 음양오행, 육기(六氣) 혹은 삼음삼양 등으로 인체 생명을 탐구하여 생명을 살리고, 병을 고치는데 활용하고 있다. 경락 경혈을 잘 다스려 기혈을 소통시키는 일은 모든 생명이 부지불식간에 스스로 하는 사명이다. 침뜸은 이를 돕는 요법이다.

1433년 세종15년 의약(醫藥)에 밝아 항상 전의감 제조로 있었던 황자후(黃子厚)는 “병을 속히 고치는 데는 침과 뜸만한 것이 없습니다. 의원으로서 침놓고 뜸뜨는 혈(穴)을 밝게 알면, 한 푼의 약도 쓰지 않고 모든 병을 고칠 것이니, … 각각 전문(專門)을 세우고 주종소(鑄鍾所)로 하여금 구리로 사람을 만들게 하여, 점혈법에 의하여 재주를 시험하면, 의원을 취재(取才)하는 법이 또한 확실할 것입니다.…”라고 제안하여, 침구전문생을 양성해 내의원과 전의감과 혜민국에 배치하도록 했다.

영의정을 지낸 서애 유성룡은 1600년『의학입문』이라는 의서의〈침구편〉을 정리하여『침구요결』이라는 책으로 펴내면서 침뜸의 대중화를 역설했다. 그는 그 서문에서 "침과 뜸은 효험이 빠르니 향리 사람으로 침놓는 법을 거칠게 이해하고 있는 사람이라도 처방을 살펴 혈자리를 구하면 스스로 가히 병을 치료할 수 있다."며 침뜸의 실용성을 높이 평가했다.

그리고 "경락에 따라 혈을 나누고, 혈자리 아래에 치료법을 두어 보는 사람으로 하여금 한 번 보기만 하면 깨닫게 하여 달리 찾을 필요가 없게 하였다."라 하고, "장차 언해(諺解)로 번역해 우매한 아낙네라도 가히 이해할 수 있도록 하겠다."며 침과 뜸을 백성들의 생활의술로 자리 잡도록 하려는 뜻을 피력했다.

조선의 지식인들은 한결같이 생활의술로서 침뜸의 효용성을 높이 평가하고, 널리 활용될 수 있도록 하기 위해 노력해 왔다.

허임의『침구경험방』을 나라에서 출판하는 일을 직접 주선한 사람은 당시 춘추관이면서 내의원 제조를 맡고 있던 이경석이었다. 그 또한『침구경험방』발문에서 "침놓는 것과 뜸 뜨는 것은 구비 하기가 쉬우면서도 그 효과는 매우 빠르니 그 처방의 지름길이 되는 것이다."라며 침뜸의 쓰임새를 높이 평가했다. 그리고 "침구경험방을 얻어서 증세에 따라 치료하면 집집마다 신의 의술을 만날 수 있으니 그 구제하는 바를 어찌 헤아릴 수 있겠는가?"라며, "이것은 마땅히 세상이 공유하여 널리 전하여야 할 것이며 없애거나 함부로 하지 않도록 해야 할 것이다."라고 강조했다.

오늘날 같이 사람들의 기본적인 교양 수준이 향상되고 인체에 대한 이해가 높은 시기에 지식인들이 효과적인 전통 민간요법인 침뜸에 대해 관심을 가지고 익혀 활용하고자 하는 것은 자연스러운 현상이고, 바람직하다고 생각된다.

지금은 특히 자기 몸을 스스로 관리하고 건강한 삶을 지향하고 꾸려나가는 것이 시대적 요구이기도 하다. 웰빙 문화가 대세를 이루고 생명과 건강을 스스로 지키기 위한 각종의 요법들이 쏟아져 나오는 것은 세계적인 현상이다.

문명은 크게 편리해졌으나 현대인에게 질병은 만성화되고 그 특성이 복잡해지면서 건강 악화의 인과관계 추론은 더욱 어려워졌다. 서양의학적 약물 투여나 수술만으로 질병의 원인을 모두 제거하기가 더욱 곤란하게 되었다. 아무리 훌륭한 현대의학적 시술을 받는다고 하더라도 일상적으로 몸을 관리하지 않으면 건강을 보장받을 수가 없다. 스스로 각성하여 건강관리를 해야 할 각자의 몫은 더욱 커지게 된 것이다.

대법원은 2011년 7월28일과 2016년 7월22일에 침뜸평생교육에 관한 두 차례의 판결문에서 "교육과정을 통하여 인체와 경혈의 원리를 이해하고, 종래 민간에서 널리 전수되고 시행되어 온 침·뜸의 원리와 시술에 관한 지식을 습득하는 것 자체가 평생교육의 대상에서 제외된다고 볼 수는 없다."는 내용을 반복하여 강조했다. 그리고 같은 판결문에서 "… 자신의 건강을 지키고 증진시키기 위해 인체와 질병에 관한 지식을 학습할 기회를 갖는 것은 행복의 추구와 인간다운 생활을 위한 국민의 기본적 권리에 속한다."라고 밝혔다.

이에 허임기념사업회는 전통적 생명건강문화를 이어받아 생활에 활용할 수 있도록 하는 일에 기여하고자 한다. 그 일환으로 침뜸을 공부하고자 하는 사람들에게 침뜸의학에 관한 체계적인 공부를 할 수 있도록 교재를 마련한다. 이는 사람들이 침뜸의학을 배우고 익혀 스스로 건강을 지킬 수 있도록 노력해 온 선조들의 뜻을 이어받는 것이다. 읽는 사람들이 뜻을 더해 심신의 건강을 위해 유용하게 쓰이기를 기대한다.

2025. 3. 1.
사단법인 허임기념사업회
이사장 손중양

차 례

제2장 경 락 119

∴ 생명세계의 역리(易理)와 경락 ∴

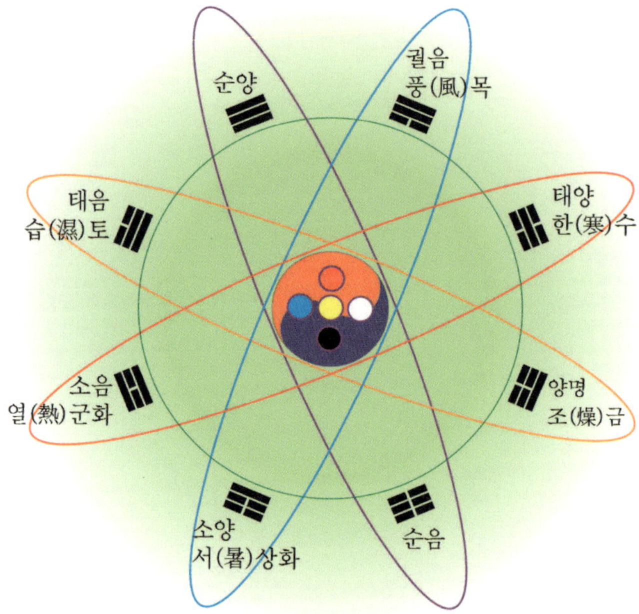

생명세계의 역리(易理) 개념도

음양오행의 이치로 생겨난 대우주가 지구(地球)에는 음양(빛과 그늘)을 기반으로 오행이 운행하여, 습토(濕土)와 조금(燥金), 군화(君火)와 한수(寒水), 풍목(風木)과 상화(相火)라는 육기(六氣)의 환경을 형성한다. 육기가 사람이라는 생명체 내에서는 태음 소음 궐음이라는 삼음과 양명 태양 소양이라는 삼양의 체계로 경락계통을 형성하여 위기영혈(衛氣營血)을 순환시키면서 인체를 창출하고, 인생(人生)을 영위(營衛)하도록 한다.

내경에서는 "사람은 천지의 기로 생겨나고, 사시의 법으로 형성된다"고 했다. 음양의 대우주는 수(水) 화(火) 목(木) 금(金) 토(土)라는 오행(五行)의 순차에 따라,

기(氣)가 생기고 형(形)이 갖춰지고 질(質)이 채워지고 체(體)로 완성됐다고 본다. 인간도 음양오행의 차서(次序)에 따라 생겨나고, 생명을 영위하는 것으로 파악하고 있다.

우주는 하늘에 수많은 성신(星辰)을 창조하고 마침내 일월(日月)과 지구(地球)를 만들어 냈다. 우주공간에서 항성과 행성 사이에 일정한 관계가 형성되어 항성에서 행성으로 에너지가 공급되는 과정에서, 행성 내 자연환경이 조성된다.

지구는 태양으로부터의 적당한 거리와 달이라는 일정한 위성의 존재 등 여러 요인이 작용하여 음(陰)-양(陽)이 조화를 이루고, 한(寒)-열(熱), 조(燥)- 습(濕), 풍(風)-서(暑)의 육기(六氣) 환경이 적절하게 조성된다.

오행이 돌아가는 중에 상화(相火)가 생겨나, 육기의 변화가 일어나며, 이에 따라 온도와 습도와 기압의 차이가 나타나는 것이다.

이 육기는 태음 소음 궐음과 양명 태양 소양이라는 삼음과 삼양으로 나타나고, 생명세계를 만들어 낸다.

음양과 삼음삼양의 현상은 일정한 규칙성 내지는 항상성을 가지게 되어 생명체의 경락체계를 형성하여, 음양의 균형을 갖추도록 하며, 내생육기(內生六氣)를 순행시킨다.

경락체계의 운행으로 생명체의 음양이 조화를 이루고, 내부의 온도[寒熱 한열], 체내의 농도[燥濕 조습], 흐름과 운동[風暑 풍서]의 항상성이 유지된다.

경락체계에 의해 생체내부에 장부가 형성되며, 이는 다시 감각기관 · 신경전달기관 · 운동기관 등과 연결되어 활동력을 가지는 복잡한 체계를 갖추며, 스스로의 생명을 영위(營衛)하고 또한 생식(生殖)하게 된다는 것이다.

대우주가 음양에서 나왔듯이 사람의 경우도 역시 음양에서 나오는데, 육기의 기운으로 나타나는 삼음삼양이 짝을 이루어, 내외(內外) · 표리(表裏)를 형성하고 있다. 그리고 분화과정에서 암수의 음양으로 다시 나뉘어지면서 끊임없이 변화유전한다.

제1장

자연의 이치 – 역리(易理)

제1절 역(易)과 음양

세계라는 말에서 세(世)는 시간, 계(界)는 공간을 의미한다. 시간과 공간은 분리된 개념이 아니라 서로 밀접하게 연관되어 있다. 세계(우주)는 존재의 변화가 만들어내는 시공간이고, 이 시공간이 자연이다.

역(易)은 자연을 끊임없이 변화하는 것으로 보고, 그 변화의 원리를 파악하는 것이다.

역(易)이라는 글자는 주로 '변화하다', '바꾸다', '쉽다' 등의 뜻으로 해석되지만, 역(易)은 자연의 변화 과정[變易 변역]과 그 속에 내재된 불변의 원리[不易 불역], 그리고 그 원리를 간결하게 이해하는 방법[簡易 간역]을 모두 아우르는 개념이다.

자연은 또 생명을 낳고, 그 생명이 살아가는 세계가 된다. 그리고 자연이 낳은 생명은 또 하나의 세계가 되고, 자연의 이치에 따라 변화해 나간다.

동의학의 핵심 이론인 인체 경락에 대해 제대로 이해하기 위해서는 우선 생명 세계의 이치, 즉 역리(易理)에 대한 통찰이 선행되어야 한다.

1. 삼생만물(三生萬物)

도(道)가 하나를 낳고, 하나가 둘을 낳고, 둘이 셋을 낳고, 셋이 만물을 낳는다. 만물은 음을 지고 양을 안고, 충기(冲氣)로써 화합을 이룬다.[1]

노자의 『도덕경 42장』의 구절은 세상만물 존재와 생성의 이치를 가장 간명하게 나타낸 표현이다.

여기서 도(道)란 무엇일까? 도에 대해서 노자는 도덕경 첫 장 첫 구절에서 "도라고 할 수 있는 도는 영원한 도가 아니고, 이름 붙일 수 있는 이름은 영원한 이름이 아니다."[2]라고 하면서 도(道)에 대해서는 말문을 막아 버린다. 도라고 하는 '그

---

1 道生一 一生二 二生三 三生萬物(도생일 일생이 이생삼 삼생만물) 萬物負陰而抱陽 冲氣以爲和 (만물부음이포양 충기이위화)

2 道可道非常道 名可名 非常名 도가도비상도' 명가명 비상명

무엇'에 이름을 붙임으로써 도의 본래 뜻을 전하지 못한다는 말이다. 그러면서도 또 도에 대한 설명을 계속 이어간다.

『도덕경 25장』에는 "하나의 물(物)이 혼돈(混沌)으로 이루어져 있는데 천지보다 먼저 생겼다"라고 하며 도에 대해 풀이를 시도하고 있다. 여기서 노자는 "소리도 없고 형체도 없고, 홀로 우뚝 변함이 없고, 두루 운행하나 멈추지 않는다. 그러므로 만물의 어머니라고 할 수 있는데 나는 그 이름을 알 수 없다"라고 하면서 "글자로는 도(道)라 하고, 억지로 이름을 지어서 대(大)라고 한다."라고 전하고 있다. 이 장의 마지막 구절은 "도(道)는 자연(自然)을 본받는다."라 결론을 맺는다.[3]

결국 도의 본래 모습은 자연이라는 것이다. 자연은 '스스로 그러함'이다. 그렇다면 도란 스스로 그러한 존재[自然]의 이치나 원리, 법칙인 셈이다. 노자의 도덕경에서 전하고자 하는 도는 스스로 그러한 그 무궁무진한 이치나 원리 혹은 근원적인 그 무엇을 말하고자 한 것으로 풀이할 수 있다.

도생일(道生一) 도(道)가 낳은 하나는 기(氣)라고 해석된다. 기(氣)는 우주를 채우고 만물을 구성하고 그 성질을 만드는 실체(實體)인데, 우주의 모든 사물은 기의 운동변화로 인해 성주괴공(成住壞空)과 생성소멸(生成消滅)을 반복하게 된다. 생명활동도 기의 운동과 변화에 의해 이루어진다.

동양에서는 생성변화하는 도(道)는 기로써 근본을 삼고, 천지만물이 기로 말미암아 존재한다고 보았다. 기는 자연현상에 대한 하나의 고차원적 인식형태로, 우주를 구성하는 가장 기본적인 물질이며,

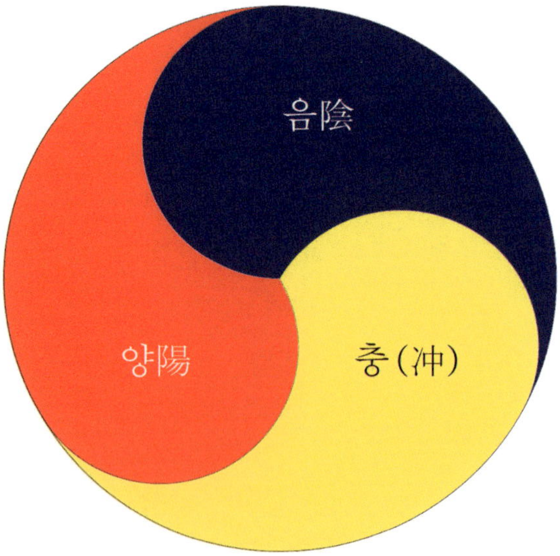

충(冲)이 음(陰)을 지고 양(陽)을 안고 있는 형상의 삼태극

3 有物混成 先天地生 寂兮寥兮 獨立不改 周行而不殆 可以爲天下母 吾不知其名 字之曰道 强爲之名曰大…<중략> …人法地 地法天 天法道 道法自然

우주간의 일체 사물이 모두 기의 운동변화의 결과라고 본 것이다. 기(氣)는 그 형상을 관찰하기가 어려운 '무형의 물질'로서 활동력이 매우 강하고 끊임없이 운동하므로 사물의 운동변화 현상에서 기(氣)의 존재를 확인할 수 있다.

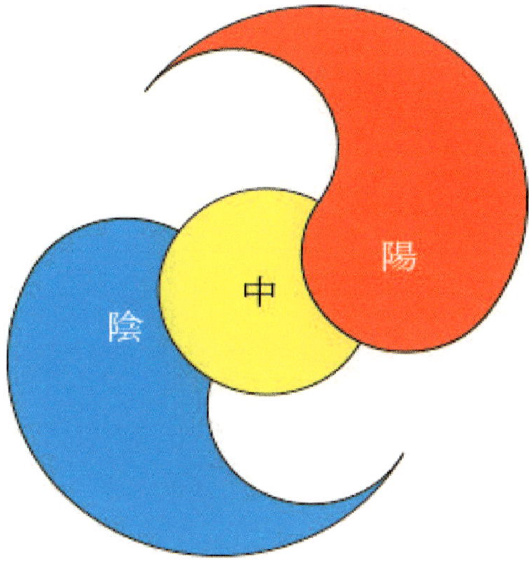

음과 양과 중의 관계 모식도

일생이(一生二) 하나는 둘을 낳는다. 기(氣)가 낳은 둘은 음양으로 해석된다. 기는 음과 양으로 나뉜다는 이야기다. 전기가 음전기와 양전기가 있듯이 음양은 기의 존재 형태인 것이다. 기의 존재형태와 운동방식을 동양에서는 음양과 4상 8괘 64괘, 오행과 육기육경 및 천간지지 등으로 설명해 왔다.

이생삼(二生三) 둘은 셋을 낳는다. 음양이 낳은 것은 가운데이다. 음과 양의 사이에 가운데가 생긴다는 말이다. 음(-)과 양(+)이 만나는 그 지점. 음도 아니고 양도 아닌, 그러면서 음이면서 동시에 양인 그것을 중이라고 하고, 음과 양 그리고 가운데까지 하여 삼이 생겨난 것이다.

노자는 '충기(冲氣)로써 화합을 이룬다.'고 하여 , 이 삼을 충(冲)이라는 글자로 표현했다. 충(冲)은 음양의 가운데인 중(中)이라 할 수도 있고, 오행에서는 중앙인 토(土)에 해당된다.

삼생만물(三生萬物) 셋이 만물을 낳는다. 음과 양, 그리고 음양이 만나서 생긴 중(中)에 의해 비로소 세상만물이 존재한다는 말이다. 음과 양만으로는 세상만물이 존재할 수 없다. 음과 양과 중(中)이 있어야 세상이 있고, 만물이 생성하고 변화한다는 말이다.

동양에서 오랜 자연철학으로 전해 내려온 삼태극 이론을 노자는 음을 짊어지고 양을 끌어안고[萬物負陰而抱陽] 충기(冲氣)로써 화합을 이룬다[冲氣以爲和]라고 표현했다.

도덕경에서는 수(水 ☵)로 표기 되는 음(陰)과 화(火 ☲)로 표기되는 양이 중앙

[土 토]라는 충기(冲氣)를 매개로 화합(和合)하며 음양이 교역(交易)하는 자연의 이치를 삼생만물이라고 간명하게 표현했다.

여기서 '冲'은 △ 화(和)하다 △ 따뜻하고 부드럽다 △ 겸허(謙虛)하다 △ 담백(淡白)하다 △ 비다 △ 공허(空虛)하다 △ 깊다 △ 심원(深遠)하다 등의 뜻을 가진 충(冲)으로, 중토(中土)와 같은 의미라고 해석된다.

2. 음양과 사상과 팔괘

음양의 이치에 따라 생겨난 생명체는 음양으로 돌아가는 자연에서 삶을 영위한다. 따라서 모든 생명체는 음양을 인식한다. 동물은 물론이고 식물까지 포함하여 살아있는 것은 모두 빛과 어둠을 구분하고, 양지와 음지를 가릴 줄 알며, 추운 곳과 더운 곳을 인지한다. 상반된 두 측면에 대해 제대로 인식하지 못하면 음양의 변화가 무상한 자연환경에서 살아갈 수가 없다.

자연의 음양 현상에 관한 인식은 인류사회에서 문자가 생기기 훨씬 이전부터

음양(陰陽)의 구분

양	시간 주(宙)	유(有)	화(火)	명(明)	여름 봄	낮 아침	남(南) 동(東)	열(熱) 온(溫)
음	공간 우(宇)	무(無)	수(水)	암(暗)	겨울 가을	밤 저녁	북(北) 서(西)	한(寒) 량(凉)

양	상	좌	외(外)	말단 (末端)	출(出)	승(昇)	부(浮)	철(凸)
음	하	우	내(內)	중심 (中心)	입(入)	강(降)	침(沈)	요(凹)

양	남	유(幼)	외측 (外側)	척배 (脊背)	상부 (上部)	육부 (六腑)	위(衛)	기(氣)
음	여	노(老)	내측 (內側)	흉복 (胸腹)	하부 (下部)	오장 (五臟)	영(營)	혈(血)

양	동(動)	강성 (强盛)	강(剛)	건조 (乾燥)	항진 (亢進)	급성(急性)
음	정(靜)	쇠약 (衰弱)	유(柔)	습윤 (濕潤)	감퇴 (減退)	만성(慢性)

상당부분 이론으로 정립되어 전해 내려왔을 것이라는 것은 자명하다. 문자가 생긴 이후의 역사에서는 인류의 모든 문명권에서 음양에 관한 인식을 바탕으로 한 문화가 발전해온 것을 확인할 수 있다.

여기서는 음양오행론으로 정립된 동양의 음양론을 중심으로 살펴보고자 한다.

1) 음양(陰陽)

역(易)을 이해하기 위해서는 우선 음(陰)과 양(陽)을 제대로 알아야 한다. 『황제내경』에서 "음양은 천지의 법도(法道)이고, 만물의 강기(綱紀)이자 변화의 부모이고, 살고 죽음의 근본이자 시작이요, 조화(造化)의 창고이다"라고 했다.

음양은 천지만물을 만들어 내는 상반된 성질의 두 가지 측면을 이른다. 우주의 모든 사물은 모두 음과 양으로 이루어져 있다고 할 수 있다. 음양론은 유형무형의 모든 사물과 현상이 모두 음양으로 되었다는 것이므로 물질은 물론이고, 정신의 작용까지라도 음양 원리 내에 속한다고 본다.

음양은 음지와 양지, 밤과 낮 같이 생명활동에 가장 일차적인 영향을 주는 현상에서부터 인식이 형성되었겠지만 점차 추상화를 거쳐 개념화 되었다. 특히 서로 상반된 모습을 잘 나타내는 물과 불은 음양의 주요 상징으로 활용되었다.

(1) 태극(太極)

우주의 변화를 통찰해 낸 결과는 태극도로 표현을 했다. 태극도를 맨 처음 그린 사람이 누구인지는 분명하지 않다. 따라서 태극도의 유래에 대해서 여러가지 설명이 있는데, "막대기를 세우고 그 해그림자를 측정하여 태극도(太極圖)를 만들었다는 설(竿測日影說)"이 있다. 이에 따

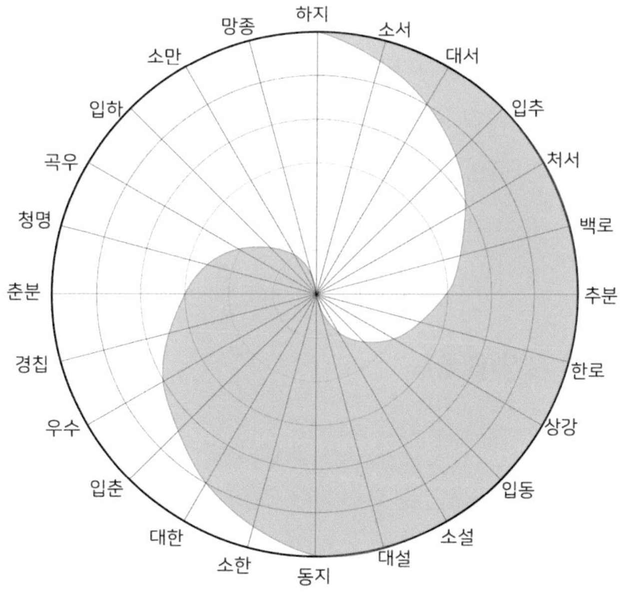

연중 해 그림자의 길이를 표시하여 만든 고 태극도

르면 태극도는 태양(太陽)의 움직임을 관찰한 원시적인 형태의 천문도라고 한다. 실제로 1년 동안 해 그림자의 길이를 측정하여 태극도를 그릴 수 있다.

(2) 양의(兩儀 음양)

동양의 전통학문에서는 음양을 음효(--)와 양효(—)로도 설명한다. 양은 '— (1획)'으로 음은 '-- (2획)'으로 표시한다. 이것은 기의 존재형태를 나타낸다.

음과 양의 상태에서 끊임없이 변화하고 변화되어 가는 것이 역의 원리이다. 여름이 가면 가을이 오고, 가을이 가면 겨울이 오고, 겨울이 가면 다시 봄이 오고, 봄이 가면 다시 여름이 오는 변화는 계속되지만 그 음양이 순환하는 원리는 변하지 않는다. 역은 정체되어 있는 것을 부정한다.

강한 것이 극(極)에 달하면 쇠퇴하고 약한 것이 차차 강해지고, 항상 강한 상태로만 있지 않고 다시 변하게 된다는 것이 음양이론이다.

『주역』에서는 "역(易)에 태극(太極)이 있으니 이것이 양의(兩儀:음양)를 낳고, 양의가 사상(四象)을 낳고, 사상이 팔괘(八卦)를 낳는다."고 하였다. 우주 안에는 태극이 있으며, 이 태극이 양(—)과 음(--)으로 나뉘고, 양과 음이 다시 변하여 사상(四象)이 되고 팔괘(八卦)가 된다는 것이다.

팔괘는 건(乾 ☰), 태(兌 ☱), 리(離 ☲), 진(震 ☳), 손(巽 ☴), 감(坎 ☵), 간(艮 ☶), 곤(坤 ☷)이다. 그리고 이 팔괘에 각각 팔괘를 덧붙여 육십사괘로 만들고, 세상의 더 많은 현상을 표현했다.

따라서 우주와 자연의 모든 만물은 나서 자라고 완성되어 가는 과정으로 변화하는데, 이는 무극으로부터 양의(兩儀)·사상·팔괘·육십사괘로 나아가며 이것이 현실적으로는 음양·오행·삼음삼양(육기) 등으로 발현된다.

2) 사상(四象)

태극이 음양으로 한번 변한 뒤, 다시 변해 나온 것이 사상(四象)이다. 양 중에서 다시 양으로 분화되어 작용하는 것을 태양(太陽 ⚌)이라 하고, 음으로 분화되어 작용하는 것을 소음(少陰 ⚍)이라 한다. 또 음 중에서 다시 양으로 분화된 것이 소양(少陽 ⚎)이고, 음으로 분화된 것을 태음(太陰 ⚏)이라고 한다.

사상은 네 가지 모양이 나타남을 뜻하므로, 양의(兩儀)보다 한 단계 더 구체적인 양상을 보여준다.

이 상(象)의 작용면을 4계절로 설명하면 소음은 안의 양이 자라는 상이므로 봄이 되고, 태양은 양이 자라서 마침내 극성한 상이므로 여름이며, 소양은 안의 음이 자라는 상이므로 가을이요, 태음은 음이 자라서 마침내 극성한 상이므로 겨울에 해당된다.

사상

명칭	양		음	
	소음	태양	소양	태음
상(象)	⚎	⚌	⚍	⚏
천도(天道)	원(元)	형(亨)	이(利)	정(貞)
사계(四季)	춘(春)	하(夏)	추(秋)	동(冬)
사방(四方)	동(東)	남(南)	서(西)	북(北)
사색(四色)	청색	적색	백색	흑색
사덕(四德)	인(仁)	예(禮)	의(義)	지(智)
사신(四神)	청룡	주작	백호	현무

또 하루로 설명하면 밤과 낮으로 구분할 수도 있지만, 넷으로 나누어 아침과 낮, 저녁과 밤으로 구분할 수도 있다.

불가에서는 세상만물이 존재하고 없어지는 변화양상을 존재를 나타내는 색(色)과 무(無)로 돌아가는 공(空)이라는 생멸(生滅)의 개념을 더 나누어 다음과 같이 넷으로 표현하기도 한다.

생성소멸(生成消滅) : 사물이 생겨나서 이루어지고, 사라져 없어지는 것을 말함.

생주이멸(生住異滅) : 생기고, 머무르고, 변하고, 소멸하는 네 가지 현상이나 상태.

생로병사(生老病死) : 태어나고, 늙어가고, 병들어, 죽는 것을 말함.

성주괴공(成住壞空) : 4겁(劫)을 가리킴. 성, 주, 괴, 공은 각각 우주가 생성되고, 존속되고, 무너지고, 공무(空無)로 되돌아가는 것. 각각 성겁, 주겁, 괴겁, 공겁 등이라 함.

3) 팔괘(八卦)

'卦(괘)'라는 글자에는 징조(徵兆)라는 뜻이 있다. 그래서 괘상(卦象)이란 것은 모든 사물은 그것이 발생하거나 소멸하는 징조가 상(象)으로써 나타난다는 것을 의미한다.

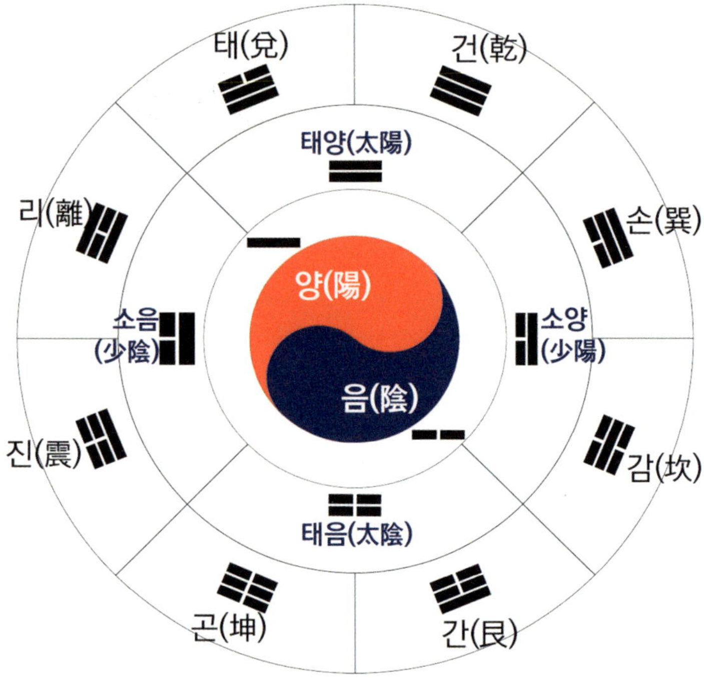

역의 분화하는 방법은 음양의 이분법(二分法)이고, 삼변(三變)으로 완성한다. 태극이 양의(兩儀)가 되고, 양의가 사상이 되고, 사상이 팔괘로 되면서 세 번 변화하는 삼변(三變)의 기본과정이 이루어진다.

역의 기본이 되는 괘가 팔괘이다. 모든 괘상(卦象)은 기본 팔괘의 상(象)이 서로 번갈아 들면서 이루어지는 것이다. 팔괘는 〈☰ 건(乾)〉 〈☱ 태(兌)〉 〈☲ 리(離)〉 〈☳ 진(震)〉 〈☴ 손(巽)〉 〈☵ 감(坎)〉 〈☶ 간(艮)〉 〈☷ 곤(坤)〉이라는 개념을 가진 여덟 개의 형식이다.

〈☰ 건(乾)〉은 3효가 모두 양(陽)으로 이루어져 있고, 하늘[天 천]을 상징한다. 건(乾)에 표시된 세 개의 양은 합하면 1양이 되고 나누면 3양의 형태로 나타난다. 이것은 하나의 양이 분화한 것을 표시한 것이다.

〈☱ 태(兌)〉는 왕성한 양이 음으로 변화된 연못[澤 택]을 상징한다.

〈☲ 리(離)〉는 양이 바깥에 있고 가운데 음이 있어서 만물을 밝히고, 따뜻하게 하는 불[火 화]의 모습을 상징한다.

〈☳ 진(震)〉은 양이 두 음의 아래에 있고 천둥[雷 뢰]이 만물을 깨워 일으키는 모습

복희팔괘 차서도

괘상	☰	☱	☲	☳	☴	☵	☶	☷
팔괘	건(乾)	태(兌)	리(離)	진(震)	손(巽)	감(坎)	간(艮)	곤(坤)
사상	태양		소음		소양		태음	
양의	양				음			
태극	태극							

을 상징한다.

〈☴ 손(巽)〉은 하나의 음이 강력한 양의 아래에 있어 흔드는 바람[風 풍]의 모습을 상징한다.

〈☵ 감(坎)〉은 음이 바깥에서 양을 감싸고 있으므로 만물을 적시는 물[水 수]을 상징한다.

〈☶ 간(艮)〉은 하나의 양이 두 음을 누르고 있어 버티고 있는 산(山)의 모습을 상징한다.

〈☷ 곤(坤)〉은 음(陰)이 셋으로 이루어진 것으로 땅[地 지]을 상징한다. 건(乾 ☰)은 중심 부위가 충실하나 곤(坤 ☷)은 중심이 비어 있다. 그래서 건은 양을 드러내고 발산하려고 하지만 곤(坤)은 양을 갈무리하여 기르려고 한다.

3. 음양의 특성

1) 상반되는 두 측면이 있다고 본다.

모든 사물과 현상은 서로 상반되는 속성을 가진 두 개의 측면으로 이루어졌다고 보는 견해가 음양론이다. 이때 한 측면은 음, 다른 한 측면은 양이라고 하며 이것으로 사물과 현상의 발생, 변화, 발전, 소멸의 원인을 설명한다.

낮은 양이고 밤은 음, 밝은 것은 양이고 어둠은 음, 남자는 양이고 여자는 음으로 설명하면 더 쉽게 이해될 것이다. 그래서 대립물을 음양이라고 한다.

음양이론에서는 물[水]과 불[火]을 음양 속성으로 나누는 기본 징표로 삼았다.

즉 수는 음이고 화는 양에 속하는데, 수는 서늘하고 찬 성질이 있으며 아래로 향하고 상대적으로 정적이므로 음이 되고, 화는 따스하고 더운 성질이 있고 위로 향하며 상대적으로 동적이므로 양이 된다. 따라서 수와 비슷한 성질을 가진 사물과 현상은 음에, 화와 비슷한 성질을 가진 사물과 현상은 양에 소속시켰다.

2) 변화하는 것이라고 본다.

사물의 음양 속성은 절대적이 아니며 상대적이다. 즉 시간의 흐름이나 운동범위의 차이, 사물의 성질 혹은 대립물의 변화에 따라 그 음양 속성도 변화한다.

음은 어디까지나 음만이 아니고 양은 어디까지나 양만이 아니다. 움직이는 것이 멎으면 정지가 되고 정지했던 것이 움직이면 운동으로 된다. 움직임(양)과 정지(음) 사이에 변(變)하고 화(化)하는 자연의 이치가 있다. 즉 음양의 상호작용 가운데 자연이 변화하는 이치가 들어 있다는 것이다.

또한 강한 것이 연하게 되고 연하던 것이 강하게 되며, 연한 것 속에 강한 것이 있고 강한 것 가운데 연한 것이 있다. 같은 사람에게서도 활동이 심할 때는 양이고 조용히 책을 읽거나 사색할 때는 음이 된다. 즉 음양은 고정불변한 것이 아니라 끊임없이 변화한다고 본다.

음은 양에, 양은 음에 서로 포함되어 있다. 양은 사물을 조장 발생시키고 음은 사물을 성장 발육케 하는 작용을 한다. 그러나 음양의 이러한 작용이 정상범위를 벗어나서 음 또는 양의 어느 한 측면이 강해지고 과도해 질 때에는 다른 한 측면을 약화시키면서 음양은 왕성해지든가 혹은 약화되는 등으로 끊임없이 변화된다.

양이 지나치게 왕성해지고 항진될 때에는 양은 음을 심히 소모하고 약화시키기 때문에 사물을 마르게 하고 나아가서 타게 한다. 예를 들어 환자에게서 열이 매우 높든가 열이 계속될 때는 체액을 심히 소모하게 되므로 환자의 입안과 입술이 마르고 나아가서 입안과 입술은 타게 된다. 또한 환자는 몹시 갈증을 느끼며 대변도 매우 굳어지고 소변량이 적어지는 등 여러 가지 증상들이 나타나게 된다.

반면 음이 왕성해지고 항진될 때는 음은 양을 심히 소모하면서 사물을 응결시키고 사물을 변화 발생시키는 양의 기능을 방해한다. 환자는 몸이 차고 입안과 입술이 습윤해지며 소화가 잘 안 된다. 그리고 정상보다 소변량이 많아지든가 설사를 하는 등 여러 가지 증상이 나타난다.

3) 음양의 상호 의존성과 통일성

음양은 서로 상대적이며 상반되는 성질을 가지고 있지만 서로 분리되어 고립적으로 존재하는 것이 아니다. 사물과 현상들에서 음양의 두 측면은 서로 의존하며 통일되어 있다. 즉 음양은 서로 발생을 조장시키면서 의존하기 때문에 어느 한 쪽도 분리되어 따로 존재할 수 없다고 본다.

예를 들어 우리 몸을 순환하는 위기(衛氣)와 영기(營氣) 중에서 양에 해당하는 위기는 몸 표면 부위에 있으면서 밖으로부터 병리적 요인들의 침입을 방어하는 기능을 수행하고, 음에 해당하는 영기는 몸속에 있으면서 영양물질을 공급하는 등의 기능을 수행한다. 양이 방어기능을 원만히 수행하려면 반드시 음의 영양공급을 받아야 하며, 반면에 음이 내부에서 영양공급 등의 기능을 잘 수행하려면 양이 몸 표면 부위에서 방위를 잘함으로써 원만하게 보호 받아야 한다.

이것은 음양이 서로 의존하고 통일되어 있다는 것을 의미하며 그 어느 측면이든 단독으로 고립되어 존재할 수 없다는 것을 의미한다.

4) 음양의 상대적 균형과 그 의의

음양은 끊임없이 변화한다. 그러나 정상적인 상태에서 그 어느 쪽에도 지나치게 치우치지 않는다. 즉 음양은 정상적인 조건에서는 일정한 한계를 벗어날 수 없고 상대적인 균형을 유지한다. 이와 같은 상대적인 균형은 음양의 어느 한 측면이 지나치게 강화되든가 또는 약화되는 것을 서로 제약함으로써 이루어진다.

사람이 건강하기 위해서는 몸에서 음양의 상대적인 균형을 유지하여야 한다. 그러나 어떤 병인(病因)이 작용하여 몸에서 음양의 상대적인 균형이 파괴될 때는 병이 생길 수 있다. 그러므로 음양론에서는 몸에서 병이 생기는 기전을 음양의 상대적인 균형의 파괴에 있다고 본다.

음양의 균형이 깨지는 과정은 크게 두 가지 경우가 있다. 하나는 음양의 어느 한 측면이 지나치게 약화되든가 쇠퇴할 때 나타나며, 다른 하나는 음양의 어느 한 측면이 지나치게 왕성해지든가 강화될 때 나타난다. 이를 음양의 편쇠(偏衰 한쪽이 약해짐) 또는 편승(偏勝 한쪽이 왕성함)이라고 한다.

양이 편승하면 음을 소모하고 음이 편승하면 양에 장애가 생긴다. 예를 들면 몸에서 열이 높은 것과 같은 양이 편승한 경우에는 입술과 입안이 마르고 갈증을 호소하는 등 체액이 소모된 증상이 나타나고, 반대로 몸에서 음이 편승한 경우에는 소화 장애가 생기고 설사하는 등의 증상들이 나타나게 된다.

동의학에서 볼 때 모든 병은 일반적으로 음양의 균형이 파괴된 결과로 발생한다. 그러므로 치료는 음양의 불균형을 조화롭게 하여 균형이 되도록 회복시키는 원칙에서 진행한다. 또한 편승하거나 편쇠한 음양은 서로 영향을 주며 밀접한 관계에 있기 때문에 이러한 상호관계를 잘 고려하여 병을 예방하고 건강을 회복할 수 있다고 한다.

동의학 병리진단의 기준인 팔강, 즉 음양(陰陽)·표리(表裏)·한열(寒熱)·허실(虛實)도 음과 양으로 나뉜다.

질병의 유형은 음증(陰證)과 양증(陽證)으로 나누고, 병위(病位)의 깊고 얕음은 표증(表證) 이증(裏證)으로 구별하고, 질병의 성질에 따라 한증(寒證)과 열증(熱證)으로 구분하고, 사기와 정기의 성쇠(盛衰)에 따라 허증(虛證)과 실증(實證)으로 구분하여 질병을 판단한다. 여기서 음양은 표리, 한열, 허실의 6강을 포괄한다. 즉 표(表) · 열(熱) · 실(實)은 양의 범주에 속하고, 이(裏) · 한(寒) · 허(虛)는 음의 범주에 속한다.

장(臟)의 병은 음에 속하고 부(腑)의 병은 양에 속한다. 혈(血)의 병은 음에 속하고 기(氣)의 병은 양에 속한다.

양증과 음증의 증상대조표

증상 증후	양증(실.열)	음증(허.한)
정신	미쳐 날뜀	쇠약하고 둔함
얼굴색	붉음	창백함
한열	고열, 오한 없음	열나지 않음, 오한, 팔다리 싸늘
대소변	변비, 오줌 붉음	설사, 오줌 맑음
숨, 말소리	숨소리거침, 목소리 높음	숨 짧음, 목소리 낮음
갈증, 물마심	갈증, 찬물 좋아함	갈증 없음, 더운물 좋아함
혀	혀빨간색,설황태(혀이끼 누런색)	혀엷은색, 백태(혀이끼 흰색)
맥	활 · 실 · 홍 · 삭(滑實洪數)	유.세.미.지(濡細微遲)

수승화강(水升火降) 음승양강(陰昇陽降)

주역 64괘 중 63번째 괘사는 수화기제(水火旣濟 ䷾)라는 괘이다. 양에 해당하는 리괘(離卦 ☲)의 화(火)가 아래에 있고, 음에 해당하는 감괘(坎卦 ☵)의 수(水)가 위에 있다. 하강하려는 성질이 있는 물과 상승하려는 성질이 있는 불이 서로 균형을 이루고 있어 기제(旣濟)는 완성이나 안정을 의미한다.

그리고 마지막 64번째 괘사는 화수미제(火水未濟 ䷿)라는 괘이다. 아래에 음에 해당하는 감괘(坎卦 ☵)의 수(水)가 있고 위에 양에 해당하는 리괘(離卦 ☲)의 화(火)가 있다. 미제(未濟)는 미완성을 말한다.

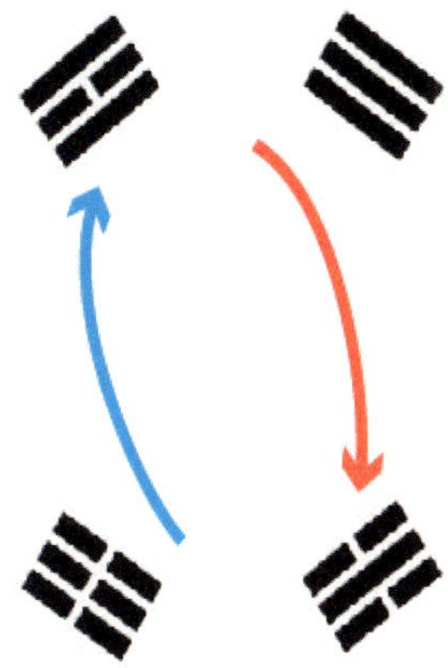
수승화강 음승양강

동양학에서 바로 이 화수미제 상태에서 수승화강, 음승양강의 현상이 일어남으로서 생명세계가 이루어진다고 본다.

동의학에서는 이러한 음양의 역리(易理)를 심장과 신장에 적용하여 인체 생리를 설명하기도 한다. 동의학에서 심장은 심화(心火)라고 하여 불의 장기이고, 신장은 신주수(腎主水)라고 하여 물을 주관하는데, 인체에서는 심장이 위에 있고 신장은 아래에 있다. 화수미제(火水未濟 ䷿) 상태에 있는 것이다. 따라서 심화(心火)가 하강하여 물을 덥혀주고, 신수(腎水)가 상승하여 불이 너무 뜨거워지지 않게 조절해야 한다. 즉 수승화강(水升火降)이 이루어져야 한다.

이렇게 인체 하부의 음수(陰水-腎)가 양화(陽火-心)의 도움으로 상승하고, 상부의 양화가 음수의 도움으로 하강하여 수화(水火)가 서로 통하면 조화가 이루어지고 신기(神氣)가 안정된 기제(旣濟)로 되어 건강하다고 설명된다.

제2절 오행

음양은 그 질적 생태에 따라 양에 해당하는 목(木) 화(火)와 음에 해당하는 금(金) 수(水)라는 네 가지 상(象)으로 나뉜다. 그리고 목화금수라는 사상(四象)이 돌아가는 과정에 토(土)가 나타난다. 음과 양이 결합하고 배척하는 과정에서 중(中)이 생겨나는 삼생만물의 이치와 같은 논리다. 이렇게 나타난 중토(中土)를 중심으로 사상(四象)이 돌아가는 것을 오행이라 한다. 오행의 '行(행)'은 '돌아가다' '나아가다' '흐르다' 등의 뜻이다.

오행의 오(五)는 수(水) 화(火) 목(木) 금(金) 토(土)의 다섯 가지 요소(氣)를 말하고, 행(行)은 이 요소들이 일정한 질서에 따라 이합집산(離合集散)하는 것을 나타낸다. 오행론은 다섯 가지 기운들끼리 서로 상호작용하고 변화하는 일련의 이치를 설명한다. 또 수(水) 화(火) 목(木) 금(金) 토(土)의 오행(五行)은 우주생성의 순서를 설명하고, 이들 오행을 만물의 구성요소로 보아 계절의 변천이나 생명체의 생성소멸 등 세상의 모든 현상을 해석하는데 응용한다.

음양은 사물과 현상의 상대적 관계를 설명하고 오행은 사물과 현상에서 상호제약하며 의존하는 연관성을 설명한다. 그러므로 음양과 오행은 서로 분리되어 있는 것이 아니라 서로 통일되어 있다.

1. 오행의 개념

음양에서 음과 양이 다시 음양으로 한 번 더 나뉜 것이 사상(四象)이라고 하였다. 이것을 동남서북, 혹은 상하좌우로 나타낸다면 그 한가운데 중앙을 더해 다섯으로 구분할 수 있다. 그렇게 해서 오행의 다섯

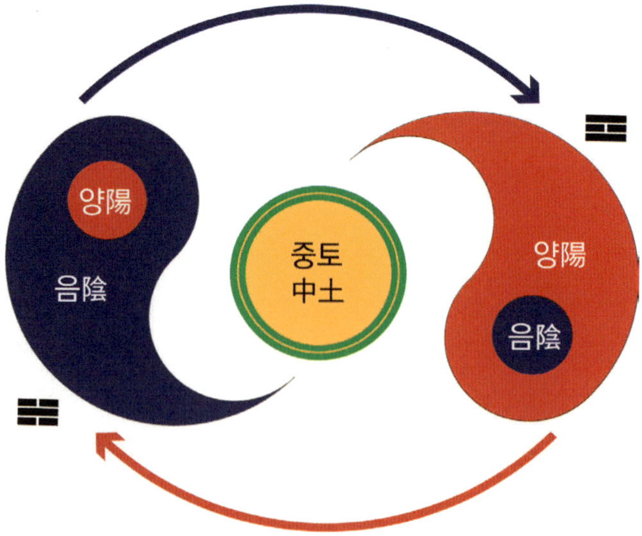

음양의 교역 관계 모식도

이 된다. 동서남북 혹은 상하좌우가 존재하려면 중앙이 있어야 한다.

삼생만물에서는 음양이 만나는 가운데[冲]가 있어야 만물이 생긴다고 했다. 음양의 가운데인 중(中)은 마이너스(-)와 플러스(+)의 가운데로 제로(0)로 표할 수도 있고, 텅 비어 있는 가운데라는 뜻의 충(冲)일 수 있다. 그래서 노자는 삼생만물의 이치를 설명하면서 "만물은 음을 지고 양을 안고, 충기(冲氣)로써 화합을 이룬다."[4]라고 전하고 있다.

음과 양으로만 존재한다면 이들은 만나서 충돌하여 사라지고 만다. 음과 양이 결합하고 배척하는 과정에서 충(冲)이 나타나 화합을 이룸으로서 만물이 생겨난다는 것이다.

음양을 넷으로 나눈 과정에서도 마찬가지다. 사상만으로는 나서 자라고 흩어져 없어지는 과정만 있을 뿐 돌아가지 않는다.

중심이 없으면 돌아갈 수가 없다. 돌아가는 곳에 만물이 생성하고, 변화한다.

돌아가는 곳에는 중심이 있다. 세상 만물이 끊임없이 돌아가며 변화무궁한 것은 중(中)이 있기 때문이다. 중(中)은 행(行)의 가운데서 무게중심을 잡고 있는 충(衝)이고, 텅 비어서 화합을 이루는 충(冲)이기도 하다.

오행은 세상 만물이 돌아가는 이치를 설명한다. 원형이정(元亨利貞)의 자연이치에 따라 춘하추동 사시가 돌아가고, 만물이 생성소멸, 성주괴공(成住壞空), 생주이멸(生住異滅), 생노병사 하면서도 끊임이 없는 것은 돌아가기 때문이다. 돌아간다는 것은 뭔가 가운데가 있어서 그것을 중심으로 하여 밀고 당기면서 돌아간다는 것이다.

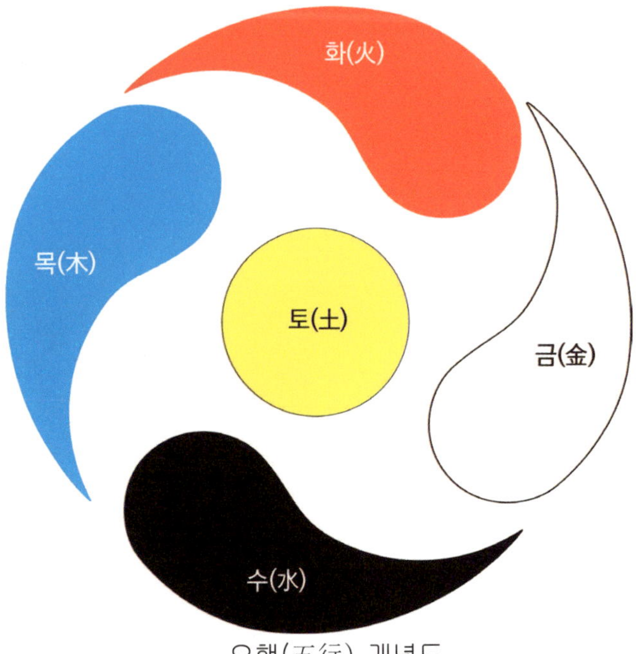

오행(五行) 개념도

4 萬物負陰而抱陽 沖氣以爲和 (만물부음이포양 충기이위화)

무엇이 돈다는 것인가? 기(氣)가 돌아간다는 것이다. 음양의 기가 돌아가며 변화하는 모습을 나타낸 것이 오행이라고 할 수 있다.

오행을 목화토금수라고 표현한다. 하지만 단순히 나무 불 흙 쇠 물을 의미하지 않는다. 상징일 뿐이다. 이는 사상에서 음과 양을 ⚍(소양 少陽) ⚏(태음 太陰) ⚎(소음 少陰) ⚌(태양 太陽) 으로 표시한 것과 마찬가지로 양과 음을 각각 목화와 금수로 나타낸 것이다.

음에서 양으로 되어 가는 과정에 있는 부분은 위로 솟아오르는 성질이 있는 데 이를 목(木)으로 표시하고, 양이 아주 성한 상태를 위로 흩어지는 화(火)로 나타냈다. 양에서 음으로 되는 부분을 단단한 금(金)으로, 음 중의 음은 아래로 가라앉혀 갈무리하는 수(水)로 표기한 것이다. 그리고 목화금수의 가운데를 토(土)라고 표기했다.

2. 오행의 속성과 상생상극

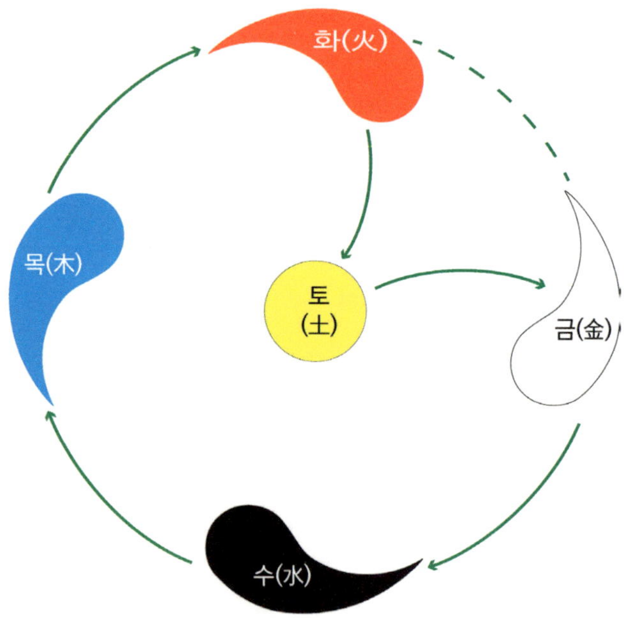

오행의 순행 개념도

목화토금수로 표현되는 오행(五行)은 음양의 원리를 다섯 가지로 더 세분하여 음양 상호간의 작용과 그 변화의 이치를 설명한 것이다.

이는 우주의 질서이자, 자연을 바라보는 동양학의 시각이다.

우주에는 생겨나고(生), 자라고(長), 거두고(收), 갈무리(藏)하는 순환 사이클이 있고, 이런 순환을 중재하는 화(化)가 있다.

이 생장화수장(生長化收藏)의 개념은 시간과 공간과 사물(事物)과 생명세계 등 다양한 분야의 존재와 변화에 적용할 수 있다.

1) 오행의 속성

(1) 목(木)

목(木)은 오행의 첫 단계로서, 내부에 잠복되었던 하나의 양(陽)이 외부로 나올 때 생기는 반응을 나타낸다. 따라서 목의 속성은 시작 · 출발 · 발생 · 상승이다.

목은 음의 압력을 뚫고 일양(一陽)이 분출하는 것을 의미하는 것으로 아직도 외부에서의 음의 압력이 상존하기 때문에 양이 사방으로 흩어지지 않고 일직선으로 곧게 뻗어나가는 것을 뜻한다.

목은 가장 많은 억압을 받는 것이므로 그 힘이 가장 강하게 되는 것이니, 이는 바로 힘차게 용솟음쳐 오르는 생기이다. 생동하면서 자라는 나무는 위로 향하여 쭉 길게 뻗어 오른다. 이러한 목의 원리는 서양의 스프링(spring)이라는 단어에 잘 표현 되어 있는데, 이는 다름 아닌 사계절 중 봄을 뜻하는 말이다.

목기가 발하는 시기는 봄이고, 그 방위는 동방이다. 인생 일대에서 보면 목기가 생동하는 시기는 소년기이고, 신체에 있어서도 나무에 물이 오르듯이 연약한 피부를 가지고 자라나는 아이들에게서 우리는 양의 첫 단계의 원리인 목기를 발견할 수 있다.

(2) 화(火)

화(火)는 오행의 두 번째 단계이다. 목(木)이 조금 더 진전되어서 화려하게 전개되는 상태를 화라 하는데, 화기(火氣)의 상태는 사물의 변화 전개 과정이다. 화의 속성은 분열 · 분산 · 상승 · 활동이다. 화는 내부의 양이 사방으로 흩어져 분산하는 힘을 의미한다. 화는 외부의 음이 사라져 더 이상 통일을 시키지 못해 양기가 사방으로 흩어지는 양상이다.

오행 속성

오행	오행의 속성
목(木)	시작, 출발, 발생, 상승
화(火)	분열, 분산, 상승, 활동
토(土)	변화, 중화, 숙성, 성숙
금(金)	수렴, 정리, 견고, 하강
수(水)	휴식, 저장, 준비, 근본

화(火)의 단계는 일정한 궤도가 없고 흐트러져 있고 혼란스러운 상태이다. 심리

적 육체적인 면으로 봤을 때도 심화(心火)가 치밀면, 사람이 굉장히 흥분을 했다고 한다. 흥분하면 혈액의 흐름도 빨라지고 호흡도 가빠지고 맥도 빨라지고 흐트러진다.

화는 음의 억누르는 작용이 없이 양만 홀로 성하므로, 계절로는 가지가 벌어지고 꽃이 피는 여름이며, 방위로는 남방, 오장에서는 심장, 인생에 있어서는 청년기이다. 청년기는 감정적으로 봤을 때는 색(色)과 정(情)이 왕성하게 일어나며, 눈에 보이는 세계에 탐착(貪着)하기 쉽다.

(3) 토(土)

토(土)는 오행에서는 셋째 단계로서 화와 금 사이에 작용하며, 음과 양의 공평한 중재자이다. 토의 속성은 변화 · 중화 · 숙성 · 성숙이다.

화는 분산력으로 후퇴가 없이 나아가려고만 하는 반면, 금은 수렴력(收斂力)으로 양(陽)의 손실을 방지하려고 한다. 이 두 과정이 조화되면서 진행되기 위해서 중재자로서 토가 필요하다.

흙 속에는 모든 것이 공존할 수가 있다. 나무도 불도 쇠도 물도 흙과는 다투지 않는다. 이 같은 토의 공평하고 불편부당한 성질을 빌어서 금과 화 사이에 토를 배열하여, 양을 갈무리하는 작용을 돕는 것으로 개념을 설정한 것이다.

토는 생장(生長)의 편도 아니고, 수장(收藏)의 편도 아닌 것으로, 중(中)의 작용을 한다.

『황제내경』에서는 인체 오장에서 토의 작용을 비장(脾臟)에 의한 것으로 풀이한다. 즉 목화금수(木火金水)에 해당하는 간심폐신(肝心肺腎) 사이에 일어나는 모순(矛盾)과 대립(對立)을 토의 장부인 비장(脾臟)이 조절하여 조화시키는 것으로 설명하고 있다.

『황제내경』에는 "비장(脾臟)은 사상(四象)인 목화금수(木火金水), 즉 간심폐신(肝心肺腎)을 중재하는 것은 태극의 토이다. 따라서 봄, 여름, 가을, 겨울의 4계절에 간심폐신을 중재하며, 특히 봄, 여름, 가을, 겨울의 각 계절 사이의 18일 간은 특히 비장이 주관하는 시간이기 때문에 어느 한 계절을 주관하지는 않는 것이다. 토라고 하는 것은 음과 양의 공평한 중재자이기 때문에 만물을 포용할 수가 있는 것이다."라고 전하고 있다.

(4) 금(金)

금(金)은 오행 변화의 네 번째 단계이지만, 밖으로 표출한 양기를 다시 속으로 잠복(潛伏)시키는 음의 수장과정(收藏過程) 중 첫 단계이다. 금의 속성은 수렴·정리·견고·하강이다.

목(木)은 속의 양을 표면으로 용출시키는 반면, 금(金)은 겉의 양을 다시 안으로 가지고 들어가 갈무리 하는 과정인 것이다. 금은 수장(收藏)의 최초 단계로서 아직도 양의 힘이 강해 양을 포용하는 역할을 하는 것이지 속까지 견고하게 하지는 못한다.

금은 계절로는 가을이며, 방위로는 서방이며, 나무에 있어서는 열매가 되며, 오장에서는 폐장(肺臟)이며, 인생에 있어서는 장년기이다. 가을의 나무를 보면 그것은 이미 목(木)이 아니라 금(金)이다. 봄의 연약한 보드라움은 사라지고 두껍게 각질화(角質化)된 껍질이 둘러싸고 있다.

금은 외적으로는 경화(硬化)되어 가는 과정이지만, 곧 내적인 성숙(成熟)을 의미한다. 중년의 얼굴에서는 활동성보다는 사려(思慮)와 성숙을 발견할 수 있다. 화려한 외면은 사라졌지만, 내면으로 양기를 수렴하기 위하여 스스로를 단단하게 하는 과정에서 금의 원리를 엿볼 수가 있는 것이다.

(5) 수(水)

수(水)는 오행의 마지막 단계로 그 속성은 휴식·저장· 준비·근본이며, 속 깊은 곳까지 응고(凝固)시키는 것을 의미한다. 다시 말하자면 수는 양의 반발력을 음이 더 이상 허락하지 않게 되는 것으로 양이 속으로 깊숙이 저장되는 것을 나타낸다.

식물에 꽃이 피고 난 후에 열매를 맺고 익으며 딱딱해지는 과정을 견고(堅固)해진다고 표현한다. 견(堅)은 금의 성질을 나타내고, 고(固)는 수(水)의 성질을 표현한 것이다. 즉 겉이 굳어지는 것을 견(堅)이라고 하고, 속까지 굳어지는 것을 고(固)라고 하는 것이다.

물과 불은 상대적이다. 하나의 불꽃은 끊임없이 퍼져 나갈 수가 있다. 반면에 물방울은 아무리 많아도 하나의 바다로 흘러 들어온다. 즉 수는 하나가 되고자 하는 성질을 가지고 있고 통일(統一)을 의미한다. 수는 계절로는 겨울이며, 방위로는 북방이며, 나무에 있어서는 뿌리가 되며, 오장에서는 신장(腎臟)이며, 인생에 있어서는 노년기이다.

금(金)이 통일의 처음 단계로 수렴을 하는 것이라면, 수(水)는 통일을 완성한 단계로 응고된 상태이다. 또한 수는 장차 목기로 분출할 의지를 지닌 상태로 흙 속에 감추어진 씨앗이다.

2) 오행 개념의 확장과 인체의 오행

동의학에서는 오행론을 운용하여, 자연계의 각종 사물과 현상 그리고 인체의 장부 조직과 생리 병리에 대해 광범위하게 비교 연구하고, 취류비상(取類比象)의 방법으로 목. 화. 토. 금. 수의 오행 중에 나누어 귀속시킨다. 그리고 이로써, 인체의 생리, 병리 및 사람과 자연환경과의 상호연계를 설명해 왔다.

취류비상(取類比象)은 취상비류(取象比類) 또는 취상유비(取象類比)라고도 하는데, 어떤 사물의 본질을 반영할 만한 두드러진 형상적(形象的) 특징을 잡아내어 그

자연계의 오행분류

오행(五行)		목(木)	화(火)	토(土)	금(金)	수(水)
자연계	오계(五季)	봄[春]	여름[夏]	장하[長夏]	가을[秋]	겨울[冬]
	오화(五化)	생(生)	장(長)	화(化)	수(收)	장(藏)
	오기(五氣)	풍(風)	열(熱)	습(濕)	조(燥)	한(寒)
	오색(五色)	청(靑)	적(赤)	황(黃)	백(白)	흑(黑)
	오미(五味)	신맛[酸]	쓴맛[苦]	단맛[甘]	매운맛[辛]	짠맛[鹹]
	오방(五方)	동(東)	남(南)	중앙(中央)	서(西)	북(北)
	시간(時間)	평단(平旦)	일중(日中)	일서(日西)	일입(日入)	야반(夜半)
	오음(五音)	각(角)	치(徵)	궁(宮)	상(商)	우(羽)
	천간(天干)	갑을(甲乙)	병정(丙丁)	무기(戊己)	경신(庚辛)	임계(壬癸)
	지지(地支)	인묘(寅卯)	사오(巳午)	진술축미(辰戌丑未)	신유(申酉)	해자(亥子)

것을 서로 비슷한 것끼리 분류(分類)하여 귀납(歸納)시키는 것을 말한다.

동의학에서는 오행론으로 각 장부 조직 사이의 생리 병리적 특성과 상호관계를 해석하고, 질병을 진찰하고 증후를 변별, 분석하여 예후를 판단하고 질병을 예방하고, 치료하는데 활용해 왔다.

추리연역(推理演繹)이란 이미 일반적으로 알고 있는 사실을 미루어서 새로운 사실을 알아내는 방법이며, 연역추리(演繹推理)라고도 한다. 예컨대 간(肝)은 오행 속성상 목(木)에 속하는데, 담(膽)과 함께 근(筋)을 주관하며 목(目)으로 연결되어 있으므로 담(膽), 근(筋), 목(目)의 오행도 모두 목(木)에 속한다고 추리하는 방법이다.

인체의 오행분류

오행(五行)		목(木)	화(火)	토(土)	금(金)	수(水)
인체	오장(五臟)	간(肝)	심(心)	비(脾)	폐(肺)	신(腎)
	오부(五腑)	담(膽)	소장(小腸)	위(胃)	대장(大腸)	방광(膀胱)
	오규(五竅)	눈[目,眼]	혀[舌]	입[口]	코[鼻]	귀[耳]
	오주(五主)	힘줄[筋]	혈맥(血脈)	기육(肌肉)	피모(皮毛)	골수(骨髓)
	오지(五志)	노(怒)	희(喜)	사(思)	우(憂) 비(悲)	공(恐) 경(驚)
	오성(五聲)	부름[呼]	웃음[笑]	노래[歌]	곡(哭)	신음[呻]
	오화(五華)	손발톱[爪甲]	얼굴[面]	입술[脣]	모(毛)	발(髮)
	오로(五勞)	걷기[行]	보기[視]	앉기[坐]	눕기[臥]	서기[立]
	오액(五液)	눈물[淚]	땀[汗]	군침[涎]	콧물[涕]	침[唾]
	오변(五變)	악(握)	우(憂)	얼[噦]	해(咳)	율(慄)
	오향(五香)	누린내[臊]	탄내[焦]	화한내[香]	비린내[腥]	썩은내[腐]
	오장(五藏)	혼(魂)	신(神)	의(意)	백(魄)	지(志)

3) 오행의 상생상극

오행 사이의 상호자생(相互資生), 상호조장(相互助長), 상호촉진(相互促進)의 관계를 상생(相生)이라 하고, 상호견제(相互牽制), 상호억제(相互抑制), 상호극벌(相互克伐)의 관계를 상극(相克)이라 한다.

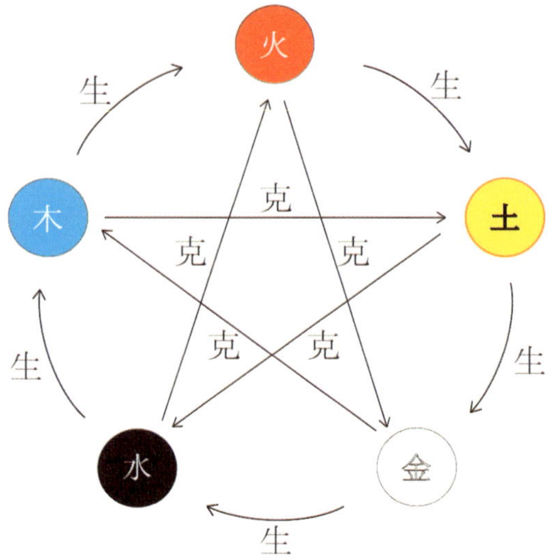

오행의 상생상극도

상생은 낳아 기르는 모자(母子)관계로 이해할 수 있다. 만물은 생(生)을 좋아하지만, 생(生)이 지나치면 오히려 해가 된다. 따라서 생(生)의 지나침을 억제하는 극(克)의 작용이 있게 된다.

상극이란 한 오행이 다른 오행으로부터 통제를 받으며 제어를 당한다는 것이다. 상극에 부정적 의미가 있어서 좋지 않은 작용이라고 생각할 수 있으나, 상극 또한 생성(生成)의 본래 이치로서 중요한 작용이다. 상극은 균형과 조화를 이루기 위한 변화의 현상이라고 볼 수 있다. 생(生)이 극(極)하면 극(克)으로 발전하고, 극(克)이 극(極)하면 생(生)으로 발전하는 것이다.

(1) 오행의 상생

오행의 상생에서 일반적으로 생하는 것은 모(母)라 하고, 생해지는 것은 자(子)라 한다. 즉, 목생화(木生火)의 경우에 있어서 목은 화의 모가 되고, 화는 목의 자가 되는 것이다.

오행상생의 원리에 따르면 목(木) 화(火) 토(土) 금(金) 수(水)의 순으로, 수는 목을 낳고, 목은 화를 낳고, 화는 토를 낳고, 토는 금을 낳고, 금은 수를 낳는다. 즉 목생화 (木生火), 화생토 (火生土), 토생금 (土生金), 금생수 (金生水), 수생목 (水生木)이 된다.

한동석은 『우주변화의 원리』에서 오행상생의 기원은 근본적으로 해와 달이 지구를 중심으로 도는 과정 속에서 일어나게 되었다고 설파하고 있다[5]. 해와 달이 교대하면서 하루가 생기고 한달이 생기고 일년이 생기고, 거기서 춘하추동의 오행 운동이 무궁하게 이루어진다고 본 것이다.

따라서 오행 상생관계를 가장 쉽게 관찰 할 수 있는 것은 목 화 금 수에 해당하는 춘 하 추 동과 토에 해당하는 장하(長夏)를 포함한 계절의 변화이다.

① 목생화(木生火)

봄은 목, 여름은 화이다. 봄에는 양기(陽氣)가 처음 만들어지고 기후는 따뜻하다. 여름은 양기가 활발하고 기후는 덥다. 더운 것은 화가 된다. 즉, 봄에서 여름으로 계절이 바뀌게 되면 양기는 점점 활발하게 되어 목생화가 된다.

인체에서 간(肝)은 목의 장이고 심(心)은 화의 장인데, 목의 성질은 승발(升發)하고 화의 성질은 염상(炎上)하므로, 승발은 염상을 돕는다. 이와 같이 간장혈(肝藏血)과 심주혈(心主血)에 있어서 심혈(心血)의 운행은 간의 조절에 의하여 이루어지므로 간생심(肝生心)이 되는 것이다.

② 화생토(火生土)

여름은 화, 장하(長夏)는 토이다. 여름의 기후는 덥고 장하의 기후는 습하다. 토의 습한 기운은 화의 열기에 의하여 만물을 성장시키므로 화생토가 되는 것이다.

심(心)은 화의 장이고 비(脾)는 토의 장인데, 비의 운화(運化)작용은 심화(心火)가 데워줌으로써 가능하다. 비의 통혈작용(統血作用)은 혈을 주관하는 심에 의하여 이루어지므로 심생비(心生脾)가 된다.

③ 토생금(土生金)

장하(長夏)는 토, 가을은 금이다. 장하의 습한 기후는 만물을 품어 단단하게 한다. 가을은 수렴하여 여물게 하는 금의 기후다. 토의 성질은 부드럽게 품어서 여물게 하므로 토생금이 되는 것이다.

비(脾)가 토의 장부이고 폐(肺)는 금(金)의 장(臟)이며 전신의 기를 주관하는데, 비는 기혈(氣血)을 생화(生化)케 하는 근원이 되므로 비생폐(脾生肺)가 된다.

④ 금생수(金生水)

가을은 금, 겨울은 수이다. 가을은 기후가 서늘하고 겨울은 차다. 서늘한 기후

5 『우주변화의 원리』 개정판 3쇄. 2013.11.1 대원출판. 108쪽.

는 찬 기운으로 변하여 얼어붙는 겨울이 되게 하므로 하므로 금생수가 된다.

폐(肺)는 금(金)의 장으로 상초(上焦)에 위치하며 신(腎)은 수의 장[水臟]으로 하초(下焦)에 위치하는데, 상초는 안개나 이슬처럼 수분을 확산시킨다. 신은 수액(水液)을 주관하는데, 폐기(肺氣)가 하강함으로써 신의 수액이 작용할 수 있으므로 폐생신(肺生腎)이 되는 것이다.

⑤ 수생목(水生木)

겨울은 수, 봄은 목이다. 목의 기는 솟아오르는 양기이다. 물속에 있는 양기가 움직여 식물에 움이 트게 하는 것은 수생목의 현상이다.

신(腎)은 수(水)의 장이고 간(肝)은 목의 장으로, 목의 생발(生發)하는 기운은 수의 자양(滋養)하는 기운에 의하여 이루어진다. 신의 정(精)은 혈(血)로 변하고 간은 혈을 저장하는데, 신장정(腎藏精)의 생리작용으로 간의 음혈(陰血)이 충족되면 간양(肝陽)이 과도하지 않게 되므로 신생간(腎生肝)이 된다.

(2) 오행의 상극

상극의 이치에 의하면 수는 화를 극(克)하고, 화는 금을 극하며, 금은 목을 극하고, 목은 토를 극하며, 토는 수를 극한다. 즉 목극토(木克土) 토극수(土克水) 수극화(水克火) 화극금(火克金) 금극목(金克木)이 된다.

극(克)한다는 것은 억제하고, 통제한다는 의미이다.

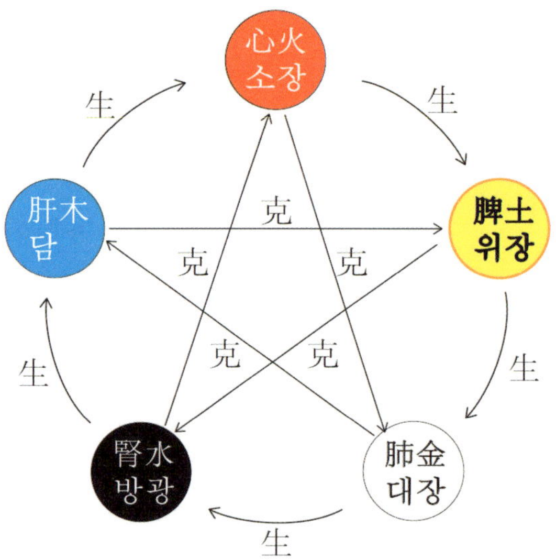

장부의 오행상생상극도

① 금극목(金克木)

금은 하강하는 성질이 있고, 목은 상승하는 특징이 있는데, 하강하는 성질은 상승하는 성질이 지나치게 되는 것을 억제할 수 있으므로 금극목이 된다.

폐는 금의 장으로 숙강(肅降)하고 간은 목의 장으로 승발(升發)하는데, 폐의 숙강은 간양(肝陽)이 위로 뜨는 것을 억제할 수 있으므로 폐극간(肺克肝)이 된다.

② 목극토(木克土)

목은 뚫고 솟아오르는 성질이 있고, 토는 부드러우므로 목(木)은 흙[土] 속을 뚫고 나온다. 이런 현상을 목극토라 할 수 있다.

간은 목의 장으로 그 성질이 소통되어야 하고, 비는 토의 장으로 그 성질이 습윤하여야 한다. 습은 항상 쌓여 정체하기 쉬운데, 간의 소통작용에 의하여 비습(脾濕)이 지나치지 않게 조절되므로 간극비(肝克脾)가 된다.

③ 토극수(土克水)

토는 땅 즉 대지와 같이 두텁고, 수는 땅 속에 스며들어 흐른다. 물이 땅 위로 흐르며 넘치지 않는 것은 토극수의 현상이다.

비(脾)는 토의 장으로 수곡(水穀)을 운화하여 기혈을 생성하고, 신(腎)은 수액을 주관한다. 기에 의해 수액이 순환하는데, 기는 비(脾)에서 생성되므로 비가 정상적이면 수액의 순환도 통솔할 수 있기에 비극신(脾克腎)이 된다.

④ 수극화(水克火)

물[水]의 찬 기운이 불[火]의 뜨거운 열기를 흡수하여 지나치지 않게 하는 것은 수극화의 현상이다.

신은 수의 장으로 아래로 내려가는 성질이 있고, 심은 화의 장으로 불꽃과 같이 위로 올라가는 성질이 있다. 신에 잠재되어 있는 진양(眞陽)은 신수(腎水)를 움직여서 심으로 보내어, 심화가 지나치게 되는 것을 억제할 수 있으므로 신극심(腎克心)이 된다.

⑤ 화극금(火克金)

화로서 상승하는 성질이 있고, 금은 하강하는 성질이 있다. 염상(炎上)하는 기운은 하강이 지나치게 되는 것을 억제할 수 있으므로 화극금이 된다.

심은 화의 장으로 불꽃과 같이 위로 타오르는 기운이 있고, 폐는 금의 장으로 숙강(肅降)하는데, 심의 타오르는 기운은 폐금(肺金)의 숙강이 지나치게 되는 것을 억제할 수 있으므로 심극폐(心克肺)가 된다.

(3) 오행의 승(乘)·모(侮)

정상적인 생극관계가 파괴되어 나타나는 비정상적인 관계로 상승(相乘)과 상모(相侮)의 관계가 있다.

① 상승(相乘) 관계

상승(相乘)이란 극제(克制)함이 지나쳐 정상적인 제약의 한계를 벗어나는 것을 말한다. 상극(相克)은 정상적인 생리활동인데, 정도가 지나친 것은 병리현상이다. 이것이 곧 상승(相乘)이다. 이런 상태가 되면 극(克)을 하는 쪽의 힘은 강해지고, 극(克)을 받은 쪽의 힘은 더욱 약해진다.

극하는 쪽이 지나치게 과잉상태가 되어서 생기는 태과(太過)의 경우와 극을 당하는 쪽이 지나치게 약해서 나타나는 불급(不及)의 경우로 나눌 수 있다.

가령 목승토(木乘土)의 경우 목(木)이 지나치게 강해 토(土)가 위축된 태과(太過)의 상태가 있고, 토(土)가 너무 약하여 상대적으로 목(木)의 힘이 강해져서 토(土)가 더욱 위축된 불급(不及)의 상태가 있는 것이다.

② 상모(相侮) 관계

'모(侮)'는 '조롱하다'라는 뜻이다. 상모(相侮)는 오행에서 극(克)을 당하는 대상이 오히려 상대에게 모욕을 주는 것을 말한다. 어떤 이유로 오행 중의 하나가 지나치게 강해지면 자신을 극벌하는 상대를 역으로 깔보게 되는 것으로 반극(反克)이라고도 한다.

상모(相侮) 역시 두 가지 상황이 있다.

하나는 극을 받는 쪽이 너무 강해져서 역공격을 하는 경우다. 가령, 화재가 났는데 불길이 너무 강하여 물로 진화(鎭火)가 되지 않는 화모수(火侮水), 홍수가 나서 토사가 쓸려 내려가는 수모토(水侮土), 땅이 너무 굳어서 씨앗이 싹트지 못하는 토모목(土侮木) 등이 이런 경우에 해당한다.

또 한 가지는 극(克)을 하는 쪽이 약해 극(克)을 하지 못하고 반대로 수모를 당하는 경우도 있다. 불이 약하여 금속을 제련할 수 없는 금모화(金侮火), 담금질이 잘되지 않은 무른 낫으로 나무를 치다가는 이가 빠지는 목모금(木侮金), 제방이 약하여 물살에 흙이 밀려 둑이 무너지는 수모토(水侮土) 등이 이런 경우이다.

(4) 상생상극의 조화(調和)

동의보감에는 "상생하는 것이 그 시초가 되고 상극하는 것은 끝이 되는데 이것은 다 자연의 성질에서 나온 것이다."라며, "오행에서 목은 동쪽과 봄에 속하고, 화는 남쪽과 여름에 속하며, 금은 서쪽과 가을에 속하고, 수는 북쪽과 겨울에 속하며, 토는 중앙과 늦은 여름에 속한다."고 전하고 있다.

사물의 생장·발전·변화·쇠퇴 등의 과정은 각 단계가 서로 자생케 하고 서로 촉진케 하며 동시에 서로 제약하거나 극(克)하는 관계에 있다. 그러므로, 상생의 작용이 없으면 사물은 존재할 수 없고, 사물이 존재하지 않으면 상극도 있을 수 없다. 또한, 상극이 없으면 제약이나 자극이 없게 되어, 한쪽이 지나치게 되거나 발전할 수 없게 된다. 따라서 존재를 상실하게 된다.

이렇게 상생(相生)과 상극(相克)은 어느 하나가 독립적으로 작용하는 것이 아니고 동시에 발생한다. 생(生) 속에 극(克)이 있고, 극(克) 가운데 생(生)이 있는 것이다.

목(木)을 예로 들어 살펴보면 수생목(水生木) 목생화(木生火)에서 수(水)는 목(木)을 생하고, 목(木)은 또한 화(火)를 생하는데 수(水)와 화(火)사이에는 수극화(水克火)라는 상극(相克)의 관계가 된다. 이렇게 생(生) 속에 극(克)이 있는 것이다.

4) 오행 상생상극의 상호관계

『황제내경 소문』〈음양응상대론〉에서는 오행 상생상극 여러 상호관계를 다음과 같이 서술하고 있다.

동방(東方)이 풍(風)을 생(生)하여 풍(風)이 목(木)을 생하면 목(木)은 산(酸)을 생하고, 산(酸)이 간(肝)을 생하여 간(肝)이 근(筋)을 생하면 근(筋)은 심(心)을 생하고 간(肝)이 눈(目)을 주관한다. 하늘에 있어서는 풍(風)이요, 땅에 있어서는 목(木)이요, 형체에 있어서는 근(筋)이요, 장(藏)에 있어서는 간(肝)이요, 색(色)에 있어서는 푸른색이요, 음(音)에 있어서는 각음(角音)이요, 성(聲)에 있어서는 부르는 소리(呼)요, 병변(病變)에 있어서는 악(握)이요, 공규(空竅)에 있어서는 눈이요, 미(味)에 있어서는 산미(酸味)요, 지(志)에 있어서는 성냄(怒)이다. 성냄이 지나쳐 간(肝)을 손상하면 슬픔이 성냄을 이기고, 풍(風)이 지나쳐 근(筋)을 손상하면 조(燥)가 풍(風)을 이기고, 산미(酸味)가 지나쳐 근(筋)을 손상하면 신미(辛味)가 산미(酸味)를 이긴다.

남방(南方)이 열(熱)을 생(生)하여 열(熱)이 화(火)를 생하면 화(火)는 고(苦)를 생하고, 고(苦)가 심(心)을 생하여 심(心)이 혈(血)을 생하면 혈(血)은 비(脾)를 생하여 심(心)이 혀를 주관한다. 그러므로 그 하늘에 있어서는 열(熱)이요, 땅에 있어서는 화(火)요, 형체에 있어서는 맥(脈)이요, 장(藏)에 있어서는 심(心)이다. 색(色)에 있어서는 붉은색이요, 음(音)에 있어서는 치음(徵音)이요, 성(聲)에 있어서는 웃는 소리(笑)요, 병변(病變)에 있어서는 걱정함[憂]이요, 공규(空竅)에 있어서는 혀(舌)요, 미(味)에 있어서는 고미(苦味)요, 지(志)에 있어서는 기뻐함(喜)이다. 기뻐함(喜)가 지나쳐 심(心)을 손상하면 두려움(恐)이 기뻐함(喜)을 이기고, 열(熱)이 지나쳐 기(氣)를 손상하면 한(寒)이 열(熱)을 이기고, 고미(苦味)가 지나쳐 기(氣)를 손상하면 함미(鹹味)가 고미(苦味)를 이긴다.

중앙(中央)이 습(濕)을 생(生)하여 습(濕)이 토(土)를 생하면 토(土)는 감(甘)을 생하고, 감(甘)이 비(脾)를 생하여 비(脾)가 육(肉)을 생하면 육(肉)은 폐(肺)를 생하여 비(脾)가 입을 주관한다. 그러므로 그 하늘에 있어서는 습(濕)이요, 땅에 있어서는 토(土)요, 형체에 있어서는 육(肉)이요, 장(藏)에 있어서는 비(脾)이다. 색(色)에 있어서는 누런색이요, 음(音)에 있어서는 궁음(宮音)이요, 성(聲)에 있어서는 노래하는 소리(歌)요, 병변(病變)에 있어서는 얼(噦)이요, 공규(空竅)에 있어서는 입이요, 미(味)에 있어서는 감미(甘味)요, 지(志)에 있어서는 생각(思)이다. 생각(思)이 지나쳐 비(脾)를 손상하면 성냄(怒)이 생각(思)을 이기고, 습(濕)이 지나쳐 육(肉)을 손상하면 풍(風)이 습(濕)을 이기고, 감미(甘味)가 지나쳐 육(肉)을 손상하면 산미(酸味)가 감미(甘味)를 이긴다.

서방(西方)이 조(燥)를 생(生)하여 조(燥)가 금(金)을 생하면 금(金)은 신(腎)을 생하고, 신(辛)이 폐(肺)를 생하여 폐(肺)가 피모(皮毛)를 생하면 피모(皮毛)는 신(腎)을 생하여 폐(肺)가 코(鼻)를 주관한다. 그러므로 그 하늘에 있어서는 조(燥)요, 땅에 있어서는 금(金)이요, 형체에 있어서는 피모(皮毛)요, 장(藏)에 있어서는 폐(肺)이다. 색(色)에 있어서는 흰색이요, 음(音)에 있어서는 상음(商音)이요, 성(聲)에 있어서는 곡하는 소리(哭)요, 형(形)으로 드러나는 병변(病變)에 있어서는 해(咳)요, 공규(空竅)에 있어서는 코(鼻)요, 미(味)에 있어서는 신미(辛味)요, 지(志)에 있어서는 근심(憂)이다. 근심(憂)이 지나쳐 폐(肺)를 손상하면 기뻐함(喜)이 근심함(憂)을 이기고, 조(燥)가 지나친데 열(熱)이 작용하여 피모(皮毛)를 손상하면 한(寒)이 열(熱)을 이기고, 신미(辛味)가 지나쳐 피모(皮毛)를 손상하면 고미(苦味)가 신미(辛味)를 이긴다.

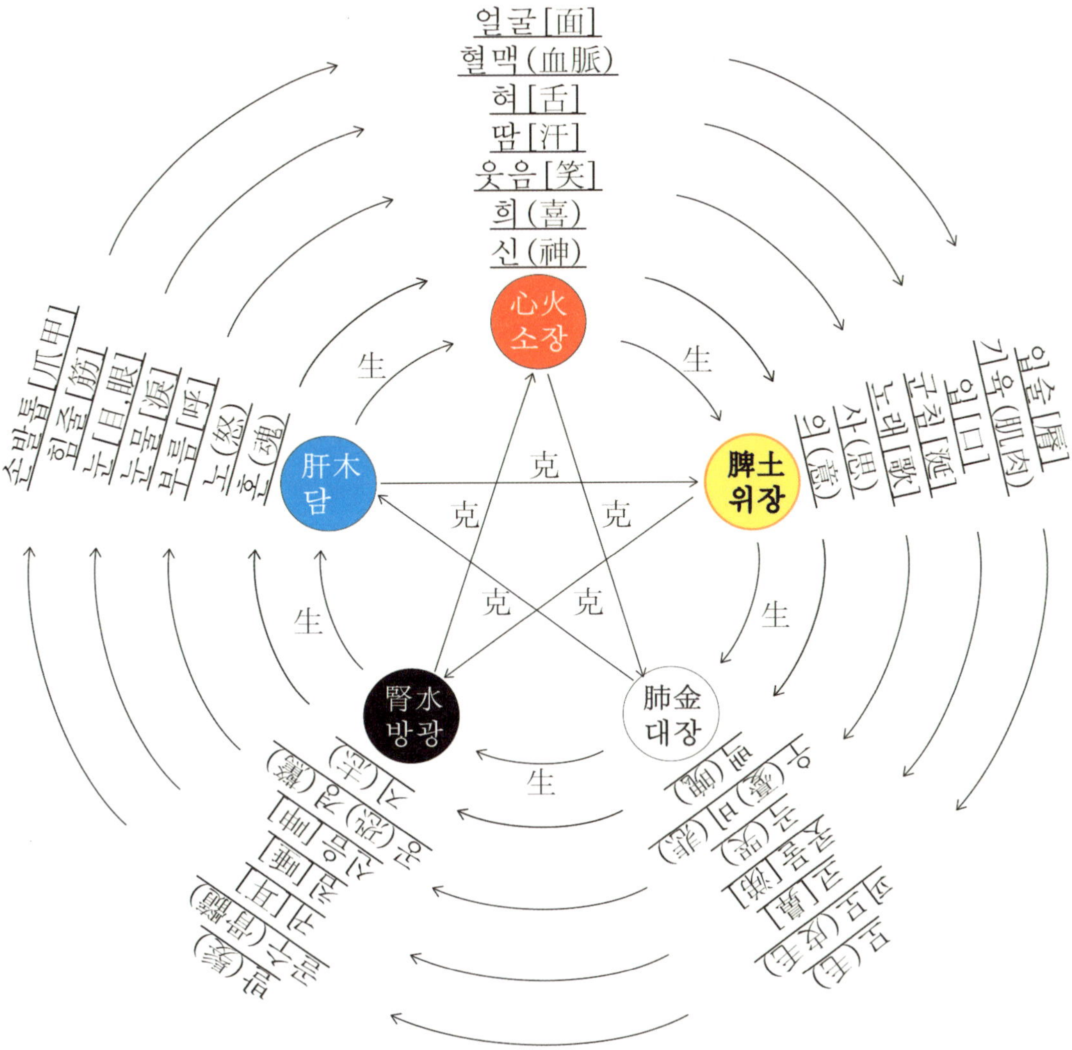

인체생리와 오행의 상생상극

북방(北方)이 한(寒)을 생(生)하여 한(寒)이 수(水)를 생하면 수(水)는 함(鹹)을 생하고, 함(鹹)이 신(腎)을 생하여 신(腎)이 골수(骨髓)를 생하면 골수(骨髓)는 간(肝)을 생하여 신(腎)이 귀를 주관한다. 그러므로 그 하늘에 있어서는 한(寒)이요 땅에 있어서는 수(水)요 형체에 있어서는 골(骨)이요 장(藏)에 있어서는 신(腎)이다. 색(色)에 있어서는 검은색이요, 음(音)에 있어서는 우음(羽音)이요, 성(聲)에 있어서는 신음하는 소리(呻)요, 형(形)으로 드러나는 병변에 있어서는 율(慄)이요, 공규(空竅)에 있어서는 귀(耳)요, 미(味)에 있어서는 함미(鹹味)요, 지(志)에 있어서는 두려워함(恐)이다. 두려워함이 지나쳐 신(腎)을 손상하면 생각함이 두려워함(恐)을 이기고, 한(寒)이 지나쳐 혈(血)을 손상하면 조(燥)가 한(寒)을 이기고, 함미(鹹味)가 지나쳐 혈(血)을 손상하면 감미(甘味)가 함미(鹹味)를 이긴다.

천지(天地)는 만물의 위와 아래 양극(兩極)을 이루고, 음양(陰陽)변화는 혈기(血氣)를 지닌 남녀로 드러나며, 좌우(左右)는 승강(升降)운동을 하는 음양(陰陽)의 통로이고, 수화(水火)는 음양(陰陽) 변화의 징조(徵兆)라고 하여, 음양(陰陽)이라는 것은 만물을 능히 생성 변화시키는 근원이다. 그러므로 음(陰)은 안에 있어서 양(陽)의 지키는 바가 되고 양(陽)은 밖에 있어서 음(陰)의 부리는 바가 된다.

3. 우주생성론과 오행

1) 오행의 생성과 수리

『서경(書經)』 <홍범편(洪範篇)>에는 오행을 수화목금토(水火木金土)의 순서로 설명하고 있다. 이 순서를 생성오행(生成五行)이라 한다.

오행의 수리, 생수(生數)와 성수(成數)

오행	생수	성수
수	1	6
화	2	7
목	3	8
금	4	9
토	5	10

음양오행론에 따르면 천지 만물이 생성되는 과정에는 제일 먼저 수(水)가 나타고, 그 후에 화(火)가 생성되고, 그 후 목(木)이 생성되고, 그 다음 금(金)이 생성되고, 마지막으로 토(土)가 생성되었다고 본다. 오행이라는 것은 수(水)라는 하나의 기[一氣]에서 변화 발전해 온 것으로 보는 것이다.

오행이 생성된 순서에 따라 수(數)를 붙이면 수(水)는 1이 되고, 화(火)는 2가 되며, 목(木)은 3이 되고, 금(金)은 4가 되고, 토(土)는 5가 된다.

오행의 수 화 목 금 토는 다시 음과 양으로 분화가 되는데, 수(水)는 양수와 음수, 화(火)는 양화와 음화, 목(木)은 양목과 음목, 금(金)은 양금과 음금, 토(土)는 양토와 음토로 나눌 수 있다.

음양의 이치에 따라 위의 다섯 가지 '수 → 화 → 목 → 금 → 토 →' 과정이 반복하게 되는데, 이 과정을 역(易)에서는 생수(生數)와 성수(成數)라는 숫자로 나누어 설명한다.

즉 1, 2, 3, 4, 5를 생수(生數)라 하고, 6, 7, 8, 9, 10을 성수(成數)라 하여 우주와 만물 생성(生成)의 과정을 풀이하고 있다.

생수인 1水, 2火, 3木, 4金, 5土는 만물이 태어나서 생장하는 과정을 나타내고, 성수인 6水, 7火, 8木, 9金, 10土는 만물의 형체를 만들어 성숙하는 과정을 나타낸다.

오행은 생성된 순서대로 숫자로 표시하면 수(水)는 1 · 6, 화(火)는 2 · 7, 목(木)은 3 · 8, 금(金)은 4 · 9, 토(土)는 5 · 10이 된다.

생성의 수 가운데 특별히 5토는 1, 2, 3, 4의 생수가 6, 7, 8, 9의 성수로 전환되는 과정에서 조화의 핵으로 상징된다. 중앙의 토가 중매 작용을 하며 비로소 만물이 생성하고 변화한다고 본다. 이에 따라 5토는 만물을 낳고 기르는 중심 역할을 하기 때문에 5황극이라고도 한다.

2) 우주 생성과 오행

동양의 학문에서는 우주와 만물생성을 '무(無)' 또는 '허무(虛無)'애서 태극(太極)에 이르는 과정으로 설명한다. 즉 무 또는 허무인 태역(太易)에서 태초(太初) - 태시(太始) - 태소(太素) - 태극(太極)으로 세분하여, 이에 각각 수(水) - 화(火) - 목(木) - 금(金) - 토(土)가 생겨나는 오행(五行)의 생성과정으로 논하고 있다.

동의보감 제1권 첫 편 신형(身形)에는 도가(道家) 계통의 고전을 인용하여 '형체와 기(氣)의 시초[形氣之始]'에 대하여 설명하고 있다.

『건착도(乾鑿度)』에서는 "하늘에서는 형체가 건(乾)에서 나오는데, 이에는 태역(太易), 태초(太初), 태시(太始), 태소(太素)가 있다. 태역은 아직 기(氣)가 나타나지 않은 것이고 태초는 기가 나타난 시초이며 태시는 형체가 나타난 시초이고 태소는 물질의 시초이다. 형체와 기가 이미 갖추어진 뒤에는 아(痾)가 되는데 아(痾)라는 것은 채(瘵 앓는 것)이고 채(瘵)라는 것은 병(病)인데 병은 여기에서 생겨난다.[6]

6 병이 깊어가는 과정을 아(痾) 채(瘵) 고(痼) 질(疾) 병(病)으로 본다. 아(痾)는 병의 씨앗이 뿌려지는 단계. 채(瘵)는 치우친 정도가 심해지면서 체감되는 단계. 고(痼)는 점점

사람은 태역(太易)으로부터 생기고, 병은 태소(太素)로부터 생긴다."라고 한다.[7]

『건착도(乾鑿度)』에서는 기본적으로 형체가 없는 것에서 형체가 있는 것이 생겨난다는 전제로 출발한다. '태역'은 원기가 아직 나타나지 않은 상태로, '무(無)' 또는 '허무(虛無)'로 읽을 수 있다.

『역위(易緯)』[8]는 생성의 근원이자 원리로서의 '태역(太易)=허무(虛無)'와 태역 이후의 태초(太初), 태시(太始), 태소(太素) 및 태극(太極)의 단계를 통해 우주생성의 도식을 정립하였다.

이처럼 『역위』 우주생성론은 크게 두 부분으로 구성되는데, 하나는 우주생성의 근원이자 생성의 원리로서의 '태역' 단계이다. '태역[虛無]'은 우주만물 생성의 근원으로 '리(理)'를 바탕으로 생성의 각 단계를 이끄는 동인이자 우주만물 형성의 원리가 된다. 다른 하나는 '태극[元氣]' 단계로서 음양과 천지만물이 형성되는 과정이다.[9]

『참동계(參同契)』의 주해에는 형체와 기(氣)가 다 갖추어지지 못한 것을 홍몽(鴻濛)이라고 하였고 형체와 기가 갖추어졌으나 갈라지지 않은 것은 혼륜(混淪)이라고 하였다. 『주역』에는 "역에는 태극(太極)이 있어 이것이 양의(兩儀)를 생기게 한다."고 씌어 있다.

태역은 홍몽과 같으며 태극은 혼륜과 같다. 건곤(乾坤)은 태극이 변화된 것인데 합하면 태극이 되고 갈라지면 건곤이 된다. 때문에 건과 곤이 합한 것을 혼륜이라 하며 건과 곤을 갈라서 말할 때에는 천지(天地)라고 한다. 열자(列子)가 말하기를

굳어져 습관화 되고 관성이 붙는 단계. 질(疾)은 습벽이 쌓여 정상상태를 잊어버린 단계. 병(病)은 음영균형이 역전하여 조직체계가 붕괴되기 시작하는 단계로 풀이할 수 있다. - 『동의보감의 세계』 차서메디칼. 방하 2005.06.09

7 『동의보감-내경편 권1-신형』 乾鑿度云, 天形出乎乾, 有太易太初太始太素. 夫太易者未見氣也. 太初者氣之始也. 太始者形之始也. 太素者質之始也. 形氣已具而痾, 痾者瘵, 瘵者病, 病由是萌生焉. 人生從乎太易, 病從乎太素.

8 『역위(易緯)』: 서한 말기 사회적 위기가 증대됨에 따라 유행한 참위(讖緯)로부터 비롯된 문서. 중국 당대학자 주백곤(朱伯崑)에 따르면, 『역위』는 『주역』 경전에 대한 해석으로, 『역위』 관점은 한대 역학에서 중요한 학파의 하나로 그 영향력이 매우 컸다고 한다.

9 이진용. (2014). 『역위(易緯)』 「건착도(乾鑿度)」의 우주생성론 고찰 - 『회남자(淮南子)』·『태현(太玄)』 우주생성론과의 비교를 중심으로-. 동아시아문화연구,(59), 147-173.

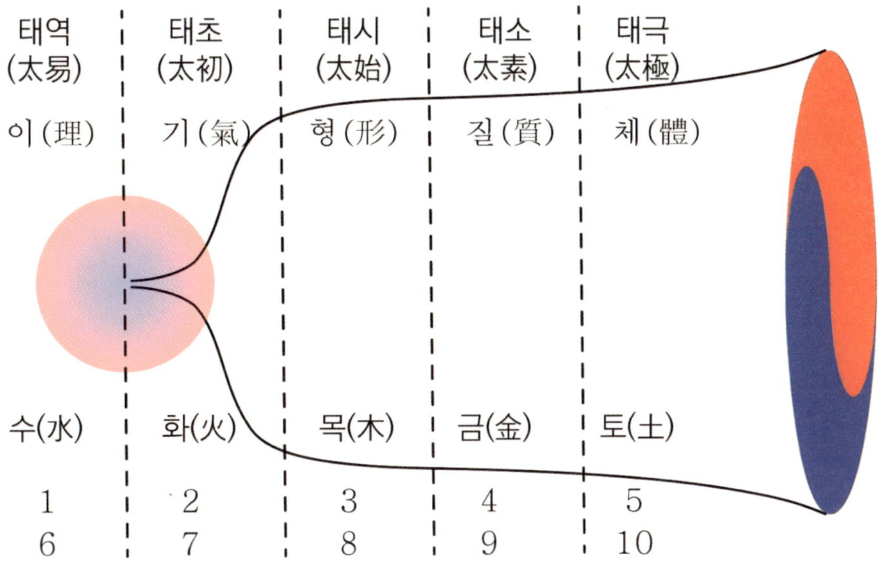

오행에 따른 우주생성론 모식도

태초는 기(氣)의 시초이고 태시는 형체[形]의 시초라고 하였으니 이것도 역시 유사한 말이다.

우주가 홍몽의 상태에서 '태역 → 태초[기(氣)의 출현] → 태시[형(形)의 출현 → 태소[질(質)의 출현] → 태극[체(體)의 출현]'이라는 과정으로 생성된다는 설명이다. 우주가 생겨나고 세상만물이 존재하는 원리를 이 다섯 단계로 풀이하고 있는 것이다.

물론 여기엔 소우주인 인간이 탄생하는 과정과 질병이 생기는 단계도 이로써 설명을 하고, 오행의 원리와 음양의 이치도 함축되어 있다.

천지의 처음을 태역이라 하는데, 태역은 기(氣)가 아직 형성되지 않은 때를 말하며, 이 태역이 수(水)를 낳았다. 태역에서 태초(太初)가 나왔는데, 이 태초(太初)가 화(火)를 생기게 하였다. 태초는 기(氣)만 있었지 형(形)이 아직 갖춰지지 않은 상태를 말한다.

태초(太初)에서 태시(太始)가 되었는데, 태시는 목(木)을 생기게 하였다. 태시는 형(形)은 완성했으나 질(質)이 아직 갖춰지지 않은 상태이다. 태시(太始)에서 태소(太素)가 비롯되었는데, 태소는 금(金)을 생기게 하였다. 태소는 질(質)은 갖춰져 있었으나 체(體)를 완전히 이루지 못한 상태이다. 태소(太素)에서 태극(太極)이 발생하여 토(土)를 생기게 했는데, 태극은 이미 형체(形體)를 완벽하게 갖추었다.

이에 따르면 오행은 수(水)에서 시작되는데, 수(水)에서 나온 화(火)는 기(氣)의 시작이다. 수(水)와 화(火)가 생겨나면 추위와 더위 즉, 한서(寒暑)가 발생한다. 이렇게 하여 음과 양이 생겨났다.

목(木)은 생명체의 형태(形態)가 솟아오르는 것을 나타낸다. 즉 하나의 씨앗 속에서 싹이 터 올라온 상태이다. 그러나 형상만 보일 뿐 질(質)이 갖춰지지 않았다. 금(金)이 견실한 질(質)을 형성한다. 질을 보호하는 데는 중화(中和)를 하는 토(土)로써만이 가능하다. 이 토(土)가 체(體)가 되는 것이다.

오행론에서는 우주가 생겨나는 과정을 이렇게 설명하고 있다.

소우주로 보는 생명체의 탄생과정도 이상과 같은 우주생성 과정과 마찬가지로 본다. 모태에서 새로운 생명이 완성되는 과정에 비유하면 다음과 같다. 난자 하나와 정자 하나가 만나 새 생명이 잉태되는 것은 수(水)에 해당되고, 어머니로부터 영양을 공급받는 과정은 화(火)에 해당한다. 외형이 갖춰지는 과정은 목(木)에 해당하고, 점점 견실해져 가는 과정은 금(金)에 해당하며, 몸체가 다 갖추어지는 과정은 토(土)라고 할 수 있다.

◎ **홍범구주(洪範九疇)**

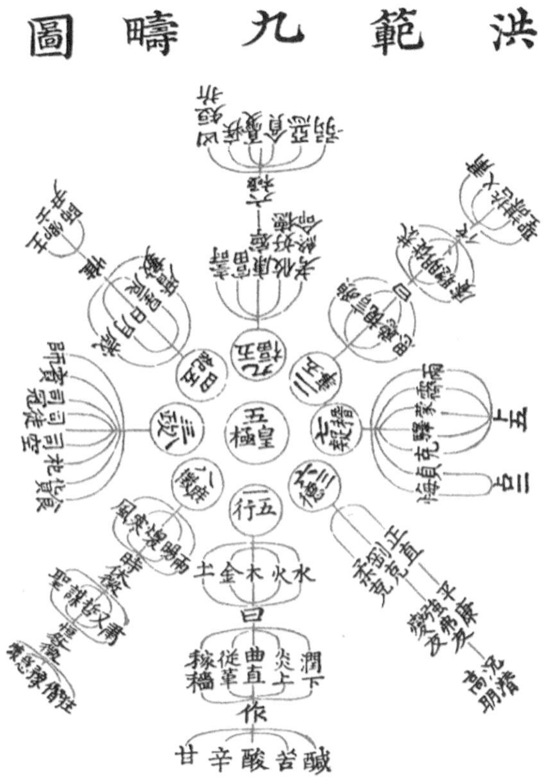

범주(範疇)라는 말의 어원이기도 한 홍범구주는 낙서(洛書)의 음양오행 개념을 골격으로 하여 정한 정치 도덕의 아홉 가지 원칙을 의미한다. 홍범은 대법(大法)을 말하고, 구주는 9개 조(條)를 말하는 것으로, 즉 9개 조항의 큰 법이라는 뜻이다.

이 9조목의 구성은 우왕이 홍수를 다스릴 때 하늘로부터 받은 낙서(洛書)를 보고 만들었다고 한다.

주나라 무왕(周 武王, ~ 기원전 1043년)이 기자(箕子)에게 선정의 방안을 물었을 때 기자가 이 홍범구주로써 교시하였다고 ≪서경≫ 홍범편에 수록되어 있다.

9조목은 오행(五行)·오사(五事)·팔정(八政)·오기(五紀)·황극(皇極)·삼덕(三德)·계의(稽疑)·서징(庶徵) 및 오복(五福)이다.

이 가운데 오행은 수(水) · 화(火) · 목(木) · 금(金) · 토(土)를 지칭한다.

수(水)는 윤하(潤下)로 물체를 적시고 아래로 흘러가는 성질이고, 화(火)는 염상(炎上)으로 태우고 위로 올라가는 성질이며, 목(木)은 곡직(曲直)으로 구부러지거나 곧게 자라는 성질이고, 금(金)은 종혁(從革)으로 따라서 고치는 성질이며, 토(土)는 가색(稼穡)으로 길러 거두게 하는 성질이 있다고 기록되어 있다.

그리고 수(水)는 짠맛[鹹]을, 화(火)는 쓴맛[苦]을, 목(木)은 신맛[酸]을, 금(金)은 매운맛[辛]을, 토(土)는 단맛[甘]을 낸다고 전하고 있다.

4. 음양오행론의 기원과 하도 낙서

1) 인류사적 배경

고인류학자·고생물학자들의 통설을 종합하면, 최초의 인류 종(種)은 약 500만 년 전에 아프리카에서 출현했다고 한다.

250만 년 전쯤에는 뇌가 점점 커지고 도구를 사용할 줄 아는 호모 하빌리스(Homo habilis: 손 쓴 사람)가 등장했다. 170만 년 전 쯤에는 걸어 다니는 호모 에렉투스(Homo erectus: 곧선 사람)가 나타나서 아프리카, 유럽, 아시아로 퍼져 나갔다.

약 20만 년 전에는 간단한 목기와 석기를 다루고, 불을 익숙하게 사용하는 호모 사피엔스(Homo sapiens: 슬기 사람)라는 인류가 나타나 현대적인 인간으로 변모해 갔다.

그리고 약 4~5만년 전에는 지혜가 더욱 발전하여 현생 인류의 직계 조상이라고 할 수 있는 호모 사피엔스 사피엔스(Homo sapiens sapiens: 슬기슬기 사람)가 출현, 지구상에 널리 퍼져나가 후기 구석기 문화를 발달시켰다.

이들 호모 사피엔스 사피엔스라고 부르는 현생 인류가 출현한 시기는 지질 시대로 보면 신생대4기 후빙기였다.

기후변화와 인류의 진화

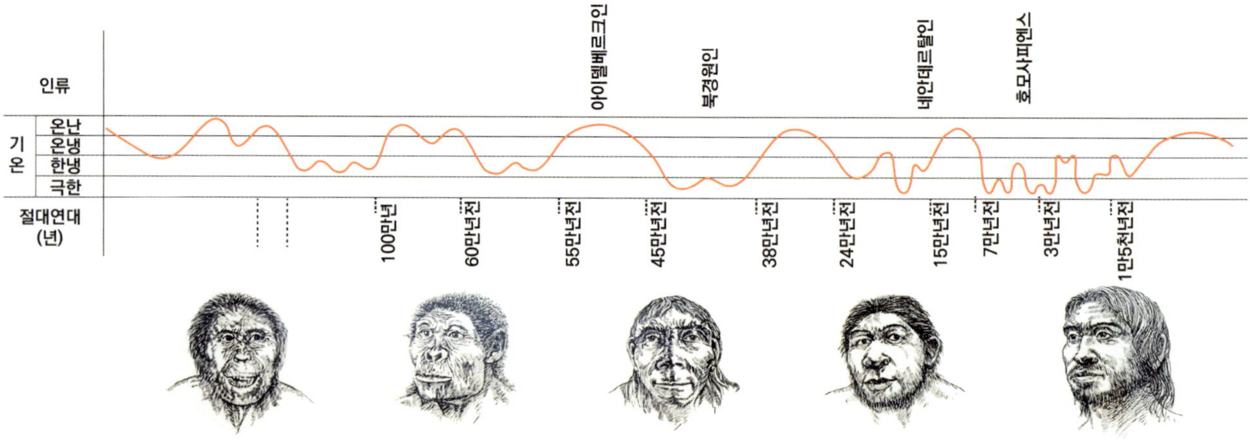

(국립춘천박물관 전시 그림 참조)

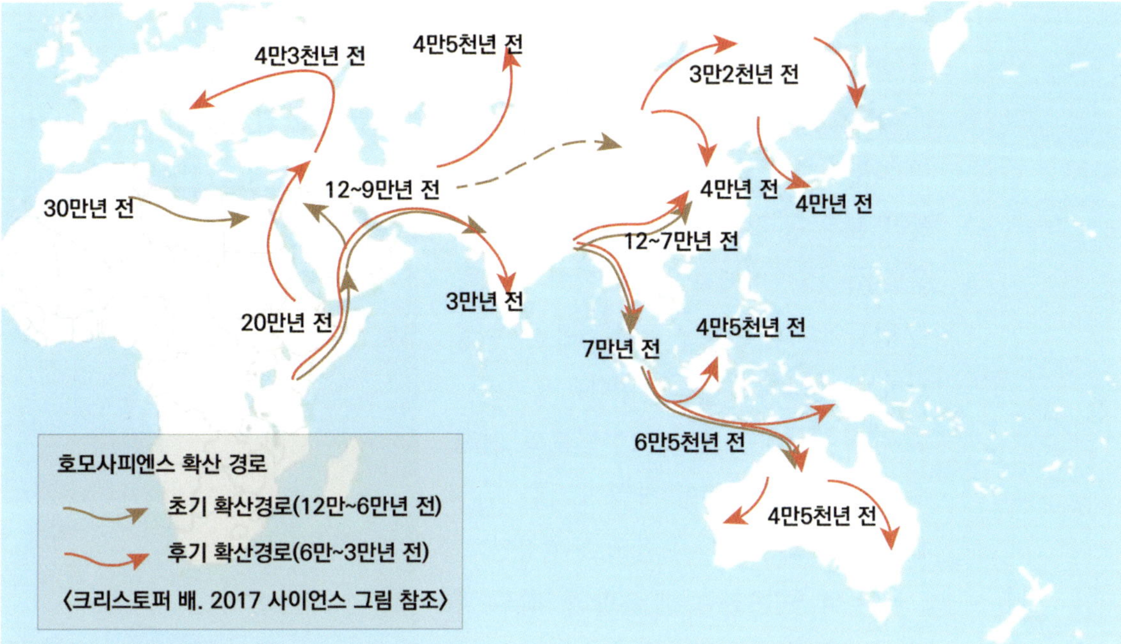

후기 홍적세(플라이스토세)에 호모사피엔스 아시아 전역 확산 관련 연대와 초기 및 후기 이동 경로를 추정한 유적지 지도(Christopher Bae 사이언스 2017 그림 참조).

신생대4기는 지질시대의 구분에서 신생대 마지막 기로, 약 258만 년 전부터 현재까지의 시대를 말한다. 이 시기는 홍적세(빙하기, 플라이스토세(Pleistocene): 약 258만 년 전부터 1만 2천년 전까지의 지질시대)와 그 시대에서 이어지는 현재까지의 시기인 충적세(후빙기, 홀로세 Holocene)로 구분한다.

홍적세는 세계적으로 기후가 한랭한 시기이며, 고위도 지방이나 높은 산악 지역에는 빙하가 발달되어 빙하시대라고도 한다. 홍적세에는 4~5회의 빙기와 이들 사이에 기후가 온난해진 간빙기가 3~4회 있었다.

마지막 간빙기는 약 5만3천년 전에 시작되어 약 1만2천년 전까지 이어졌다. 그 후에 이어지는 현재까지는 홍적세 빙하기의 마지막 빙기에서 이어지는 간빙기(충적세 또는 현세 등으로 부름)에 해당한다.

선사시대 연구자들은 대략 200만 년 전부터 마지막 빙하기의 끝 무렵인 약 1만 년 전까지를 구석기시대라고 부른다. 구석기시대는 빙하기와 간빙기가 교차하던 시기였다. 구석기시대는 전기와 후기로 나눈다. 전기는 전체 구석기시대의 99%를 차지하고, 약 3만년경 전부터 후기 구석기시대가 시작되었다고 본다.

후기 구석기문화를 창조해 낸 호모 사피엔스 사피엔스는 정교한 석기와 골각기를 만들어 내고, 벽화와 같은 예술작품을 제작하는 등 문화를 발전시켰다.

이들 인류가 마지막 빙기의 대재난 시대를 극복하고 지구의 기후가 오늘날 처럼 따뜻해지자 유라시아 대륙의 구석기인들은 모두 동굴에서 나와 강변과 해안에 움막을 짓고, 마제석기와 토기와 골각기를 만들어 사냥 어로 식료 채집을 하며 생활하는 신석기 시대를 열었다.

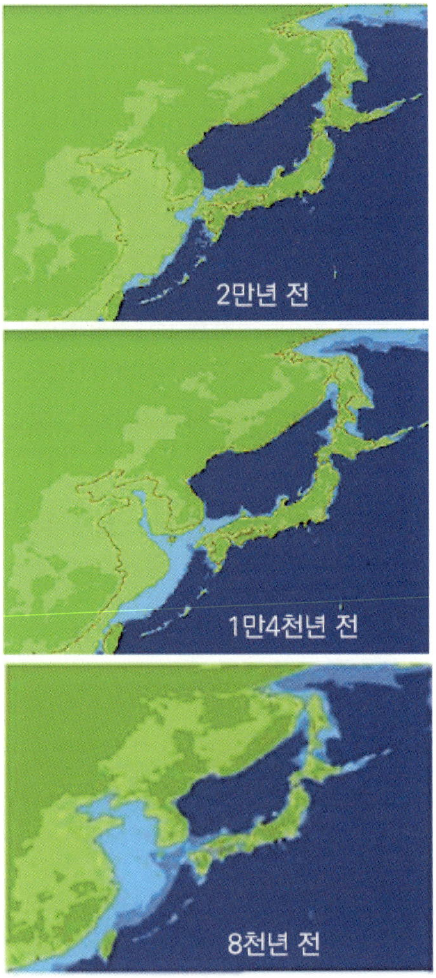

최종 빙기 때 한반도 서쪽은 바다가 아니라 육지로 되어 있었고, 일본 열도와도 연결되어 있었다. 빙하기가 끝날 무렵 점차 낮은 곳부터 바닷물에 잠기면서 현재와 같은 지형을 갖추게 되었다.(Proudman Oceanographic Laboratories, 'Southeast Asia Post Ice Age Inundation' 및 이진아의 지구 위 인류사 참조)

유라시아 대륙 동단 고한반도와 연해주 지역에 구석기인이 처음 도착한 것은 100만~70만 년 전 무렵으로 추정된다. 그러나 약 5만3천년 전 혹한의 '최후 빙기'가 닥쳐와 유라시아 대륙의 북위 40도 이북 지역은 긴 겨울에는 모두 얼어붙은 동토(凍土)가 돼 생물이 생존할 수 없었다. 그러므로 유라시아 대륙 구석기인들은 북위 40도 이남의 생존 가능한, 따뜻한 지역의 동굴을 찾아 이동한 소수 구석기인을 제외하고는 거의 사멸했다. 동아시아의 북위 40도선은 한반도 신의주와 중국 베이징(北京)을 지나간다.[10]

동아시아의 북위 40도 이남 지역에서 구석기인들이 혹한을 피해 들어갈 수 있는 동굴이 가장 많은 지역이 바로 산지가 비교적 많은 고한반도였다. 한반도의 자연 동굴 총수의 90% 이상이 석회암 동굴이다. 동아시아 최대 석회암 동굴 밀집 지

10 신용하 『고조선문명의 사회사』 p21~p45. 지식산업사. 2018.08.01

역이었기 때문에, 기존 고한반도의 구석기인과 유라시아 대륙 동남부 해안을 따라 남방에서 꾸준히 이동해 올라온 구석기 신인(호모사피엔스사피엔스, 슬기슬기사람)이 합쳐져서, 이 기간에도 종착지 고한반도 일대는 세계 인구밀집 지역의 하나가 됐다. 최후 빙기에도 구석기 신인이 태양이 솟는 동쪽을 향해 꾸준하게 이동해 들어오다가 바다에 막혀 더 동쪽으로 갈 수 없어서 정착하는 종착지가 고한반도였다.[11]

유라시아 대륙의 동쪽 끝인 한반도와 동북아 일대 빙하기에는 해수면이 낮아져서 한반도는 중국대륙과 육지로 붙어 있었고, 일본열도와도 연결되어 있었다. 그러던 것이 빙하기가 끝날 무렵인 1만4천년 경에는 육지 중에서 낮은 곳부터 바닷물에 잠기기 시작한다. 그러다가 지금으로부터 8천년 전쯤에 지금과 같은 모습을 갖추게 됐다.

바로 이곳에서 구석기 후기와 신석기시대를 거치며 음양론과 삼생만물론과 오행론의 동양문화가 싹이 트고, 청동기와 철기시대를 거치며 꽃을 피웠다.

2) 음양오행론의 기원

지구상에는 음양오행의 이치에 따라 생명이 출현하고 그 이치에 따라 무수한 생명체가 출현하여 스스로를 창조하며 끊임없이 진화해 왔다고 할 수 있다.

일월의 변화에 따라 밤낮이 생기고, 계절이 바뀐다. 생명체는 이러한 일월의 운행질서 가운데서 생겨나 그 자연에 적응하며 살아왔다. 음양의 운행질서에 따라 생존체계를 만들어 온 것이다.

(1) 음양오행의 인지와 개념화

지구 가운데 생겨난 생명체는 자신을 둘러싼 사방 팔방의 공간 가운데서 일월의 변화가 만들어내는 음양 변화를 인지하여 자연에 적응하며 영위생식의 생명활동을 펼쳐왔다. 즉 지구상의 생명체는 태양이 이동하면서 만들어내는 빛의 자극에 예민하게 반응하며 스스로를 창조하고 진화하여 온 것이다.

생명체는 사방팔방의 공간 조건과 사시사철 기후의 변화를 인지하는 것은 생존을 위한 활동에 필수적인 사항이다. 즉 시간과 공간에 대한 음양의 인지는 생명활

11 신용하『고조선문명의 사회사』p21~p45. 지식산업사. 2018.08.01

동의 기본이다.

인지란 어떤 대상을 분별하여 판단하고 아는 것을 말하는데, 인식이라고도 한다. 모든 생명체는 외부세계에 대해 분별하고 판단한다. 그러지 못하면 생명을 영위 할 수가 없다. 생명체가 존재하기 위해서 가장 중요한 조건이 자신을 둘러싸고 있는 자연과 환경에 대한 인지이다.

인지한 사실을 추상화하여 일정한 관념이 만들어지고, 이러한 관념을 몸짓이나 소리나 그림이나 부호 등의 신호로 표현하며 언어적인 외피(外皮)를 갖추고, 무리에게 그 신호를 전달한다. 언어적 외피는 몸짓으로 표현할 수도 있고, 소리나 그림이나 부호나 문자 등으로 신호체계를 형성할 수 있게 된다.

여러 지각한 사실 가운데 일반적인 요소를 추출하여 추상화하고, 종합하여 일정한 관념을 만들고, 이 관념이 보편화 과정을 거치면서 하나의 개념체계가 형성된다. 즉 개념화(conceptualization)가 이루어지게 된다는 것이다. 개념은 일종의 보편적인 관념인데, 모두 외계(外界) 대상에 대한 공통된 징표를 반영하고 있다.

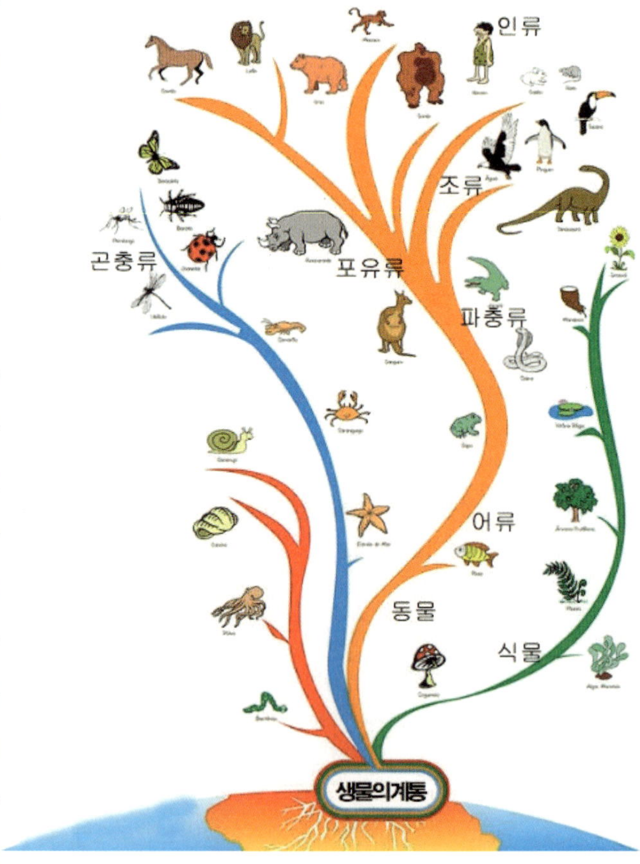

현대의 생물분류기준에 따른 생명체에 대한 개념화.

가령 소나무와 민들레와 갈대는 생김새가 전혀 다른데도 땅에 뿌리를 박고 태양을 향하여 자라는 공통된 징표가 있어 식물이라는 하나의 관념이 만들어진다. 또 바닷속에서 자라는 미역과 산에서 뛰어다니는 토끼와 하늘을 나는 독수리는 사는 곳도 생김새도 움직임도 전혀 다른데도 하나로 묶어서 생물이라고 한다. 이는 나서 자라고 번식하고 죽는다는 등의 공통된 특성을 인지하여 생물이라는 하나의 관념을 만들어 보편화 한 개념이다.

이렇게 인지한 것으로 관념이 만들어지고 이것을 보편적으로 받아들이면 하나의 개념으로 인정되는 것이다.

음양과 오행이라는 개념도 이러한 과정을 거쳐서 형성되었을 것으로 추론된다. 음과 양은 실재하는 자연을 관찰하고 통찰하여 일정한 양상을 기술하는 개념으로 자리를 잡았다.

세종대왕의 훈민정음 해례제자해(解例制字解)에는 사람의 음성에도 음양의 이치가 들어 있어 그 이치에 따라 28글자를 만들었다고 밝히고 있다.

"천지의 도는 한번 음하고 한번 양하며, 오행일 뿐이라. 곤(䷁)과 복(䷗) 사이가 태극이 되고, 움직이고 고요한 뒤에 음과 양이 되니라. 무릇 하늘과 땅 사이에 살아있는 것들이 음양을 버리고 어디로 가리오. 그러므로 사람의 성음(聲音)에 다 음양의 이치가 있는데도 다만 사람들이 살피지 않았을 뿐이라."[12]

원문에서 "일음일양오행이이(一陰一陽五行而已)"[13]는, 한번 음하고 한번 양이 되는 이치가 쉬지 않고 왕래하면서 밤낮과 달과 계절과 해와 세월을 이루고, 땅위의 모든 생물은 오왕지절(五旺之節)이라는 오행의 이치에 따라 생장수장(生長收藏)을 거듭한다는 말이다.

① 음양의 개념화

우선 시간과 공간에 대한 인지는 음양 개념의 기초라고 할 수 있다.

시간적으로 해가 뜨고 밝아지고 따뜻해 지는 낮과 해가 지고 어두워지고 추워지는 밤을 양과 음으로 구분하는 것은 지구상의 모든 생명체가 기본으로 지각하는 현상이었다.

한 해 동안 태양이 주기적으로 변하여 일정 기간마다 일조량이 달라지고, 기후조건이 변하는 것을 면밀하게 인지하는 것은 생명활동에 필수적인 사항이다.

---

12 訓民正音解例制字解 : 天地之道, 一陰陽五行而已。坤復之間爲太極, 而動靜之後爲陰陽。凡有生類在天地之間者, 捨陰陽而何之。故人之聲音, 皆有陰陽之理, 顧人不察耳。今正音之作, 初非智營而力索, 但因其聲音而極其理而已。理旣不二, 則何得不與天地鬼神同其用也。正音二十八字, 各象其形而制之。

13 『주역』 계사상전 제5장에서 정의하는 "일음일양지위도(一陰一陽之謂道)"를 말 함.

태양의 변화는 공간적으로도 영향을 미쳐서 해가 비치는 곳은 밝고 높고 따뜻한 특징이 있고, 해가 비치지 않은 곳은 어둡고 낮고 추운 특징이 나타나는 등의 공간적 특성에 대한 세밀한 인지 또한 생존을 위한 필수 사항이 된다.

이러한 태양의 주기적 이동에 따른 시간과 공간의 점차적 변화를 세밀하게 인지하여 개념화한 것이 음양론의 시작이라고 할 수 있다.

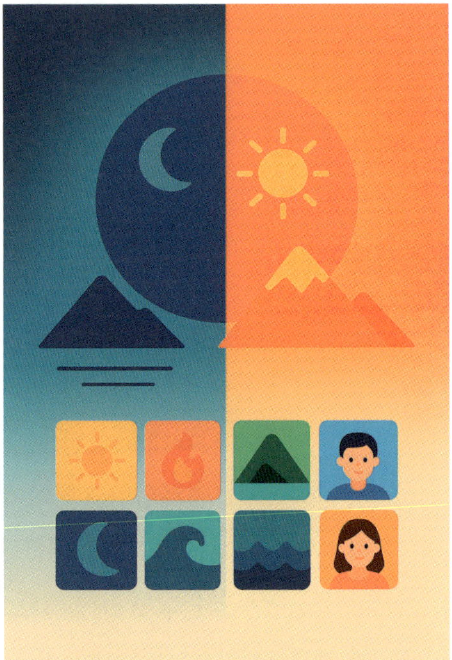

이와 같은 음양의 개념에 따라 실재하는 대상들을 분류해 나갈 수 있다. 양의 개념에는 하늘, 태양, 낮, 불, 산, 봄, 여름, 크다, 길다, 밝다, 덥다, 희다, 강하다, 급하다, 넓다, 높다, 활동적이다 등을 속하게 했다. 또 음의 개념에는 땅, 달, 밤, 물, 바다, 가을, 겨울, 작다, 짧다, 어둡다, 춥다, 검다, 약하다, 느리다, 좁다, 낮다, 정적이다 등을 배속하게 했다.

동양에서는 이러한 생명세계의 여러 존재와 현상을 구분하고, 음양으로 개념화하여 소리(언어)나 부호로 이어왔다. 이를 뜻글자인 한자말에 두 음절 글자로 표현하여 지금까지 전해오고 있다. 천지(天地) 일월(日月) 주야(晝夜) 명암(明暗) 표리(表裏) 한열(寒熱) 강약(强弱) 고저(高低) 장단(長短) 춘하추동(春夏秋冬) 등의 말은 자연에 대해 음양으로 구분하여 인식한 결과물이다.

생명체에 대해서도 암수 남녀 부모 등에 음양을 한 단어로 표현하고, 기혈(氣 양, 血 음) 장부(臟 음, 腑 양) 정신(精 음, 神 양) 비위(脾 음, 胃 양) 간담(肝 음 膽 양) 혼백(魂 양, 魄 음) 등의 단어에도 음양의 의미가 함축되어 있다.

② 오행의 개념화

음양의 양 측면에 대한 인식은 그 가운데가 되는 중(中)에 대한 인식의 기초가 된다.

음과 양이 중(中)을 가운데로 하여 만물이 균형과 조화를 이루고 있다는 인식은 세상 만물의 존재 양상에 대한 통찰로 이어진다.

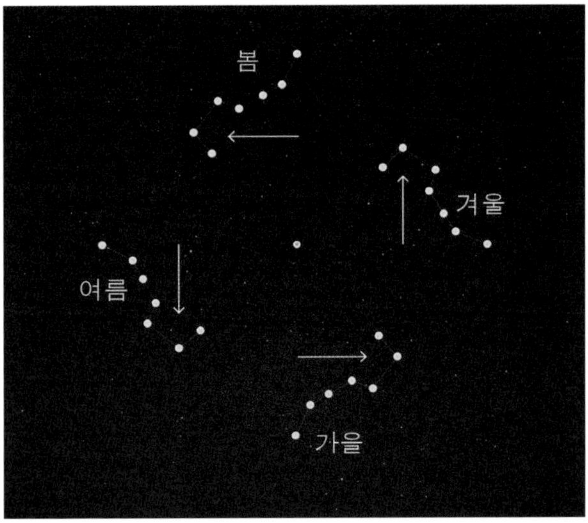

선사시대 사람들도 보았을 별자리. 새벽 3시경 북두칠성 위치를 보여준다. 봄 새벽에는 북두칠성이 북극성 위에 있고 가을 새벽에는 북두칠성이 북극성 아래에 있다. 그렇게 반시계방향으로 돈다. 이처럼 북두칠성의 위치를 통해 우리는 계절을 알 수 있다. 밤하늘에서 북두칠성이 상승하면 봄이 다가온다는 뜻이고 북두칠성이 하강하면 가을이 다가온다는 뜻이다.

중(中)에 대한 인지와 개념화는 문명의 일대 전환을 가져오고, 동양문화의 핵심을 이룬다.

오행론은 중(中)에 대한 인식과 개념화에서 시작했다고 볼 수 있다. 오행은 가운데(中土)를 중심으로 돌아가는 시공간의 변화 양상을 표현한 것이다.

음과 양을 다시 세분하여 사상(四象)으로 나누고, 그 속성을 파악하여 목 화(양), 금 수(음)로 표기하고 이 네 가지의 음양이 중앙 토를 중심으로 돌아간다는 것이 오행론이다.

음양과 오행에 대한 이론이 기원전 770년 경부터 시작된 춘추전국시대에 나온 것으로 주장되고 있다. 하지만 문자의 기록만으로 볼 때는 그렇게 해석할 수 있으나, 최근 발굴되는 수많은 선사 유물들로 유추해 볼 때 음양오행에 대한 인식과 활용은 문자로 기록이 남아 있는 시대 보다 훨씬 이전으로 거슬러 올라갈 수 있다. 즉 문자가 쓰여지던 이전 시기에도 이미 음양 오행에 대한 인지와 개념화가 이루어졌고 활용되었음을 추정할 수 있는 유물이 여러 형태로 발굴되고 있다.

(2) 신석기문화에 나타난 음양오행

음양과 오행에 대한 인식과 개념화는 문자가 생겨나기 훨씬 전부터 어떤 형태의 몸짓이나 소리나 부호 등으로 나타내며 소통을 했을 것으로 추론된다.

인류가 음양과 오행에 대해 어떻게 인식하고 개념을 형성해 왔는지는 선사시대 유적과 유물을 통해 유추해 볼 수 있다.

기원전 4700년 경부터 기원전 3000년 경까지 현재의 내몽고 동남부와 요령성

서부에 분포하여 발전해 온 홍산문화에서 이미 정밀한 대칭구조를 이루는 옥기 유물과 오각형의 기학적 도형까지 표현된 유물이 발굴되었다.

지금부터 5천년~6천7백년 전 홍산문화 옥기의 조형상의 가장 두드러진 특징은 선과 대칭을 중시한 것이었다. 대칭은 양 측면의 중심에 대한 인식이 없으면 구현이 불가능하다.

양 측면을 음과 양이라고 한다면 가운데는 중(中)이다. 중(中)에 대한 인지와 개념화는 문명의 일대 변화를 가져온다.

홍산문화 오각형 그릇 뚜껑과 홍산문화 오각형 도판[14]을 보면, 홍산문화 사람들은 정원(正圓) 및 오각형 작도법과 완벽한 대칭을 구현하는 방법을 알고 있었음이 확인된다. 대칭 구조를 갖는 옥기가 많고 질그릇 형태가 한쪽으로 쏠리거나 이지

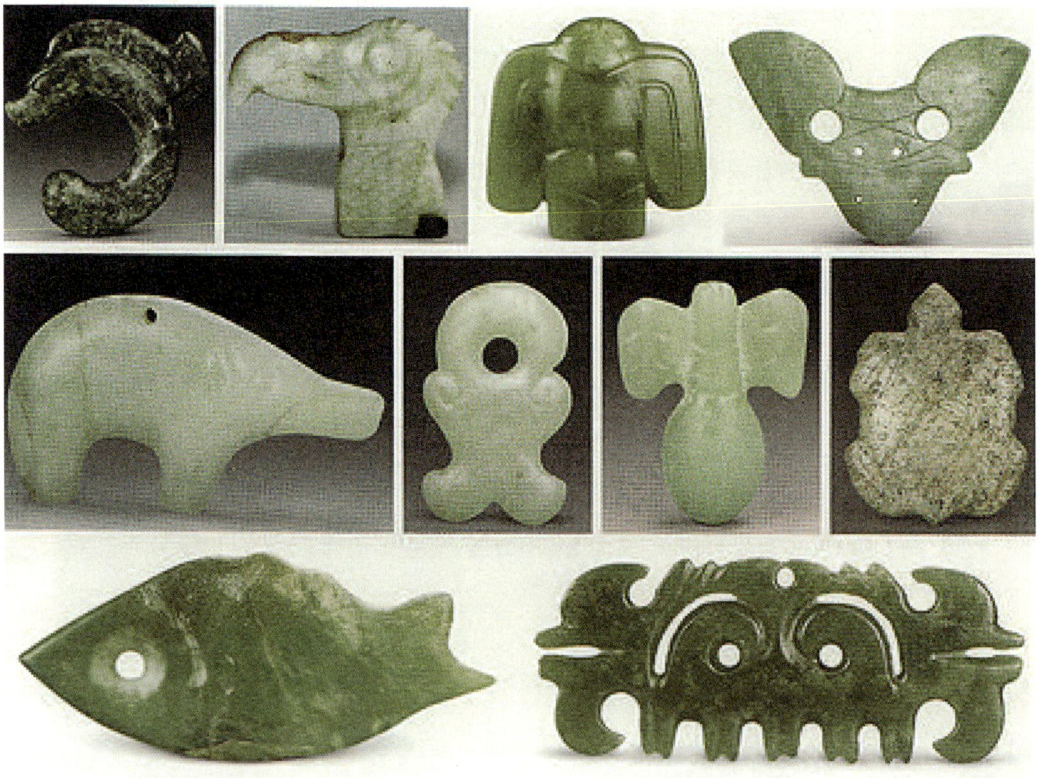

홍산문화유적지 출토 옥기(玉器) 유물. 달개장식으로 옷에 달았던 장신구. 『고조선 복식문화의 발견』 박선희 저. 지식산업사 간행

14 遼寧省文物研究所,《牛河梁:紅山文化遺址發掘報告(1983-2003年)下編), 社,2012年、220)遼寧省文物研究所,《牛河梁:紅山文化遺址發掘報告(1983-2003年) 社,2012年.

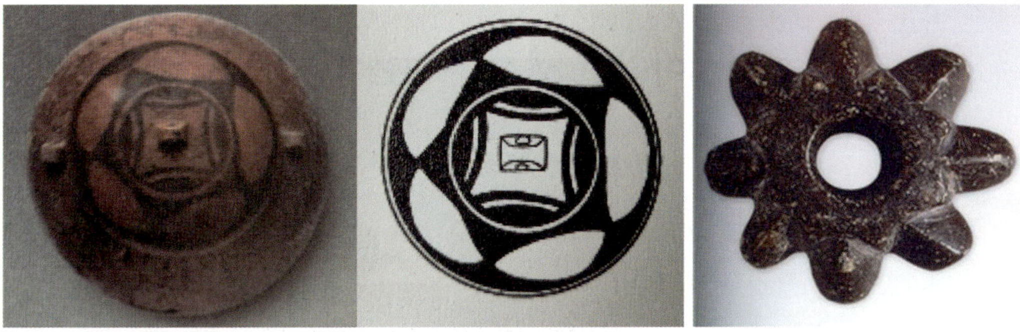

홍산문화 오각형 그릇 뚜껑(좌측)과 도판(중간). 홍산문화 팔각 별도끼(우측) .

러지지 않은 것 등이 증거가 된다. 대칭 구조를 구현하기 위해서는 먼저 설계도를 작성하고 설계도에 따라 제작했을 것이다.[15]

팔각형 별도끼[16]까지 만들어 내는 음양과 중심에 대한 인식은 사방팔방의 중심에 대한 개념과도 바로 연결되어, 오행에 대한 이론으로 발전하게 된다.

완변한 대칭구조를 이루는 유물과 정오각형을 구현할 정도의 기술 수준으로 볼 때 음양과 오행에 대한 개념은 석기시대에 이미 널리 활용되었을 것으로 유추된다.

음양오행론의 기원으로 널리 알려져 있는 하도 낙서와 보다 가까이 연관이 있을 것으로 추정되는 유물이 기원전 3600-3300경(홍산문화와 동일한 시대)에 형성된 양자강 유역의 능가탄(凌家滩)문화 유적지에서 1987년 발굴됐다.

안휘성 함산현 능가탄의 옥거북 · 옥판에는 천지자연을 관찰하면서 형성된 '천원지방'의 우주론이 드러나는데, 옥거북 · 옥판의 여러 구멍들과 무늬들은 천체를 관찰한 결과라고 이해된다.

옥판 그림은 사각형 외각에 원형이 그려져 있고, 그 안에 또 작은 원이 그려져 있다. 속의 작은 원 안에는 정사각형이 있고, 이를 중심으로 8각 별이 그려져 있다.

큰 원과 작은 원 사이 원을 8등분 한 직선이 그려져 있다. 각 부분에는 방사형으로 무늬가 표시되어 있다. 또 큰 원 바깥쪽에 방사형 무늬 4개가 옥판의 네 귀퉁

15 홍산문화의 이해. 199p. 복기대 지음 우리역사연구재단 2021.7.21 2쇄 발행.

16 홍산문화 흑옥부(墨玉斧)。길이 25cm , 칼날 길이 7.1cm。천근영자(千斤营子)유적출토, 오한기(敖汉旗)박물관。

이를 각각 가리킨다.

옥거북과 옥판의 구멍들은 별자리와 관련될 것으로 추정되며, 특히 옥판에는 동지와 하지의 일출·일몰을 상징하는 네 방위와 1년의 계절을 상징하는 팔방위를 나타낸 것으로 보인다.

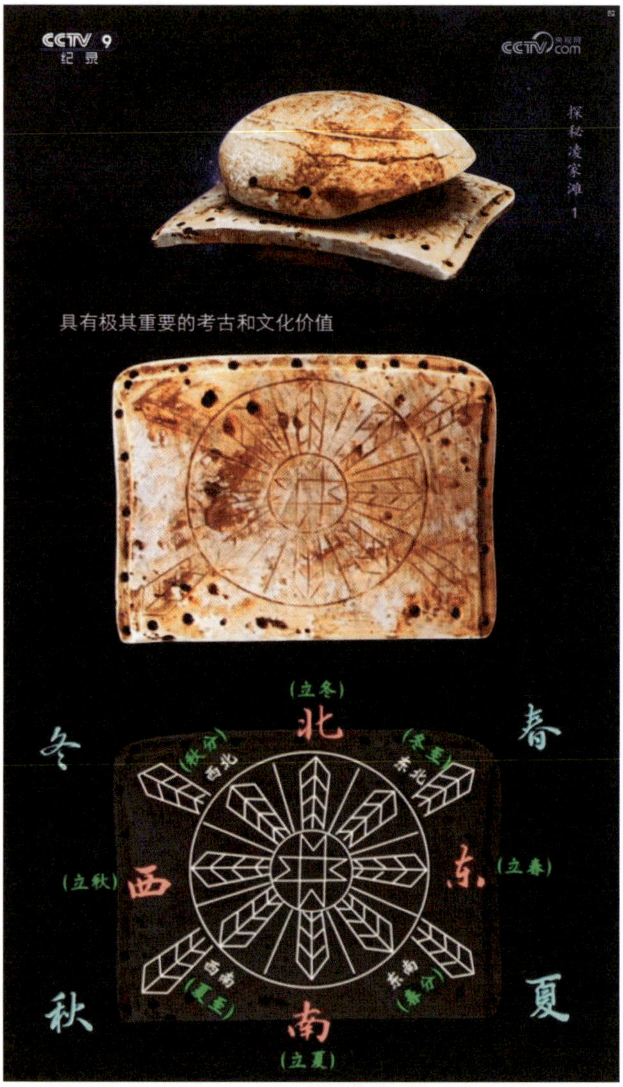

중국 함산현 능가탄 문화유적지에서 발굴된 옥거북과 함께 발굴된 옥판. 길이 11cm, 폭 8.2cm 두께 0.2-0.4cm 가장자리에 23개의 구멍이 뚫려 있다. 중국 중앙텔레비젼 CCTV 화면 저장.

옥거북과 옥판은 능가탄의 4호묘에서 나왔는데, 4호묘의 도기 조각 2개를 열석광 연대 측정 방법으로 측정해보니, 이 묘는 대략 기원전 3000년대의 것이라고 한다. 복희씨(기원전 2800년 경)가 하도를 그렸다는 시기보다 200여년전이고, 우임금(기원전 2100년경 ~ 기원전 2000년경)이 낙서를 만들었다는 시기보다는 무려 1000년 전의 유물이다.

기원 전 3000년 경에 이미 옥거북에 사방팔방을 그림과 부호로 표현했다는 사실로 볼 때 그 보다 훨씬 이전에 이미 중(中)을 가운데로 하여 사방 팔방이 돌아가는 음양오행의 세계를 인식하고 개념화하여 몸짓이나 소리나 부호 등으로 표현하며 활용해 왔을 것으로 유추할 수 있다.

3) 하도 낙서와 우주변화의 원리

하도(河圖)와 낙서(洛書)는 음양오행의 원리가 함축되어 있는 그림이다.

하도와 낙서가 처음에 어떻게 생겨났는지는 불확실하며, 그 기원이 신화적으로만 전해진다.

《상서(尙書)》 등의 고전에 따르면, 하도는 복희씨[17](기원전 2800년 경)가 나라를 다스리고 있을 때 하수(河水 황하)에서 나온 용마(龍馬) 등에 있는 선모(旋毛 나선형의 털)의 모양을 보고 그린 것이라고 전해 지고 있다. 그리고 낙서는 고대 하(夏)나라의 우임금(기원전 2100년경 ~ 기원전 2000년경)이 낙수(洛水 황하의 지류)에 있는 신성한 거북의 등에 새겨진 문양을 보고 만들었다고 한다.

용마나 거북이 등에 있는 문양을 보고 하도 낙서를 그렸다는 것은 이미 그 이전에 음양 오행에 대한 인식이 있었고, 개념화하여 부호를 만들어 표기해 왔다는 것을 뜻한다.

도서관의 도서(圖書)라는 말은 하도(河圖)와 낙서(洛書)라는 말에서 유래했을 정도로 하도 낙서는 고대부터 크게 중시해 왔다.

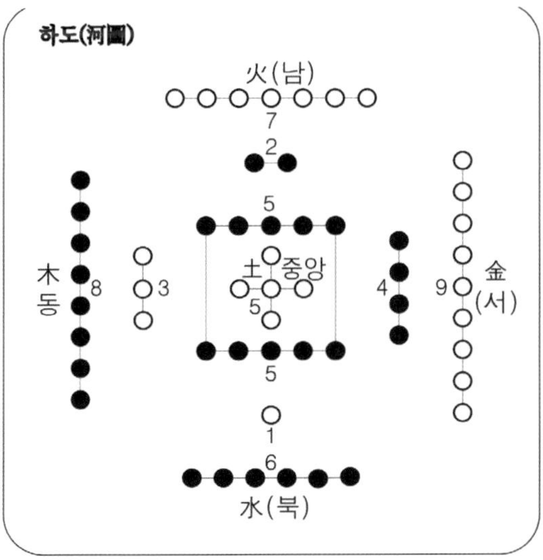

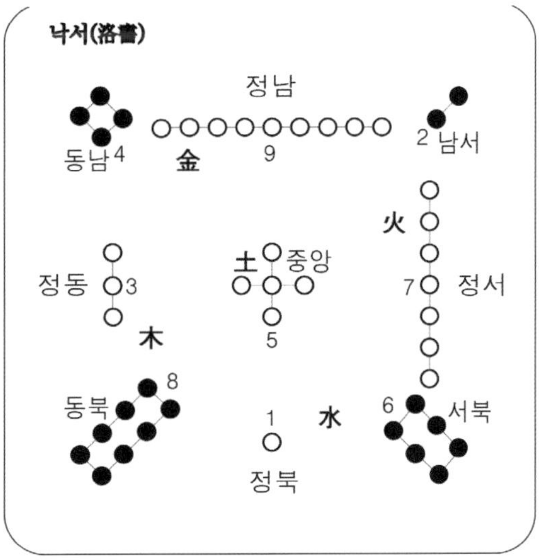

17 태호 복희씨(太皞伏羲氏) 또는 포희씨(庖犧氏)는 삼황 중 하나이다. 전설에서 복희는 인류에게 닥친 대홍수 시절에 표주박 속에 들어가 있던 덕분에 되살아날 수 있었다고 하는데, 다시 살아났다는 의미로 복희라고 했다고 전한다. '복희'란 희생(제사에 쓰이는 짐승)을 길러 붙여진 이름이다. 성씨는 풍(風)으로 전해진다. 사마천의 《사기》에는 동이족이라고 서술되어 있다. 팔괘(八卦)를 창제했다고 전한다.

하도와 낙서는 중앙과 각 방위에 따라 각각 일정 갯수의 흰 점과 검은 점을 표시하여 음양을 표시하였다. 이 때 홀수는 양으로 보아 흰 점으로 나타냈고, 짝수는 음으로 보아 검은 점으로 표현했다.

흰 점과 검은 점의 갯수로 표현한 숫자는 오행을 나타낸다. 이렇게 수(數)가 갖는 오행을 수리오행이라고 하는데, 이에 따르면 1 · 6 은 수(水)가 되고, 2 · 7은 화(火)가 되고, 3 · 8은 목(木)이 되고, 4 · 9는 금(金)이 되고, 5 · 10은 토(土)가 된다.

수(數)의 위치는 오행의 방위와 마찬가지로 북쪽에 1과 6이 있게 되고, 남쪽에 2와 7이 있게 되고, 동쪽에 3과 8이 있게 되고, 서쪽에 4와 9가 있게 되고, 중앙에는 5와 10이 있게 된다.

하도의 수리표

	7 · 2	
8 · 3	5 /10	4 · 9
	1 · 6	

다만 하도는 1에서 10까지의 모든 수를 다 표현해 55개의 점으로 이루어져 있지만, 낙서에서는 1에서 9까지만 표현하여 45개의 점으로 되어 있다.

하도와 낙서는 이렇게 상(象)과 수(數)로 음양오행의 원리를 표현하고 있다.

(1) 하도 : 생성의 원리

하도는 중앙과 북 남 동 서의 사방에 오행수리의 해당 수 만큼 점을 찍어 오행 생성의 원리를 표현했다. 하상좌우의 수 · 화 · 목 · 금은 모두 토를 중심으로 하고, 중앙의 토는 가운데서 전체를 조절하는 역할을 나타냈다.

낙서의 수리표

4	9	2
3	5	7
8	1	6

이 때 생수에 해당하는 1에서 5까지의 수는 안쪽에 있고, 성수에 해당하는 6에서10까지의 수는 바깥쪽에 있다. 1에서 5까지는 생(生)의 과정을 나타내고 6에서 10까지는 성(成)의 과정을 나타내어 우주 만물의

생성을 표현하고 있다

북방 1 · 6 수(水)는 겉은 차가운 음을 나타내지만 속에는 뜨거운 양을 품은 상이고, 반대로 남방 2 · 7 화 (火)는 밖은 뜨거운 양의 상태이지만 속은 차가운 음을 안고 있는 모습을 나타내는 상이다.

동방의 3 · 8 목(木)은 외유내강한 상으로 겉으로는 굽혀지나, 안에는 곧게 뻗는 강건한 성정이고, 서방의 4 · 9 금(金)은 외강내유한 상으로 표면은 비록 단단하나 안으로는 유약한 성정이다. 중앙의 5 · 10 토(土)는 내양외음의 모습으로, 안으로는 두텁게 내실을 이루고, 밖으로는 고요하고 안정되어 있는 상이다.

이상과 같이 공간적인 측면으로 5행을 보면 수(水) 화(火)의 기(氣), 목(木) 금(金)의 질(質), 그리고 토(土)의 기질로 나누어 살필 수 있다.

시간적 측면으로 보면 오행이 서로를 낳고 낳아 무궁히 순환하는 오행상생의 이치를 나타내고 있다. 아래의 1 · 6수가 3 · 8목을 낳고(수생목), 3 · 8목은 2 · 7화를 낳고(목생화), 2 · 7화는 5 · 10토를 낳고(화생토), 5 · 10토는 4 · 9금을 낳고(토생금), 4 · 9금은 1 · 6수를 낳아(금생수) 하나의 주기를 이룬다.

(2) 낙서 : 구궁의 원리

낙서는 1에서 9까지 총 마흔 다섯개의 점이 5를 중심으로 팔방에 배열된 9궁의 상이다. 즉 5를 가운데로 하고, 홀수인 1 · 3 · 7 · 9는 북 동 서 남의 정방(正

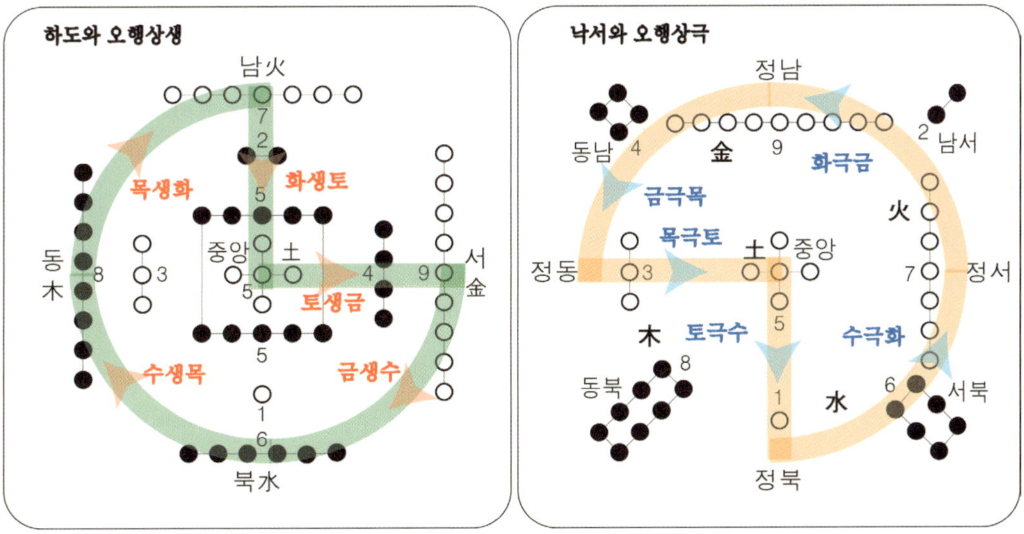

하도와 낙서에 담긴 오행 상생과 상극의 이치

方)에 위치해 있고, 그 양 옆 간방(間方)인 남서 남동 북서 북동 방향에는 짝수인 2 · 4 · 6 · 8이 각각 위치해 있다.

중앙의 5를 중심으로 각기 제 위치를 잡고 있는 것이다. 가운데 자리잡고 있는 5가 조화의 주체임을 나타낸다.

낙서는 불규칙하게 배열해 있는 것 같지만, 가로와 세로와 대각선 방향으로 합한 수가 모두 15가 된다. 또 가운데 숫자를 빼면 모두가 10이 된다.

(3) 하도 낙서의 상생상극 원리와 금화교역

하도와 낙서는 중앙에 있는 수가 다르다. 하도는 홀수(양) 5가 짝수(음) 10이 함께 존재하지만 낙서에는 5가 홀로 위치해 있다.

하도와 낙서의 중요한 차이 중 또 하나는 2 · 7(火)와 4 · 9(金)의 위치가 바뀌어 있다는 점이다. 하도에는 남방에 2. 7(火)가 있고 서방에 4, 9(金)이 있는데, 낙서에서는 자리가 서로 바뀌어 남방에 4 · 9(金)이 있고 서방에 2 · 7(火)가 있다.

하도는 생성(生成)의 체(體)를 나타내고, 낙서(洛書)는 변화(變化)의 용(用)을 표현하고 있기 때문이라 풀이된다. 본체(本體)를 구성하는 순서와 실제로 작용(作用)하는 순서가 다른 것을 나타낸 것이라 본 것이다.

음양으로 분열되어 있는 상태를 통일하고 조화하는 과정이 없으면 세상은 존재할 수가 없다. 그 통일 · 조화하는 과정에서 가장 중요한 역할을 하는 것이 중앙의 토(土)라고 할 수 있다.

본체(하도)가 작용(낙서)을 시작하면, 중앙의 5 · 10(土)에서 5(양토)는 중앙을 굳건히 지키고 10(음토)은 나서서 극성한 양(火)을 수렴하기 시작한다.

낙서에서 남방에 4 · 9(金)을 배치한 것은 중앙의 10(음토)가 극성한 양을 수렴한 상태를 나타낸 것이고, 또 서방에 2 · 7(火)를 배치한 것은 여전히 양이 왕성하게 작용하고 있음을 나타낸 것이라 할 수 있다.

이를 일반적으로 금화교역(金火交易)이라고 부른다.

우주변화의 원리 중 변화론의 핵심 이론 중 하나가 금화교역론이다. 음양이 충돌하여 사라지지 않는 것은 균형을 잡는 중앙에 토가 있기 때문이라는 것이 중토론이고, 중앙의 토가 화(火)를 수렴한다는 것이 상화론(相火論)이고, 금(金)과 화(火)가 서로 교통(交通)한다는 것이 금화교역론이다. 하도와 낙서에서 이 우주 변화론을 표현하고 있다고 할 수 있다.

하도와 낙서는 한 쌍으로, 하도는 오행의 상생을 나타내고 낙서는 상극작용을 나타낸다.

하도에서는 아래의 1 · 6 수를 기준으로 하여 시계방향으로 돌아가는데, 동쪽 3 · 8 목, 남쪽 2 · 7 화, 중앙의 5 · 10 토, 서쪽 4 · 9 금의 순서로 돌아간다. 즉, 수생목(水生木), 목생화(木生火), 화생토(火生土), 토생금(土生金), 금생수(金生水)라는 오행의 상생을 표시하고 있다.

상생을 나타낸 하도에서 금과 화가 위치를 바꿈에 따라, 낙서의 상극 구도가 그려진다. 하도에서 금과 화를 서로 맞바꾼 후 반시계 방향으로 보면 오행상극의 구조가 된다.

낙서는 1 · 6 수를 기준으로 하여 반시계방향으로 돌아가는데, 2 · 7화 → 4 · 9금 → 3 · 8 목 → 중앙 5토 → 1 · 6수 →...의 순으로 돌아가며, 수극화(水克火) 화극금(火克金) 금극목(金克木) 목극토(木克土) 토극수(土克水)라는 오행의 상극 관계를 표현하고 있다.

하도와 낙서는 시간적인 우주의 변화와 공간적인 천지(天地), 그리고 그 시공 가운데서 만물이 생성 변화하는 원리에 대해 표현하고 있다. 세상의 모든 존재는 시간과 공간 가운데서 변화한다. 변화가 시공이고, 시공이란 결국 존재의 변화를 말한다.

하도와 낙서는 바로 이 공간과 시간과 존재의 생성 변화 원리를 표현한 것이다. 하도는 주로 생성(生成)의 체(體)를 나타내고, 낙서는 주로 변화(變化)의 용(用)을 나타 내는 것으로 풀이된다.

물론 우주와 만물의 본체와 작용은 별개로 존재하지 않고, 생성과 변화가 따로 있지 않듯이 하도와 낙서도 동전의 양면처럼 한 쌍으로 생명세계를 음양오행의 이치로 설명하는 그림이라고 볼 수 있다.

제3절 오운육기와 육경

오운육기(五運六氣)는 동의학, 특히 『황제내경(黃帝內經)』에서 체계화된 이론으로, 우주자연의 변화와 인체 생리·병리 등을 설명하는 중요한 개념이다.

1. 오운에서 육기생성 원리

오행이 운행하는 것을 오운(五運)이라고 한다.

오운(五運)은 목(木), 화(火), 토(土), 금(金), 수(水) 다섯 가지 기운을 천간(天干 갑을병정무기경신임계)과 결합하여 자연의 운행을 설명하는 개념이다.

오행의 운행과정에서 변화의 기운인 상화가 하나 더해져 육기(六氣)가 된다.

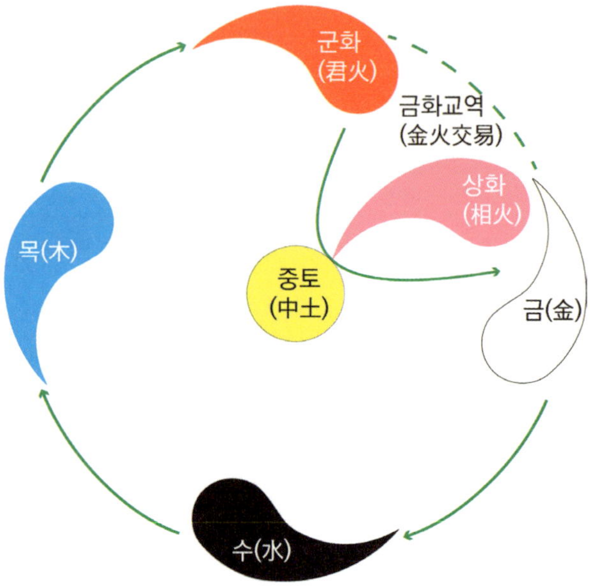

변화론(중토, 상화, 금화교역) 개념도

육기는 풍(風) 한(寒) 서(暑) 습(濕) 조(燥) 화[火 또는 熱]의 여섯 가지 외기(外氣)로, 지지(地支 자축인묘진사오미신유술해)와 결합하여 자연의 변화를 설명하는 개념이다.

오행의 본체는 운행과정에서 중토(中土) 상화(相火) 금화교역(金火交易)을 하며 육기가 생겨나며 변화가 일어난다.

1) 중토(中土)

자연 가운데 하나의 기운이 음과 양으로 나뉘고, 음양은 다시 넷으로 분류하여 사상(四象)으로 된다. 사상은 상극의 음과 양으로 이루어져, 그 자체로는 만물이 생성될 수 없다.

우주에는 음과 양의 기운이 무수히 떠다니며 충돌하고 이합집산을 거듭하는 중에 중심이 생겨난다. 이 중심이 생겨나는 작용을 토화작용(土化作用)이라고도 한

다.[18]

목화라는 양의 기운과 금수라는 음의 기운, 그리고 가운데 토라는 중화(中和)의 기운으로 말미암아 만물이 생성될 수 있게 된다는 말이다. 다시 말하면 음과 양이 대립하고 충돌하여 사라지지 않는 것은 중앙에 토(土)가 있어 음양을 제어하고 화합하도록 하여 생성이 이루어지도록 하기 때문이라는 것이다.

중앙 토는 목·화·금·수 사이에서 균형을 잡아주는 기운이다. 음양의 과잉이나 부족, 편중된 기운이 생기면 토는 이를 흡수하거나 보완해 조화롭게 만든다.또 토는 음양이 충돌하면서도 다음 국면으로 넘어가게 하는 교두보가 된다.

2) 상화(相火)

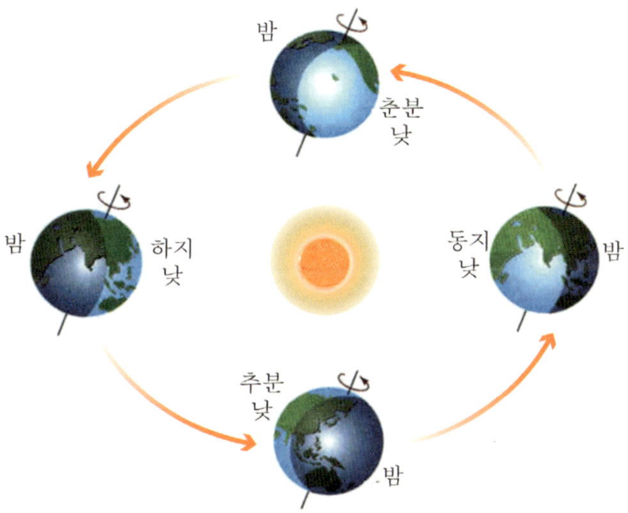

태양이 빛을 발하여 지구에 내리쬘 때, 지구는 태양빛을 받았다가 다시 방출한다. 이 때 태양빛은 군화(君火)이고, 그로 인한 지구에서 방출되는 복사열은 상화(相火)이다.

동의보감에는 "오행(五行)에는 각각 한가지의 성질이 있는데 오직 화(火)만 두 가지가 있다."고 소개한다. 하나는 군화(君火)이고 다른 하나는 상화(相火)인데, 형체와 실질이 상생(相生)하여 5행에 배열되는 것을 군화(君火)라 하고, '허무(虛無)에서 생겨 제자리를 지키며 생명을 주관하는 것'을 상화라고 설명한다[19].

동의보감에는 또 "군화는 심(心)과 소장(小腸)의 기운이 되는 것이고, 상화는 심포락(心包絡)과 삼초(三焦)의 기운이 되는 것이다."라고 하고 "서(暑)란 상화가 작

18 『우주변화의 원리』 한동석. 1966 초판

19 『동의보감-잡병편』 화 (火)

용하는 것이다."라는 설명도 있다[20].

서(暑)는 오늘날 자연과학적 개념으로 보면 복사열(輻射熱)이다. 복사열이란, 태양이나 불과 같은 광원에서 방출된 에너지가 물체에 닿아 흡수되면서 발생하는 열로, 물리학적으로는 복사에 의해 전달되는 에너지다. 태양의 군화는 지구라는 토(土)에 닿아 상화, 즉 복사 에너지가 된다.

동의보감에서는 "천지는 만물을 생성하는 것을 주로 하므로 늘 움직이고 있으며 사람도 살면서 늘 움직이고 있는데 그것은 다 상화가 하는 것이다."[21]라는 구절이 있다.

지구에서 태양의 복사 에너지, 즉 상화가 움직이는 것이 바람이다. 태양의 군화가 북반구에서 가장 왕성한 영향을 미치는 때는 하지에 해당한다. 지구에서 태풍의 에너지는 근원적으로 태양으로부터 온다. 태양의 복사열로 뜨거워진 적도 부근의 바다는 이 상화 에너지를 자연법칙에 따라 북쪽의 차가운 지역으로 골고루 나눠준다.

지구상의 녹색식물도 태양의 군화를 상화(相火)로 저장하여 움직임[風木]을 만들어 낸다. 이것이 지구상의 동식물 생명활동의 기본 에너지가 된다.

3) 금화교역(金火交易)

금화교역(金火交易)이란 오행 중 금(金)과 화(火)가 서로 만나서 사귀고, 바꾸고, 거래를 한다는 것이다.

오행에서 목(木) 화(火)는 양의 기운이고, 금(金) 수(水)는 음의 기운이다.

음과 양은 상극을 이루고 대립하지만 중토(中土)가 있어 화(火), 즉 군화가 상화(相火)로 될 수 있고, 이로써 음양이 교역 교류하여 만물이 생성 변화한다.

화는 금을 극하는 음양 상극관계의 기운이다. 군화(君火)는 토(土)의 중화(中和) 역할로 상화(相火)가 형성되고, 상화라는 양의 기운이 화생토(火生土) 토생금(土生金)의 상생 과정을 거쳐, 서로 상극관계인 화(火)와 금(金) 사이에 교역이 이루어지는 것이다.

20 夏至日後, 病熱爲暑. 暑者, 相火行令也. 『동의보감－잡병편』 서(暑)

21 天主生物, 故恒於動, 人有此生, 亦恒於動. 其所以恒於動者, 皆相火之所爲也. 『동의보감－잡병편』 화 (火)

2. 육기(六氣)의 개념

육기는 음양이 목화와 금수로 나눠져 중토(中土)를 중심으로 돌아가는 오행의 운행(運行)과정에서 생긴다. 즉 오행이 운행하는 것을 오운(五運)이라 하고, 오운에서 육기(六氣)가 형성되는 것이다.

목은 움직이는 풍기(風氣)을 발생시키고, 화(火)는 뜨거운 열기(熱氣)을 발생시키며, 토는 채우는 습기(濕氣)가 되고, 금은 비우고 수렴하는 조기(燥氣)를 발생시키고, 수(水)는 차가운 한기(寒氣)를 발생시킨다.

여기서 화(火)는 군화(君火)로써 열기를 발생시키는 동시에, 중앙의 토에 부딪혀 상화(相火)가 되어 서기(暑氣)를 발생시킨다.

항성에서 행성으로 빛을 비추면 음양이 생긴다. 음양은 온도 습도 바람이 변화하는 환경을 만든다. 이 때 형성되는 한과 열, 습과 조, 풍과 서(暑)가 바로 육기이다.

즉 육기(六氣)는 천체현상을 관찰하여 음양의 성쇠에 따라 나눈 것으로 풍(風), 한(寒), 서(暑), 습(濕), 조(燥), 열(熱)을 말한다.

더 자세히 설명하면 우주공간에서 항성과 행성이 일정한 관계가 형성되어 항성에서 행성으로 에너지가 공급이 되고, 자전과 공전이 이루어지는 과정에서 온도와 습도와 기압의 차이가 나타난다. 온도의 차이가 한(寒)과 열(熱)이고, 습도 차이가 조(燥)와 습(濕)이며, 기압의 차이가 풍(風)과 서(暑)이다. 육기가 여섯으로 설명이 되지만 실상은 온도, 습도, 기압이라는 세 쌍인 셈이다.

(1) 습(濕)과 조(燥)

습도가 늘어나는 것을 습(濕), 습도가 약해지는 것이 조(燥)가 된다. 습(濕)과 조(燥)는 단순히 물기에 젖는 것과 마르는 것 정도만을 의미하는 개념이 아니다. 채워지는 것을 습(濕)이라고 하고 비워지는 것을 조(燥)라고 이해해야 한다.

괘상으로 설명하면 습(濕)은 태(兌☱)인데 양이 차곡차곡 쌓이는 상이고, 조(燥)는 간(艮☶)인데 빠져나가 음으로 되는 상이다.

습과 조는 짝을 이뤄 습도(濕度)나 농도(濃度)를 말한다. 생명체 내에서 습(濕)은 천기(산소 등)와 지기(각종의 영양물질 등)를 채우는 것이라 할 수 있고, 조(燥)는 이들 천기와 지기를 비우는 것이라 할 수 있다.

(2) 한(寒)과 열(熱)

온도가 낮아지는 것을 한(寒), 온도가 높아지는 것을 열(熱)이라고 한다. 열(熱)은 화(君火)에서 발생한 기운이고, 한(寒)은 수(水)에서 나온 기운이다.

괘(卦)로 설명하면 화(火)는 양이 바깥으로 나오는 리(離☲)에 해당하여 뜨겁고, 수(水)는 양이 속에 있고 음이 밖에 드러나는 감(坎☵)에 해당하여 차다. 열(熱)이 나면 양이 흩어지고 음이 드러나 차갑게 되고, 차가운 한기(寒氣)는 음을 소진하여 열이 나게 된다. 한(寒)과 열(熱)은 상대적인 개념으로, 짝을 이뤄 온도가 된다.

(3) 풍(風)과 서(暑)

동양의 전통학문에서는 열(熱)과 서(暑)는 구분한다. 열(熱)은 군화(君火)에서 생긴 것이고 서(暑)는 상화(相火)에서 나온 기운이다. 즉 상화인 서(暑)는 군화(君火)의 열에 의해서 발생한 복사열(輻射熱)이라 할 수 있다. 서(暑)는 열(熱)이 물체에 닿아 흡수되어 발생하는 에너지이다.

풍(風)은 서(暑)의 이동과정에서 생긴다. 그래서 풍(風)과 서(暑)는 짝이 되는 것이다. 괘상으로 설명하면 서(暑)는 진(震☳)인데 양이 고요한 음의 아래에서 움직이는 상이고, 풍은 손(巽☴)인데 양이 고요한 음 위에서 움직이는 상이다.

풍(風)과 서(暑)는 기압차로 나타나고 움직이는 에너지가 된다. 태풍이나 산바

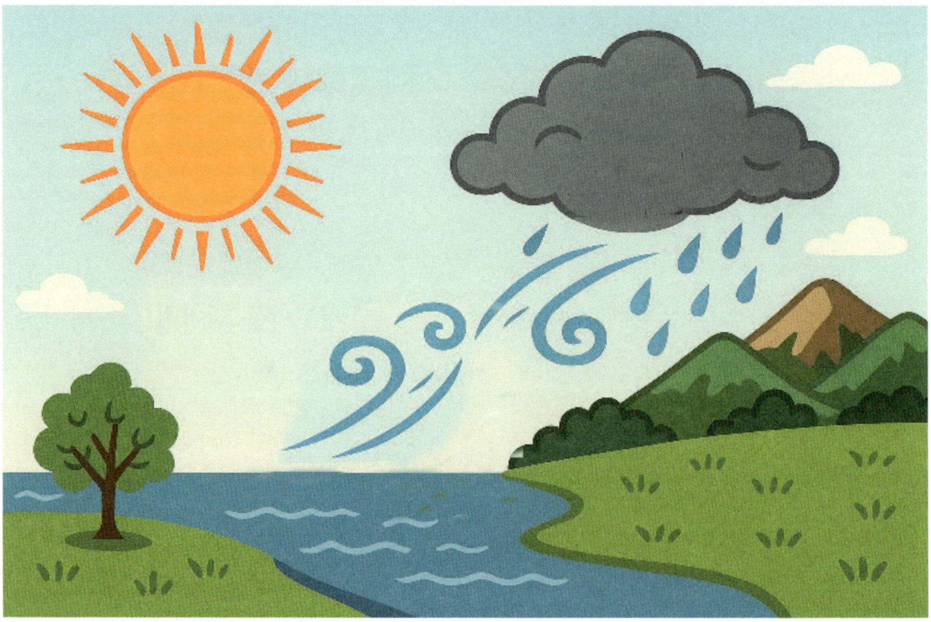

수승화강의 생명세계. 군화가 상화를 낳고, 상화가 풍과 생명 에너지를 낳는다.

람과 골바람, 해풍과 육풍이 다 서(暑)의 이동 과정이라고 할 수 있다.

위도에 따라 에너지가 불균등하게 흡수되어 대기와 해수의 순환이 일어난다. 대기와 해수의 순환으로 저위도의 남는 열이 고위도로 이동해 에너지 불균형이 해소된다.

따라서 서(暑)가 풍(風)을 낳는 것이다. 풍(風)은 이동과 운동을 의미한다.

※ 지구상 생명세계와 풍서(風暑)

태양으로부터 온 복사에너지인 상화(相火)는 지구 환경의 근원 에너지가 된다. 상화(相火)는 여러 형태로 전환되어 나타난다.

태양에너지를 흡수한 물은 상화(相火)를 포함하고 있다고 할 수 있다. 그 바닷물이 품고 있던 에너지의 이동과정에서 바람이나 태풍이 일어나기도 하고, 물이 증발하여 구름이 되었다가 비나 눈으로 내려 다시 지표로 되돌아간다. 물이 상화(相火)를 머금어 대기 중으로 순환하고, 이 과정에서 비와 눈 등 기상 현상이 발생한다.

화강(火降)하여 수승(水昇)이 일어나며, 수승화강(水昇火降)의 생명세계가 돌아가는 가운데 군화(君火)가 하강하여 상화(相火)가 작용하는 이치가 있다.

흐르는 물과 바람에 의해 지표가 풍화, 침식되는 것도 태양에너지가 전환된 상화(相火)의 작용이라고 볼 수 있는 것이다.

지구에 흡수된 태양 에너지는 물질과 에너지를 순환시키고 생명체의 생명활동을 유지시킨다. 식물의 광합성 작용으로 태양 에너지가 화학 에너지로 전환되어 식물체 내에 저장된다. 이 또한 상화(相火)라고 할 수 있다. 이 상화(相火)는 생태계의 먹이사슬(연쇄)로 그 에너지가 전달되어 수많은 생명체의 활동이 전개된다.

오늘날 인류가 사용하는 여러 에너지원들은 거의 대부분 태양의 복사에너지인 상화(相火)에서 유래한 것으로 볼 수 있다. 인류가 사용하는 석유와 석탄은 과거의 생물이 오랜 세월에 걸쳐 퇴적되어 형성된 것인데, 그 생물들은 태양 에너지인 군화(君火)를 상화(相火)로 전환하여 생장한 것이다.

이 생물체가 땅에 매몰되면 화석 연료(석탄, 석유, 천연 가스 등)로 전환되는데 이 또한 상화(相火)라 할 수 있는데, 결국 오늘날 인류는 이 수억년 전의 태양으로부터 온 에너지를 사용하고 있다고 볼 수 있다.

3. 육기(六氣)와 삼음삼양(육경)

1) 팔괘와 삼음삼양

동양에서는 우주를 태극에서 양의로, 4상(四象)으로, 8괘(八卦)로, 64괘로 발전하는 역리(易理)로 설명하고, 생명현상에 대해서는 음양과 삼음삼양의 현상으로 풀이한다.

삼음삼양은 팔괘에서 순양(純陽)인 건괘[☰]와 순음(純陰)인 곤괘[☷]를 제외한 나머지 여섯 괘로도 설명된다.

순음에서 양기가 처음으로 발생한 것이 소양이고 이것이 점점 왕성해져서 태양이 되며 양기가 가장 왕성한 단계가 양명이 된다.

	음양	사상	팔괘	삼음삼양	경맥
태극	양陽	⚌ 태양	☰ 건	순양(純陽)	독맥
			☱ 태	태음(太陰)	수태음폐경
					족태음비경
		⚍ 소음	☲ 리	소음(少陰)	수소음심경
					족소음신경
			☳ 진	소양(少陽)	수소양삼초경
					족소양담경
	음陰	⚎ 소양	☴ 손	궐음(闕陰)	수궐음심포경
					족궐음간경
			☵ 감	태양(太陽)	수태양소장경
					족태양방광경
		⚏ 태음	☶ 간	양명(陽明)	수양명대장경
					족양명위경
			☷ 곤	순음(純陰)	임맥

팔괘와 삼음삼양과 십사경맥.
※ 팔괘 중 건괘와 곤괘를 제외한 여섯 괘는 음에서는 음효 하나, 양에서는 양효 하나의 위치 변화로 음양의 순차를 표현함.

양기가 정점에 이르러 순양이 되면 거기서 다시 음기가 생기는데 이것을 소음이라고 한다. 음기가 점점 커지는 것을 태음이라고 하고 음기가 정점을 지나 소멸되어 가는 단계를 궐음이라고 한다.

삼음삼양에서 말하는 태음 소음과 태양 소양은 사상을 표현한 태음 소음 태양 소양과 같은 문자로 표현하지만 차원이 다른 개념, 팔괘 상의 개념이다.

삼음삼양(三陰三陽)은 음양의 변화를 팔괘로 나누어 나타낸 개념 가운데 순음과 순양을 뺀 개념으로 풀이할 수 있다. 삼음은 궐음(闕陰) 소음(少陰) 태음(太陰)

을 말하고, 삼양(三陽)은 소양(少陽) 태양(太陽) 양명(陽明)을 말한다.

이를 괘로 나타내면 삼음은 음효가 가장 위에 있는 괘(☱)가 태음, 가운데 있는 괘(☲)가 소음, 맨 아래에 있는 괘(☴)가 궐음이 된다. 또 삼양은 양효가 맨 위에 있는 괘(☶)가 양명, 가운데 있는 괘(☵)가 태양, 맨 아래에 있는 괘(☳)가 소양이 된다.

삼음 삼양

<table>
<tr><td rowspan="3">음
陰</td><td>태음
(太陰)</td><td>☱ 태</td><td rowspan="3">양
陽</td><td>양명
(陽明)</td><td>☶ 간</td></tr>
<tr><td>소음
(少陰)</td><td>☲ 리</td><td>태양
(太陽)</td><td>☵ 감</td></tr>
<tr><td>궐음
(厥陰)</td><td>☴ 손</td><td>소양
(少陽)</td><td>☳ 진</td></tr>
</table>

삼음삼양은 음 3개, 양 3개로써, 음양속성의 대칭성를 근거로 표리관계라는 짝을 형성한다. 즉, 태음은 양명과 짝이 되고, 소음은 태양과 짝이 되고, 궐음은 소양과 짝이 된다. 또 태음 소음 궐음은 속[裏 리]이 되고, 양명 태양 소양은 겉[表 표]가 된다.

삼음삼양(三陰三陽)은 음양의 성쇠(盛衰) 중에 나타나는 음과 양의 비중 변화에서는 삼음을 태음(太陰) 소음(少陰) 궐음(厥陰) 순으로 말하고, 삼양(三陽)은 태양(太陽) 양명(陽明) 소양(少陽)의 순으로 말한다. 이에 따라 궐음 소음 태음을 1음 2음 3음이라 하고, 소양 양명 태양을 1양 2양 3양이라고 한다.

태양과 소음은 양적이냐 음적이냐에 대한 확고한 정체성이 정립되는 시기에 비유할 수 있고, 양명과 태음은 각각 안정적인 상태에서 최대의 활동을 하는 시기이며, 소양과 궐음은 음양세력이 교차하는 과도기라 할 수 있다.

태양은 태음이라는 음이 성한 세력의 틀에서 양의 기반을 닦는 역할을 하여야 하므로 그 힘이 매우 강해야 한다. 그래서 3양의 역할이 필요하다. 이에 따라 음양의 성쇠를 표현할 때는 양명 대신 태양을 3양에 배치한 것이라 설명한다.

삼음삼양의 음양성쇠

<table>
<tr><td colspan="3">삼 음</td><td></td><td colspan="3">삼 양</td></tr>
<tr><td>3음</td><td>음기가 가장 큼</td><td>태음</td><td></td><td>태양</td><td>양기가 가장 큼</td><td>3양</td></tr>
<tr><td>2음</td><td>음기가 조금 있음</td><td>소음</td><td></td><td>양명</td><td>양기의 전성기</td><td>2양</td></tr>
<tr><td>1음</td><td>음기가 아주 미약함</td><td>궐음</td><td></td><td>소양</td><td>양기가 아주 미약함</td><td>1양</td></tr>
</table>

소음은 양명이라는 양의 세력에서 음의 터전을 닦는 역할을 하여야 하므로 그 음의 세력은 2음이 필요하다.

2) 육기와 삼음삼양의 표(標)

음양은 육기를 낳는다. 항성에서 행성으로 빛이 비춰져서 음양이 생긴다. 그 음양은 온도 습도 바람이 변화하는 환경을 만든다. 이 때 형성되는 한과 열, 습과 조, 풍과 서(暑)가 바로 육기이다.

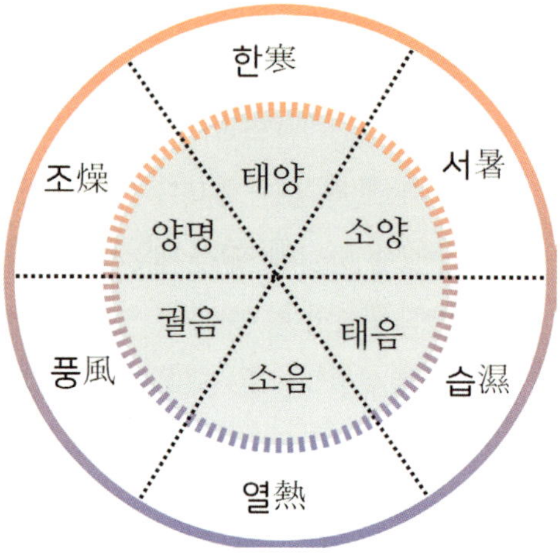

육기[本]와 삼음삼양[標]의 관계

육기가 흐르는 곳에 표(標)가 생긴다. 표(標)는 근본[本]으로부터 발생하여 드러나는 일정한 현상을 뜻하는 개념으로, 겉[表]과 속[裏]이라는 의미의 표(表)와는 다른 개념이다.

육기가 사물에 접하여 변화하는 과정에서 그 궤적이 만들어지는데 이를 표(標)라고 한다.

물이 흐르는 곳에 물길이 생기고, 바람이 부는 곳에는 움직임이 생기고, 온기와 냉기가 거듭되는 곳에서는 그에 해당하는 흔적이 나타난다. 자연에서 물이 차오르는 곳에 호수가 생기고, 그것이 흐르는 곳에는 도랑이 생기고, 강물이 생긴다.

육기가 흐르는 중에 생기는 그 표(標)가 음과 양으로 생겨나는데, 이를 구분하여 삼음과 삼양이라고 한다. 습(濕)과 한(寒)과 풍(風)은 음의 표(標)가 생겨나 삼음이라 하고, 조(燥)와 열(熱)과 서(暑)는 양의 표(標)가 생겨나 삼양이라고 한다.

즉 삼음삼양은 육기에 의하여 유발된 음양의 변화 상태를 말한다.

한기으로 인하여 나타나는 현상은 음이 겉으로 드러나고 양이 음 속으로 들어간다. 이를 괘사로 표시하면 감괘(☵)가 된다. 감괘는 수(水)이다.

열기로 인하여 나타나는 현상은 양이 겉으로 드러나 발산을 하고, 속은 음이 되는 모양이다. 이를 괘사로 표현하면 이괘(☲)가 된다. 이괘는 화(火)이다. 화 가운데서도 군화에 해당한다.

풍열습조서한(風熱濕燥署寒)이라는 육기가 어떤 사물에 접했을 때 그에 해당하는 지표(指標)가 궐음 소음 태음 소양 양명 태양, 즉 삼음과 삼양으로 나타난다.

풍기(風氣)에 의하여 궐음으로 나타나고, 군화인 열기(熱氣)는 소음으로 나타나고, 습기(濕氣)는 태음으로 나타나고, 조기(燥氣)는 양명으로 나타나고, 상화인 서기(暑氣)는 소양으로 나타나고, 한기(寒氣)는 태양으로 나타난다.

『황제내경』〈소문 · 천원기대론〉에서는 "풍한서습조화는 천기의 음양이니 삼음삼양이 육기의 명을 받들어 만물의 변화를 드러내고, 그 영향을 받은 땅의 오행은 땅의 음양이니 태과와 불급이 생겨 만물의 생장화수장이 이루어진다."고 하였다. 즉, 하늘에서 육기 각각의 기상현상이 생겨날 때 땅위의 만물에서 나타나는 변화현상을 형의 관점에서 표현한 것이 삼음과 삼양이라고 말하고 있는 것이다.

(1) 한 해를 통해 본 삼음삼양

태양(太陽) - 3양(陽), 음력 1월

태양은 인월(寅月) 즉 정월(正月, 음력)에 해당하는 기운이다. 음이 극성한 11월부터 차츰 생기기 시작한 양(陽)이 12월을 거쳐 정월에 커진 것이다. 일광(日光)은 점점 길어지지만 한기(寒氣)는 오히려 성(盛)하다. 이 양의 기운은 겨울의 언 땅을 녹이고 초목에 새싹을 돋게 하는 양이므로 양중에 그 힘이 가장 크고 강하다고 할 수 있다. 태양은 양과 음의 세력 다툼에서 양이 주도권을 장악한 상태이다.

태양의 양기(陽氣)는 봄 3개월에 점차 생겨서, 여름 3개월에 왕성하고, 가을 3개월에 쇠퇴하게 된다.

궐음(厥陰) - 1음(陰), 음력 3월

궐음은 진월(辰月), 즉 음력 3월에 해당하는 기운이다. 11월에 가장 성하였던 음기가 태양의 강한 양의 기운에 의해 세력이 차츰 약화되다가 3월에 이르러 결국 그 세력을 잃어가는 것을 의미한다. 양의 세력에 주도권을 넘겨주어 음은 명맥만을 겨우 유지한 경우로 그 음의 세력도 다 없어지려는 상태이다.

양명(陽明) - 2양(陽), 음력 5월

양명은 오월(午月), 즉 하지(夏至)가 있는 음력 5월에 해당하는 기운이다. 양명의 시기는 궐음에 이어서 양의 세력이 그 전성기를 맞게 되는 시기이다. 양명은 태양과 소양 가운데 위치하여 양양(兩陽)의 빛을 받아서 밝아지므로 양명(陽明)이라 하였다.

이러한 양의 기운은 비록 절정기라 할 수 있지만 언 땅을 녹이는 태양(太陽)에 비교해 볼 때 그 세력의 정도가 태양에 못 미친다고 할 수 있다. 하지만 양(陽)의 특징을 맘껏 드러내는 양의 전성기이다. 이러한 양의 전성기에 1음(陰)이 미약하나마 생긴다.

소음(少陰) - 2음(陰), 음력 7월

소음은 신월(申月), 즉 음력 7월에 해당하는 기운이다. 이 시기는 가을의 기운이 서서히 자리를 잡아가는 시기이다. 양명에서 생긴 1음이 어느덧 자라 왕성한 양의 기운 속에 음의 세력이 어느 정도 기반을 확립한 시기에 해당한다. 양명이라는 강한 양의 세력 사이에서 자라난 음이 세력화 되며 미약하나마 음이 주도권을 장악한 상태이다.

소양(少陽) - 1양(陽), 음력 9월

소양은 술월(戌月), 즉 음력 9월에 해당하는 기운이다. 9월은 본격적인 가을의 기운이 성한 때이다. 이 시기는 소음에서 커진 음이 양의 세력을 약화시킨 상태라고 보았다. 양은 양이지만 이미 주도권은 잃고 명맥만 유지한 상태이다. 소양은 양기도 점차 없어지고 음기가 많이 들어오는 때로, 없어지는 양기도 잡지 못하고 들어오는 음기도 막지 못하는 상황이다.

태음(太陰) - 3음(陰), 음력 11월

자월(子月), 즉 동지(冬至)가 있는 음력 11월에 해당하는 기운이다. 이 시기에 음이 가장 성하며 이때에 일양이 싹트는 것으로 보았다. 가장 강력한 음 세력을 형성한 상태로 양명이 양의 전성기라면 태음은 음의 전성기이다.

(2) 하루를 통해 본 삼음삼양

삼음삼양을 하루에 적용하면, 태양은 인시(寅時)로 오전 3~5시에, 궐음은 진시(辰時)로 오전 7~9시에, 양명은 오시(午時)로 오전 11~오후 1시, 소음은 신시(申時)로 오후 3~5시에, 소양은 술시(戌時)로 오후 7~9시, 태음은 자시(子時)로 오후 11~오전 1시에 해당한다.

태음은 오후 11~오전 1시(자시)이고, 양명은 오전 11~오후 1시(오시)에 해당하는데, 이때는 음과 양의 활동이 각각 절정을 이루는 시기이다.

궐음은 오전 7~9시(진시)인데 음적(陰的)인 상태에서 양적(陽的)인 상태로 본격적인 전환이 이루어지는 시기이고, 소양은 오후 7~9시(술시)에 해당하는데 이때는 양적 상태에서 음적인 상태로 전환이 본격적으로 이루어지는 시기이다.

소음은 오후 3~5시(신시)이고, 태양은 오전 3~5시(인시)이다. 태양의 시간 즉, 오전 3~5시는 잠을 자는 인체를 일으키게 하는 시간이다. 양적인 힘이 축적되는 시간으로 볼 수 있으며 그 양은 세력이 확고해야 한다. 그 양(陽)의 안정성 여부는 바로 양명이라는 양적 활동의 성공을 좌우한다. 소음의 시간 즉, 오후 3~5시라는 시간대는 양명이라는 양적 활동의 결과로 피로가 시작되는 시기로 볼 수 있다. 이 시기는 이후에 전개될 인체의 음적인 활동의 기반을 형성하는 역할을 한다고 볼 수 있다. 그러므로 소음도 매우 안정적인 상태가 요구된다.

4. 천간지지와 운기론

운기론(運氣論)에서 운(運)은 오운을 말하고, 기(氣)는 육기를 의미한다. 풀어쓰면 오운육기론이다.

오운은 목 화 토 금 수의 오행이 움직인다(運)는 것을 뜻한다. 오운은 오행의 운행법칙에 따라 돌아가는 개별 생명체, 지구나 우주 등 자연의 운동과 변화를 나타낸다.

스스로 끊임없이 운동하는 개체는 그 운행(運行)으로 현상이 나타나는데, 이때 나타나는 기(氣)가 육기이다.

육기는 풍(風) 한(寒) 서(暑-상화) 습(濕) 조(燥) 열(熱-군화)을 의미한다. 육기는 태양과 지구의 운행으로 나타나는 여섯 가지 기후 요소이다. 외부 육기는 대기에서 춥고 덥고[寒熱 온도], 건조하고 습하고[燥濕 습도], 바람이 불고[風暑 기압-풍도] 하는 등으로 측정된다. 생명체의 내부 환경을 이루는 내부 육기는 항상성을 유지하는 체온과 체내 성분의 농도, 기혈의 흐름과 운동을 의미한다.

이상과 같이 운과 기를 합하여 오운육기라고 한다. 오운육기는 자연계의 변화와 연결하여 연구하고, 인체의 건강이나 질병과 연계시켜 이론을 전개하며 동양의학의 학술에 대단히 중요한 위치를 차지한다.

황제내경 소문에서 운기론을 거론한 편은 천원기대론(天元紀大論), 오상정대론(五常政大論), 오운행대론(五運行大論篇 第六十七), 육미지대론(六微旨大論), 지진요육론(至眞要六論), 육원정기대론(六元正紀大論), 기교변대론(氣交變大論) 등으로 이를 운기7편이라고 하고, 유편인 자법론(刺法論)과 본병론(本病論)을 추가하여 총 아홉 편에서는 운기에 관해서 집중적으로 논하고 있다.

동양학에서는 천간지지를 음양오행에 배속시켜 천지자연의 이치를 체계적으로 이해하는 기본 틀로 삼고 있다. 천간(天干)과 지지(地支)를 줄여서 간지(干支)라고 한다. 연월일시와 방위를 계산하던 부호이다. 천간은 갑(甲) 을(乙) 병(丙) 정(丁) 무(戊) 기(己) 경(庚) 신(辛) 임(壬) 계(癸)이고, 지지는 자(子) 축(丑) 인(寅) 묘(卯) 진(辰) 사(巳) 오(午) 미(未) 신(申) 유(酉) 술(戌) 해(亥)이다.

한국을 비롯한 동양에서는 농업에 필요한 계절과 시간의 개념을 매우 중요시

여겼다. 이러한 배경으로 사계절의 변화와 관련된 천문에 관심을 많이 갖게 되었고, 이런 가운데 형성된 개념이 십천간(十天干)과 십이지지(十二地支)이다.

간지의 기원은 고대 상(商)나라 후기(BC 1600~1046)의 수도 은허(殷墟)에서 발굴된 갑골문으로 거슬러 올라간다. 갑골문(甲骨文)은 거북껍질[龜甲]이나 짐승의 뼈에 새긴 고대의 문자를 말하며, 이는 주로 점술이나 제사에 관한 내용을 기록한 것으로 한자의 초기형태를 띄고 있다. 이 갑골문에는 날짜를 간지(干支) 60진법으로 표기했다.

갑골문에 나타난 천간과 지지는 주로 물고기, 새, 벼와 같은 자연물이나 수렵, 어로, 농경 도구 등을 직접적으로 형상화한 고대 상형문자로 풀이되고 있다. 갑골문의 천간과 지지는 음양오행에 관한 인식이 전제된 개념으로 해석되고 있다[22, 23]. 음양오행론으로 체계를 갖춘 천간지지는 자연의 생장수장(生長收藏), 음양의 교차순환, 사람의 신체 등에 결부하여 설명되고 있다.

1) 천간

갑(甲)·을(乙)·병(丙)·정(丁)·무(戊)·기(己)·경(庚)·신(辛)·임(壬)·계(癸)의 10천간(天干)은 하늘에 속한 음양오행을 나타낸다.

갑(甲)은 만물이 부갑(苻甲)을 터뜨리고 나오는 것으로, 만물이 생겨나는 열매가 껍질을 쓰고 있는 상태를 시작으로 생각해서 처음에 놓았다. 떡잎 날 갑(甲)자는 껍질이 있고 씨눈에서 뿌리를 쭉 내리는 모습이다.

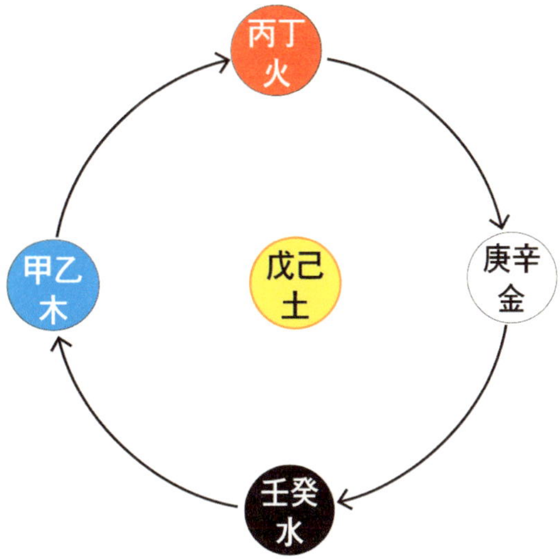

천간과 오행

22 박성우. (2022). 殷商과 周代 출토문헌에 보이는 五方의 확대 형태. 중어중문학,

23 김학목 (2011). 간지(干支)와 음양오행(陰陽五行)의 결합시대. 철학논집, 25, 169-194.

을(乙)은 껍질을 뚫고 싹이 처음 나왔으나 아직 힘이 약해서 굴곡을 펴지 못하고 꾸불꾸불하게 있는 모양을 형용한 것이다.

병(丙)은 양(陽)이 위로 올라서 현저하게 밝은 모습이다. 빛날 병(炳) 자는 양기는 위로 올라가고 음기는 문안으로 들어가는 모습이다.

정(丁)은 만물이 정장(丁壯)하여 튼튼하게 된 것, 즉 양기가 더욱 씩씩하게 자란 모습이다.

무(戊)는 싹이 성장하여 무성(茂盛)하게 된 모습을 상징한다. 무성할 무(茂)자는 양기(陽氣)가 더욱 세분되어 초목이 옆으로 뻗어 나가는 모습을 형용했다.

기(己)는 모두 정해진 형상으로 되어, 자기(自己)의 모습을 이룬 모양을 나타낸다. 기(己)는 다스려서 기강(紀綱)을 잡는다는 의미로 이미 다 성숙하여 조리(條理)를 갖추었음을 가리킨다.

경(庚)은 음기가 만물을 뭉쳐 경화(硬化)하는 의미로, 성장을 멈추고 열매로 수렴되면서 생명을 다시 바꾼다는 바꿀 경(更)의 의미도 있다.

신(辛)은 새로운 생기가 다시 빚어지기 시작함을 의미한다. 신(辛)은 새 신(新) 자로도 표현하는데, 양기가 밑으로 내려와서 열매를 맺은 모습이다.

임(壬)은 열매를 맺고 다음 맹아(萌芽)를 갖는 상태를 나타낸다. 임(壬)에는 임신(姙娠)하여 기른다는 의미가 있으니, 이는 새로운 생명이 다시 품어져 길러짐을 의미한다.

계(癸)는 잉태한 맹아(萌芽)가 형상이 갖추어져 기다리고 있는 모습을 나타내고 있다. 계(癸)에는 헤아린다(揆 규)의 의미가 있으니, 새로운 생명이 또 장차 시작되려 함을 가리킨다.

천간의 음양오행

천간	갑(甲)	을(乙)	병(丙)	정(丁)	무(戊)	기(己)	경(庚)	신(辛)	임(壬)	계(癸)
음양	양	음	양	음	양	음	양	음	양	음
오행	목	목	화	화	토	토	금	금	수	수

천간의 음양오행과 오운

천간을 오행으로 나누면, 갑을 木, 병정 火, 무기 土, 경신 金, 임계 水이다. 목(木)을 시작으로 하여 상생(相生)의 순서에 따라 목·화·토·금·수로 배열되어 있다.

천간에서 동쪽은 갑(甲)과 을(乙), 남쪽은 병(丙)과 정(丁), 서쪽은 경(庚)과 신(辛), 북쪽은 임(壬)과 계(癸), 중앙은 무(戊)와 기(己)이다. 이것은 5행(五行)의 위치에 바로 대응된다.

갑을(甲乙)-동방(東方)-목(木)
병정(丙丁)-남방(南方)-화(火)
무기(戊己)-중앙(中央)-토(土)
경신(庚辛)-서방(西方)-금(金)
임계(壬癸)-북방(北方)-수(水)

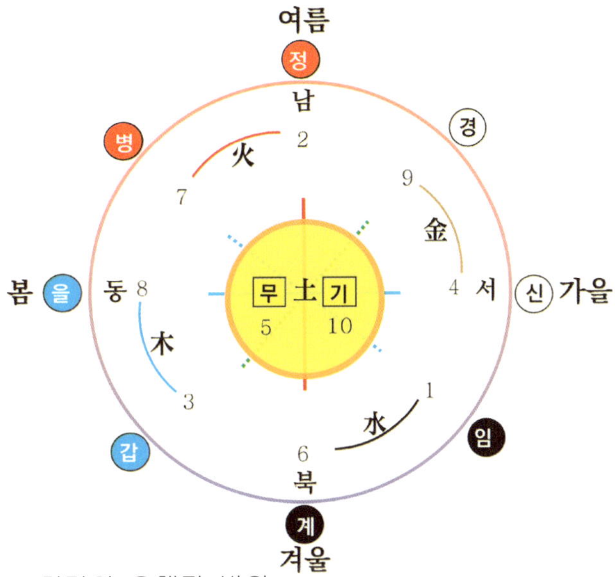

천간의 오행과 방위

동의보감에서는 "대체로 갑과 을은 목(木)에 위치하고 있는데 봄철에 작용하고, 병과 정은 화(火)에 위치하고 있는데 여름에 작용하며, 무와 기는 토(土)에 위치하고 있는데 4철에 작용하고, 경신은 금(金)에 위치하고 있는데 가을에 작용하며, 임계(壬癸)는 수(水)에 위치하고 있는데 겨울에 작용한다."고 전하고 있다.

『내경』에 "하늘에는 10일이 있는데 10일이 여섯 번 돌아오면 제자리의 갑(甲)이 된다."고 한 것은 바로 이 천지(天地)의 수(數)를 말하는 것이다. 그래서 갑, 병, 무, 경, 임은 양(陽)이고 을, 정, 기, 신, 계는 음(陰)이다. 5행이 각각 한 번씩 음양

천간의 음양오행과 오운

천간	천간	갑(甲)	을(乙)	병(丙)	정(丁)	무(戊)
	오행	陽목	陰목	陽화	陰화	陽토
	천간	기(己)	경(庚)	신(辛)	임(壬)	계(癸)
	오행	陰토	陽금	陰금	陽수	陰수
오운		토	금	수	목	화

을 가지기 때문에 10일이 된다.

즉 천간의 경우, 오행의 시간적 변화는 '목→화→토→금→수→목→'으로 순환반복한다. 이것을 천간으로 표현하면 '갑을(목)→병정(화)→무기(토)→경신(금)→임계(수)→갑을(목)→'이 된다. 이것을 조금 더 세분하면 '갑→을 →병→정→무→기→경→신→임→계→갑→을→'이 된다. 천간에서 오행운동은 십간으로 나타난다. 역으로 말하면 십간은 오행운동을 순환반복한다.

십간은 새로운 오행을 만들어 낸다. 천간의 어떤 오행이 반대편에 있는 오행과 만나면 새로운 오행을 만들어 낸다. 가령 甲이 己를 만나면 土가 되고, 乙이 庚을 만나면 金이 되고, 丙이 辛을 만나면 水가 되고, 丁이 壬을 木이 되고, 戊가 癸와 만나면 火가 된다.

이렇게 오행이 서로 만나서 새로운 오행을 만들어낸 2차적 오행을 〈오운〉이라고 부른다. 오운(五運)은 토운(土運), 금운(金運), 수운(水運), 목운(木運), 화운(火運)이 속한다.

십천간(十天干)에서 갑기(甲己)는 토운(土運)에, 을경(乙庚)은 금운(金運)에, 병신(丙辛)은 수운(水運)에, 정임(丁壬)은 목운(木運)에, 무계(戊癸)는 화운(火運)에 배속시키는데, 이를 통틀어서 오운이라 한다.

천간 중에서도 갑, 병, 무, 경, 임은 양간에 속하고 을, 정, 기, 신, 계는 음간에 속한다. 예를 들어 갑년(甲年)은 양토운년(陽土運年), 기년(己年)은 음토운년(陰土運年)이 된다.

2) 지지

(1) 지지와 음양오행

십이지지(十二地支)는 하늘의 기운이 땅에 드러나는 모습을 기호화한 것으로, 토(土)의 조절작용과 오행이 같이 반영되어 있다.

십이지지는 자(子), 축(丑), 인(寅), 묘(卯), 진(辰), 사(巳), 오(午), 미(未), 신(申), 유(酉), 술(戌), 해(亥)를 말한다.

자(子)는 양기가 생겨 싹트려고 하는 만물의 종자(種子)를 상징한 것이다. 자(子)는 낳아[滋 자] 번식한다[孳 자]는 의미가 있다.

축(丑)은 양기가 아직 충분하지 않아 추위를 견디며 종자 속에서 싹이 끈과 같이 감기어 나오는 현상을 나타낸다. 축(丑)은 음(陰)이 연약(軟弱)하므로 얽어매어 형상을 유지한다는 뜻에서 '얽어맬 뉴(紐)'의 뜻으로서 축(丑)이다.

인(寅)은 종자의 두꺼운 껍질 속에 갇혀 있던 양기가 꿈틀대면서 뻗어나감을 뜻한다. 인(寅)은 양(陽)이 이미 위로 오르고, 음(陰)은 이미 아래로 내려가 비로소 볼 수 있는 시기이다. 끌어당겨서[引 인] 편다[演 연]는 의미가 있다.

묘(卯)는 흙을 덮어 쓰고 싹이 트기 시작하는 것을 나타낸다. 만물이 무성(茂盛)하게 지상으로 무릅쓰고 나온다는 뜻이 있다.

진(辰)은 만물이 생장하여 활동을 더해가는 모양을 나타낸다. 진(辰)은 떨칠 진(振) 또는 우뢰 진(震)의 의미가 있으며, 움직이고(動 동) 펴진다(伸 신)는 뜻으로 만물이 파동하면서 활짝 펴고 나오는 모습을 상징한 것이다.

사(巳)는 생겨서 이미(已 이) 정해져 그 형상을 이룬 모습을 상징한다. 양기의 왕성하여 만물이 무성한 때를 나타낸다.

지지와 음양오행

지지	자(子)	축(丑)	인(寅)	묘(卯)	진(辰)	사(巳)	오(午)	미(未)	신(申	유(酉)	술(戌)	해(亥)
오행	양	음	양	음	양	음	양	음	양	음	양	음
오행	수	토	목	목	토	화	화	토	금	금	토	수
음력	11월	12월	1월	2월	3월	4월	5월	6월	7월	8월	9월	10월
방위	북	북북동	동북동	동	동남동	남남동	남	남남서	서남서	서	서북서	북북서
시간	23-1	1-3	3-5	5-7	7-9	9-11	11-13	13-15	15-17	17-19	19-21	21-23

오(午)는 양이 극에 달하여 음이 생기듯이 만물의 성장이 극에 달하여 거스르는[忤 오] 때로 음양이 바뀐다[交 교]는 의미다.

미(未)에는 맛(味 미)의 의미가 있으니, 이는 만물이 성숙하여 제 맛을 갖추게 됨을 상징한 것이다.

신(申)은 가을의 기운으로 만물이 굳어지며 수렴함을 상징한 것으로, 만물의 신체(身體)가 신장(伸張)됐음을 뜻한다.

유(酉)는 만물이 완전히 성숙함에 따라 기운이 차차 쇠퇴하게 되는 것을 상징한 것이다.

술(戌)은 불이 꺼지듯이 멸망한다(滅;멸)는 의미가 있으니, 이는 양기가 미약해지면서 서서히 그 기운이 땅속으로 들어가듯 만물의 성장이 다하였음을 의미한다.

해(亥)는 핵(核)으로서 견고한 씨앗과 같은 것이니 만물이 깊이 수장(收藏)된 것을 말한다.

동의보감에는 십이지지에 대해 다음과 같이 설명하고 있다. 자(子)는 1양(陽)이 처음 생기는 음력 11월의 월진(月辰)을 말한다. 축(丑)은 12월의 월진이며, 인(寅)은 정월의 월진이다. 묘(卯)란 해가 떠오르는 시간인데 2월의 월진이며, 진(辰)은 3월의 월진이고, 사(巳)는 4월의 월진이다. 오(午)는 1음(陰)이 처음 생기는 때인데 5월의 월진이고, 미(未)는 6월의 월진이며, 신(申)은 7월의 월진이고, 유(酉)란 해가 지는 시간인데 8월의 월진이며, 술(戌)은 9월의 월진이며, 해(亥)는 10월의 월진이다.

지지의 육경 육기 배속

지지(地支)	자(子) / 오(午)	축(丑) / 미(未)	인(寅) / 신(申)	묘(卯) / 유(酉)	진(辰) / 술(戌)	사(巳) / 해(亥)
육경(六經)	소음(少陰)	태음(太陰)	소양(少陽)	양명(陽明)	태양(太陽)	궐음(厥陰)
육기(六氣)	열(熱)	습(濕)	서(暑)	조(燥)	한(寒)	풍(風)
오행(五行)	군화(君火)	토(土)	상화(相火)	금(金)	수(水)	목(木)

천간은 하늘의 5행이고, 지지는 땅의 방위를 표현한 것이기도 하다.

십이지지를 오행에 배속시키면 인묘는 목, 사오는 화, 신유는 금, 해자는 수에 해당되고, 토(土)는 4가지가 있는데 진미술축이다. 이 중에서 진술은 양토이고 축미는 음토이다.

(2) 지지와 육기와 삼음삼양

지지는 오행과도 짝을 하고, 육경육기와도 짝한다.

십이지지(十二地支)를 육경과 육기에 짝을 지으면, 사해(巳亥)는 궐음풍목(厥陰風木)에, 자오(子午)는 소음군화(少陰君火)에, 축미(丑未)는 태음습토(太陰濕土)에, 인신(寅申)은 소양상화(少陽相火)에, 묘유(卯酉)는 양명조금(陽明燥金)에, 진술(辰戌)은 태양한수(太陽寒水)에 배속된다.

그 이유는 일반적으로 두가지로 해석된다.

한 가지는 12지지에서 앞의 여섯은 양에 속하고, 뒤의 여섯은 음에 속하는데

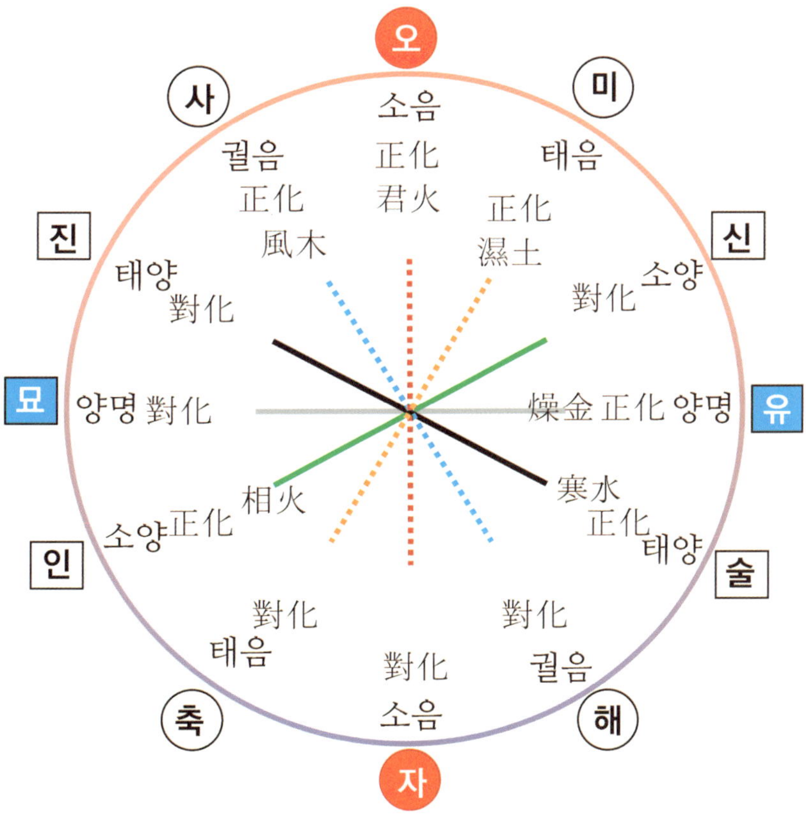

이 음과 양을 순서대로 배합하면 자오 · 축미 · 인신 · 묘유 · 진술 · 사해로 된다. 여기에 오행의 상생 순서에 따라 배치하면 군화(자오) · 습토(축미) · 상화(인신) · 조금(묘유) · 한수(진술) · 풍목(사해)의 순으로 되어 육기육경이 변화하는 순서가 도출된다. 여기서 군화가 중토를 거쳐 상화가 생기는 것으로 보아, 상화는 축미(습토) 다음에 배치했다.

또 한 가지 해석은 정화와 대화의 이론을 적용하여 설명할 수 있다. 여기서는 12지지의 양과 음이 서로 짝을 이루며, 육기육경에 상응하는 것을 정화(正化)와 대화(對化)의 작용으로 본다.

정화(正化) 는 육기의 본기를 생산하는 방위이다. 대화(對化) 는 그 마주보는 대면에서 작용을 받거나 서로 영향을 미치는 방위이다.

지지에서 인 묘 진은 동방, 사 오 미는 남방, 신 유 술은 서방, 해 자 축은 북방에 위치한다.

가령 오(午)의 위치는 정남방인데 남방은 화(火)의 위치이므로 군화(君火)는 오에서 생겨나고, 정화(正化)의 작용이 일어난다. 오(午)의 맞은편인 자(子)는 작용을 받는 방향으로 대화(對化)의 작용이 일어난다. 이에 따라 자와 오는 모두 소음군화에 속한다.

이런 방법으로 육기의 정화와 대화를 살펴볼 수 있다.

이에 따라 축과 미는 태음습토인데 미가 정화가 되고 축이 대화가 되며, 인과 신은 소양상화인데 인은 정화가 되고 신은 대화가 되며, 묘와 유는 양명조금으로 유는 정화가 되고 묘는 대화가 되며, 진과 술은 태양한수인데 술이 정화가 되고 진이 대화가 되며, 사와 해가 모두 궐음풍목인데 사가 정화가 되고 해가 대화가 된다.

이처럼 하여 정화와 대화가 동일하게 육기육경의 본과 표가 된다.

이를 종합하면 자오는 소음군화, 축미는 태음습토, 인신은 소양상화, 묘유는 양명조금, 진술은 태양한수, 사해는 궐음풍목이다.

제4절 육기와 육경과 십이경

1. 육기육경과 기후

동의보감에서는 "의사는 반드시 하늘과 땅의 운기를 알아야 한다"며 그 해에 해당한 운기가 세고 약한 것과 허(虛)하고 실(實)한 것을 잘 알지 못하면 훌륭한 의사가 될 수 없다"는 『내경』의 말을 전하고 있다. 또 왕빙(王氷)이 "자연의 변화를 잘 알지 못하면 사람의 병을 어떻게 잘 알 수 있겠는가"라고 한 내용을 전하며, "이것이 바로 옛날 지식 있는 사람들의 뜻깊은 말이라, 의사들은 반드시 이것을 알아야 한다."고 강조했다.

자연의 기후변화가 인체에 영향을 주어 건강에 긍정적인 작용과 부정적인 작용을 하는 것은 분명한 사실이다.

『내경』에 따르면 5일을 1후(候)라고 하고, 3후를 1기(氣)라고 하며, 6기를 1시(時 철, 계절)라고 하고, 4시를 1세(歲 한 해)라고 한다. 따라서 1기는 15일이 된다.

3기가 1절(節)이 되는데, 입춘(立春), 춘분(春分), 입하(立夏), 하지(夏至), 입추(立秋), 추분(秋分), 입동(立冬), 동지(冬至)가 8절이다.

8절에 3기를 곱하면 24절기(節氣)가 되는데 이것이 4철을 주관하면서 1년이 된다.

봄에 춘분(春分), 가을에 추분(秋分)이라고 하는 것은 음양의 차고 더운 기운이 이때에 와서 나뉘어진다는 의미이다. 여름에 하지(夏至), 겨울에 동지(冬至)라고 하는 것은 음양이 이때에 와서 극도에 이른다는 의미이다. 『내경』에 "분(分)에서부터 기운이 갈라지고 지(至)에서 부터 기운이 달라진다."고 한 것은 이를 두고 한 말이다.

양(陽)은 따뜻한 때에 동(動)하기 시작하여 더운 때에 왕성해지고, 음(陰)은 서늘한 때에 동하기 시작하여 추운 때에 왕성해진다. 그래서 봄, 여름, 가을, 겨울에 각기 음양의 성쇠가 다른 것이다.

동의보감에서는 "하짓날에는 음기(陰氣)가 생기기 시작해야 하는데 도리어 몹시 더워지고, 동짓날에는 양기(陽氣)가 생기기 시작해야 하는데 도리어 몹시 추워지는 것은 대체로 아래에서 기운이 생기면 다른 기운이 밀려 올라가기 때문"이라고 해석한다. 음이 생기면 양이 밀려서 올라가기 때문에 더 더워지고, 양이 생기면 음이 밀려서 올라가기 때문에 더 추워진다는 것이다.

1) 하늘과 땅의 육기

땅의 육기는 주기(主氣)라고 하고, 하늘의 육기는 객기(客氣)라고 한다. 그리고 인체에 나타나는 육기는 육경(六經)이라고 하는데, 태양경 양명경 소양경 태음경 소음경 궐음경의 경맥을 말한다.

땅의 음양(陰陽)은 움직이지 않고 위치를 지킨다. 이것이 매년의 주기(主氣)이다. 하늘의 음양은 쉬지 않고 움직인다. 하늘의 기는 돌아가다가 땅의 주기 위에 머물기 때문에 객기(客氣)라고 한다. 객기란 한 해 동안 돌아가는 법칙이다. 이 법칙이 작용하는 곳에는 또한 풍(風), 열(熱), 서(暑), 습(濕), 조(燥), 한(寒)의 작용이 있다.

주기(主氣)는 객기(客氣)의 법칙을 받아 작용한다. 객기가 이기면 순종(順從)이고 주기가 이기면 거스른다.

『내경』에서는 "하늘과 땅의 기운이 합쳐진 곳에서 6절(六節)[24]이 나눠지고 만물이 생겨나는데, 땅의 기운은 정(靜 고요)하기 때문에 일정하고, 하늘의 기운은 동(動 움직임)하기 때문에 변한다."라고 한다.

땅의 6기(六氣)가 하늘의 4시(四時)와 합쳐져 풍(風), 열(熱), 서(暑), 습(濕), 조(燥), 한(寒)이 이루어져, 궐음풍목(厥陰風木)이 봄을 주관하고, 소음군화(少陰君火)는 늦은 봄과 초여름을, 소양상화(少陽相火)는 여름을, 태음습토(太陰濕土)는 늦은 여름을, 양명조금(陽明燥金)은 가을을, 태양한수(太陽寒水)는 겨울을 각각 주관한다.

육기가 하늘과 땅과 인체에 나타나는 규율은 각각 차이가 있다.

땅의 변화상인 주기는 형(形)의 변화상이므로 음양의 기(氣) 변화보다는 형(形)의 오행순서가 우선한다.

---

24 육절(六節) : 운기(運氣) 이론의 하나로 육절(六節)로 삼음삼양(三陰三陽) 및 육기(六氣)의 변화와 인체의 육부(六腑) 등을 헤아렸음

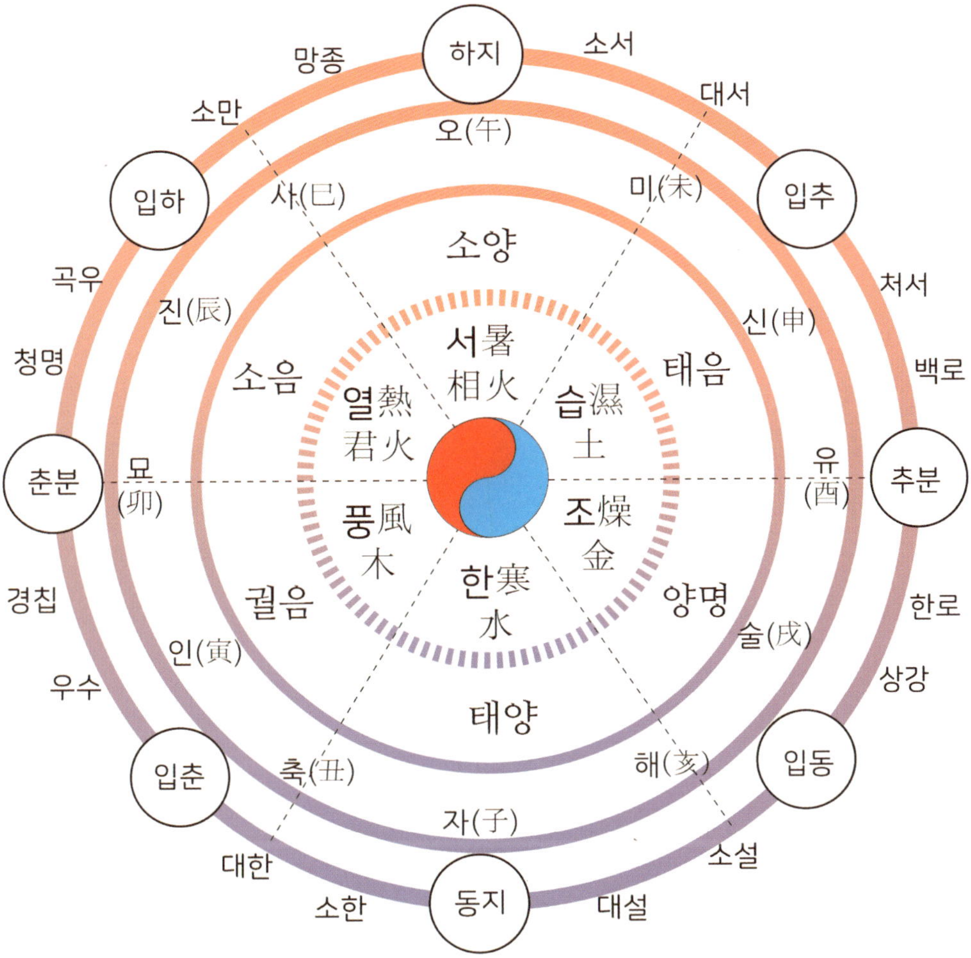

24절기 땅의 육기 및 육경 변화 개념도

하늘의 객기는 형(形)보다 기(氣)가 주가 되므로 일음과 일양이 각각 음양세력의 기본 바탕이 되어 음양이 교대로 활동할 수 있다. 그래서 객기(客氣)는 하늘의 변화상이므로 '1음(궐음)→2음(소음)→3음(태음)→1양(소양)→2양(양명)→3양(태양)'의 순서대로 기운이 움직인다.

사람은 형(形)과 기(氣)가 모두 작용하므로 객기와 주기와는 다른 순서를 갖게 된다.

(1) 주기(主氣)

땅의 기운이 움직이지 않고 자리를 지키므로 주기(主氣)가 되고, 봄에는 따뜻하고 여름에는 덥고 가을에는 서늘하고 겨울에는 추운 것이 해마다 돌아온다.

궐음목(厥陰木)이 첫째 기가 된다는 것은 봄 기후가 시작되는 때라는 뜻이다. 목이 화를 생(生)하므로 소음군화(少陰君火), 소양상화(少陽相火)가 목 다음에 가고, 화가 토를 생하므로 태음토(太陰土)가 화 다음에 간다. 토가 금을 생(生)하므로 양명금(陽明金)이 토 다음에 가고, 금이 수를 생하므로 태양수(太陽水)가 금 다음에 간다.

목(木)이 첫째 기가 되어 춘분 전 60일 남짓하게 차지한다. 이때에 하늘의 도수[天道]가 바람 기운을 행사한다.

군화(君火)는 둘째 기가 되어 춘분 이후 60일간 남짓하게 차지한다. 이때에 하늘의 도수가 따뜻하고 맑은 것을 행사한다.

상화(相火)는 셋째 기가 되어서 하지 전후 각각 30일씩 전후하게 차지한다. 이때에 하늘의 도수가 더위를 행사한다.

토는 넷째 기가 되어서 추분전 60일간 남짓하게 차지한다. 이때에 하늘의 도수는 구름과 비를 행사하고 습기가 증발되게 한다.

금은 다섯째 기가 되어서 추분 이후 60일간 남짓하게 차지한다. 이때에 하늘의 도수가 시원한 기운을 행사하여 만물을 마르게 한다.

수는 여섯째 기가 되어서 동지 전후 각각 30일씩 남짓하게 차지한다. 이때에 하늘의 도수가 찬 기운을 행사한다.

(2) 객기(客氣)

궐음(厥陰), 소음(少陰), 태음(太陰), 소양(少陽), 양명(陽明), 태양(太陽)은 하늘의 6기인데 이것이 객기(客氣)이다. 이 객기는 땅의 육기[주기] 위로 퍼지는데 그에 따라 기의 작용에서 차이가 생긴다.

이 육기가 상하좌우로 갈라져 하늘에서 돌아가고 십이지가 계절과 날짜와 시간으로 갈라져 땅에서 작용한다. 이와 같이 상하가 서로 통하지만 풍(風), 한(寒), 열(熱), 습(濕), 조(燥), 서(暑)의 기운이 4철의 기운과 같지 않는 것은 서로 만나는 것이 같지 않기 때문이다.

2) 육기와 인체의 육경

사람이라는 생명체는 육기(六氣)의 지구환경과의 관계 속에서 그 생명을 창출하고 또 영위하고 있다.

인체에서는 육기에 상응하여 육경(六經)으로 발현된다.

삼음삼양의 경, 즉 육경의 경(經)이라는 글자는 처음 糸(실 사)와 巠(물줄기 경)이 합쳐진 형성자이다. 변이 실사변인 것에서 부터 알 수 있듯이, 원래는 실과 관련된 한자로 천을 짤때 세로로 있는 날실을 나타내던 한자였다. 반대로 씨실을 나타내던 한자 위(緯)와 함께 경도(經度), 경위(經緯)라는 말에도 쓰인다.

삼음경과 삼양경에 쓰이는 경(經)이라는 글자는 '지날 경' 또는 '길 경'이라는 의미라 볼 수 있다. 즉 육기(六氣)가 지남으로 나타나는 여섯 길이라는 뜻으로 육경(六經)의 뜻을 풀이할 수 있다.

이 삼음삼양에다 육기에 의해 나타나는 길이라는 뜻을 더하여 삼음경 삼양경 또는 육경이라고 부른다. 삼음경에 태음경, 소음경, 궐음경이 있고, 삼양경에 태양경, 양명경, 소양경이 있다.

육경은 인체의 오장육부와 연결되어 십이경맥을 형성한다.

인체는 형(形)과 기(氣)가 동시에 육기에 반응하는데, 이 육기는 기운의 수축과 이완이라는 양 측면으로 살펴볼 수 있다.

천지인의 육기와 육경의 관계

구분	천(天) - 객기(客氣)	지(地) - 주기(主氣)	인(人) - 육경(六經)
본질	기(氣)의 운동	형(形)의 변화	형(形)과 기(氣) 동시 반응
운행 중심	음양운동 중심	오행의 순서	경맥 통한 형·기의 통합 반응
기본 구조	궐음→소음→태음 →소양→양명→태양	궐음→소음→소양 →태음→양명→태양	태양→양명→소양 →태음→소음→궐음
작용 특성	빠른 순환, 저항 없음, 외부변화 주도	반복 순환, 형상 유지, 계절 주기	체질·장부 상태에 따라 수용 및 저항

인체에서 일어나는 음양의 교체는 객기에서와 같이 일양과 일음이 그 바탕이 될 수는 없다. 객기에서는 기(氣)가 주가 되기 때문에 음에서 양으로 또는 양에서 음으로 세력의 교체가 일어나는데 어떠한 저항도 없지만, 인체는 형(形)이 동시에 존재하므로 한번 한(寒)하여지거나 열(熱)하여지면 그 기운이 쉬 없어지지 않고 한참 동안 유지된다.

그러므로 음양세력이 겹쳐지게 되는데 인체에서는 계절의 변화를 있는 그대로 받아들이는 것이 아니라 형(形)과 기(氣)의 양 방면에서 이를 수용하여 그 변화가 나타나게 되는 것이다.

즉 인체 음양의 변화양상은 객기에서와 같이 음양이 정확히 나누어지는 것도 아니고, 주기에서와 같이 오행의 순서에 의하는 것만도 아니라는 것이다. 인체에서 천지자연의 육기를 받아들일 때에는 그 육기 그대로가 아닌 인체 양기와 음기의 활동이라는 측면이 작용한다.

3) 육기와 육경과 오행의 관계

육기는 한(寒), 열(熱), 풍(風), 서(暑), 조(燥), 습(濕)인데 이때 서(暑)는 상화(相火), 열(熱)은 군화(君火)라고 부르기도 한다. 오행(五行)은 다섯 가지이지만 기(氣)는 여섯 가지여서 오행의 화(火)를 군화(君火)와 상화(相火)의 작용으로 나뉘기 때문이다.

삼음삼양과 육기의 오행 배속

삼음삼양	육기	오행
궐음 ☴	풍(風)	목
소음 ☲	열(熱)	군화
태음 ☱	습(濕)	토
양명 ☶	조(燥)	금
태양 ☵	한(寒)	수
소양 ☳	서(暑)	상화

목(木)의 작용은 풍(風)인데 봄을 주관하고, 군화의 작용은 열(熱)인데 늦은 봄에서 초여름까지를 주관한다. 상화의 작용은 서(暑)인데 복사열로서 여름을 주관하고, 토의 작용은 습(濕)이므로 늦은 여름을 주관하고, 금의 작용은 조(燥)이므로 가을을 주관하며, 수의 작용은 한(寒)이므로 겨울을 주관한다.

① 풍(風) - 궐음풍목(厥陰風木)

풍(風)은 언 땅에 부는 봄바람이므로 양기의 숨통을 틔어주어 음을 소진시키므로 장차 양이 전성기를 구가하게 해준다. 풍은 양의 활동으로 음을 다 소진하게 하므로 음양변화는 궐음(厥陰)으로 나타난다. 궐음은 1음으로, 음이 이미 다하여 그 자체는 양이 생성되는 단계로서 음양의 기가 서로 교차하는 시기이다.

② 군화(君火) - 소음군화(少陰君火)

군화(君火 열)는 만물로 하여금 기운을 밖으로 나가게 한다. 군화는 음양 속성상 양에 속하나, 군화[열]의 활동으로 견고한 음이 내부에 형성되는데 이것이 바로 소음이다. 소음은 2음으로 미약하나마 음이 주도권을 잡고 있는 상태이다. 군화(君火 열)는 계절적으로는 여름에 해당한다.

③ 상화(相火) - 소양상화(少陽相火)

상화(相火)는 군화인 열(熱)의 활동을 견제하여 양의 세력을 축소시키는 기운이다. 상화의 활동으로 양은 기운을 소진하여 소양으로 나타나게 된다. 소양은 1양으로 양기가 미약하여 명목상의 양기만 있는 경우다.

④ 습(濕) - 태음습토(太陰濕土)

습(濕)은 소음군화의 열이 습한 상태가 되어 변화를 유도하고, 가장 많은 음을 갈무리하게 하는 기운이다. 습의 활발한 활동으로 태음이 된다. 태음은 3음으로 음기가 크게 성한 것이다. 습은 음이지만, 변화를 일으키게 하므로 조(燥)에 대하여는 양적이라고 할 수 있다. 습(濕)은 계절적으로는 여름의 장마철에 해당한다.

⑤ 조(燥) - 양명조금(陽明燥金)

조(燥)는 만물을 수렴(收斂)시킨다. 조(燥)는 한(寒)처럼 양기를 가두고 있지만 한에 비하여 그 응축력이 약하다. 조(燥)는 계절적으로 가을에 해당한다.

이는 조(燥)가 한(寒)의 강력한 수축력을 늦추어 양기가 활발한 활동을 할 수 있게 하면서, 동시에 그 활동을 억제하기 때문이다. 따라서 한(寒)에서 잔뜩 뭉쳤던 기운이 약간 느슨해진 것을 틈타 양기를 힘껏 발산하니, 이것이 양명이다.

양명은 태양보다 한층 활발한 운동이 일어난다. 그래서 『소문』은 "양명은 양양합명(兩陽合明)"이라고 하여 두 양이 합해 밝게 빛난다고 했다. 이러한 활발한 양기의 활동은 양명으로 표현된다.

⑥ 한(寒) - 태양한수(太陽寒水)

한(寒)은 만물을 얼게 하는 기운이다. 음양의 속성으로 보면 음(陰)이며, 음 중에서도 매우 강한 음이다. 한(寒)은 모든 기운을 안으로 잡아 가두려 하므로 그 기운이 안으로 움츠리게 되고, 그로 인하여 나타나는 음양의 변화는 태양(太陽)이라는 강력한 양을 형성하게 된다. 그래서 '태양한수'라고 한다.

한(寒)은 계절로는 겨울에 나타난다. 인체에 나타나는 한은 강력한 수축력으로 인체 활동을 억제하여 양기를 갈무리하는데 이것이 태양이며 양(陽) 세력의 기반이 된다. 이때 태양의 기운은 양중에서 가장 강한 기운이 된다.

4) 육기의 음양관계와 내외

자연의 육기는 각각 삼음삼양의 표리관계에 따라 짝을 이루어 서로 내외(內外) 관계를 형성한다. 육기는 군화(君火)와 한수(寒水), 조금(燥金)과 습토(濕土), 상화(相火)와 풍목(風木)이 각각 서로 짝을 이루는데, 이는 지구환경에서는 한열(寒熱)의 관계[온도], 조습(燥濕)의 관계[습도], 풍서(風暑)의 관계[기압]로 나타난다. 그리고 인체에서 군화(君火)와 한수(寒水)는 온도(溫度)를 조절하여 체온의 항상성을 유지시키고, 조금(燥金)과 습토(濕土)는 물질의 출납(出納)을 조절하여 체내 농도(濃度)의 항상성이 유지되도록 하며, 상화(相火)와 풍목(風木)은 순환과 운동을 원활하게 하여 동적(動的) 항상성[풍도(風度)]이 유지되도록 한다.

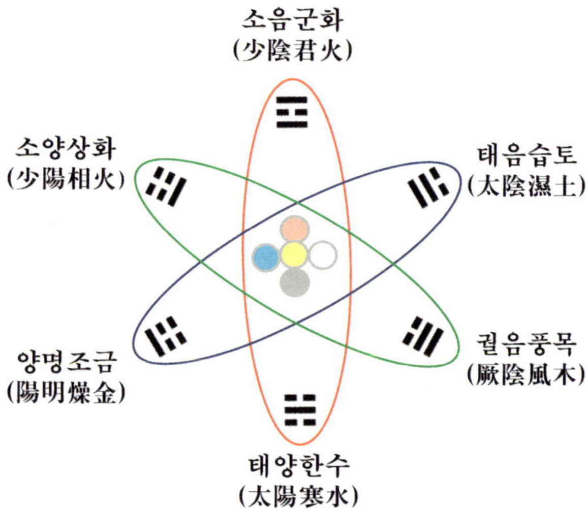

육기의 음양과 내외

(1) 군화(君火)와 한수(寒水)

한기로 인하여 나타나는 현상은 음이 겉으로 드러나고 양이 음 속으로 들어간다. 이를 괘사로 표시하면 감괘(☵)가 된다. 감괘는 수(水)이다. 열기로 인하여 나타나는 현상은 양이 겉으로 드러나 발산을 하고, 속은 음이 되는 모양이다. 이를 괘사로 표현하면 이괘(☲)가 된다. 이괘는 화(火)이다. 화 가운데서도 군화에 해당한다.

군화와 한수는 명확한 음양의 짝으로 열(熱)과 냉(冷)을 의미한다. 군화와 한수라는 것은 단순히 불과 물을 의미하는 것은 아니다. 각각 소음적 현상과 태양적 현상을 말하는 것으로, 군화와 한수의 기운은 함께 상호작용한다. 이 군화와 한수는 지구환경에서는 불[☲]과 물[☵]이라는 현상을 발생시키며 상호작용하게 되지만, 생물체에서는 물을 매개로 열의 흐름을 나타낸다.

물속에 있는 열이 물 밖으로 발산하는 상태가 소음군화인데, 이는 한수[冷]가 안[內]에 있고 군화[熱]가 밖[外]에 있는 형국을 말하는 것이며, 이럴 경우 열은 밖에서 안으로 흐름을 형성한다.

반대로 열을 물이 수렴하고 있는 상태는 태양한수이며, 따라서 한수가 밖[外]에 있고, 군화가 안[內]에 있는 형국을 말하는 것이다. 이 경우엔 열이 안에서 밖으로 흐른다.

이러한 태양한수와 소음군화의 상호작용에 의해 생명체는 체내 온도의 항상성을 유지하게 된다.

(2) 습토(濕土)와 조금(燥金)

습토와 조금은 상대적 음양으로는 습토가 음(陰)이고 조금이 양(陽)이 되어 서로 짝을 형성하여, 습(濕)과 조(燥)는 길항작용을 하게 된다. 여기서 습기 습(濕)은 먼지 등과 같이 무언가 차 있는 모습으로 이해해야 하고, 반대로 조는 무언가 없

육기육경의 내외 흐름

육경육기	외(外)	내(內)	흐름 방향	설명
태음습토	습토(濕)	조금(燥)	밖 → 안	외부의 습이 내부로 들어와 농도 조절
양명조금	조금(燥)	습토(濕)	안 → 밖	내부의 노폐물을 외부로 배출하며 조절
소음군화	군화(熱)	한수(寒)	밖 → 안	외부의 열이 내부로 유입되어 체온 조절
태양한수	한수(寒)	군화(熱)	안 → 밖	내부의 열이 외부로 발산되어 체온 조절
궐음풍목	풍목(風木)	상화(相火)	밖 → 안	외부 기류가 내부에 영향을 주어 흐름 조절
소양상화	상화(相火)	풍목(風木)	안 → 밖	내부 에너지가 외부로 순환하며 운동조절

어져 비어 있는 상태로 이해할 필요가 있다.

습이 무언가 생겨나고 채워지는 기운이라면 조는 무언가 사라지고 비워지는 기운인 것이다. 따라서 습이 상대적으로 수렴하여 채우는 성질을 가진다면 조는 상대적으로 발산하여 비우는 성질을 가지는 것이다.

지구환경에서는 호수·연못(☱ 태음)과 산(☶ 양명)이라는 현상으로 대표되며, 습과 조는 상호작용을 한다. 인체에서는 무언가 수렴하여 모으는 습(濕)의 상태가 태음이고, 이 경우는 습이 밖[外]이고, 조가 안[內]인 형국을 말하는데, 이때는 밖에서 안으로 흐름을 형성한다.

반대로 무언가 분해하고 배설하게 하는 조(燥)의 상태가 양명이며, 따라서 습이 안[內]이고, 조가 밖[外]이 된다. 이때는 안에서 밖으로 흐름을 형성한다.

(3) 상화(相火)와 풍목(風木)

상화와 풍목은 오행으로는 모두 양(陽)에 해당하지만 상대적인 음양으로 보면 상화가 양(陽)이 되고 풍목이 음(陰)이 된다.

상화(相火)는 지구에 발생하는 복사열이라 볼 수 있는데, 이것이 지축의 경사로 인하여 기압차를 만들어내어 바람을 일으킨다. 지구환경에서 상화(相火)와 풍목(風木)은 우레(☳소양)와 바람(☴궐음)을 발생시키며, 뢰풍동작(雷風動作)을 한다.

풍이라고 하는 것은 유체의 흐름을 말한다. 유체의 흐름에는 공기나 액체의 흐름이 이에 해당된다. 인체 내에서는 기혈진액 등의 흐름이 있는데 이는 압력의 고저에 따라서 흐른다. 압력이 높은 곳에서 낮은 곳으로 흐르는 것이다.

인체에서 상화(相火)와 풍목(風木)은 풀무질 할 때 수축하면서 공기가 분사되고, 팽창하면서 공기가 흡입되는 것과 같은 흐름과 운동을 발생시킨다.

무언가로 향(向)하면서 끌어들이게 되는 상태가 소양인데, 소양에서는 상화가 밖[外]이 되고 풍목이 안[內]인 형국을 말하며, 이 상화 상태에서는 안에서 밖으로 흐름을 형성한다. 반대로 무언가를 수습하여서 어딘가로 향하게 되는 상태가 궐음이며, 궐음은 풍목이 밖[外]이 되고 상화가 안[內]인 형국을 말하며, 풍목에서는 밖에서 안으로 흐름을 형성한다.

생명체가 그 생명활동을 온전히 하기 위해서는 적당한 온도와 습도와 풍도가 매우 중요한 요인이다.

5) 표(標) · 본(本)과 중기(中氣)

음양의 일진일퇴로 형성된 삼음삼양은 음양대소를 나타내는 지표(指標)이므로 '표(標)'라 하고, 육기는 경기(經氣)의 구체적 현상이므로 '본(本)'이라 한다.[25]

① 표(標)

표(標)는 삼음삼양을 말하는데, 육기에 의해 생겨난 기후와 물상(物象)의 특징을 의미한다. 즉 본기인 풍열서습조한(風熱暑濕燥寒)이라는 육기(六氣)가 어떤 사물에 접했을 때 그에 해당하는 지표가 육경으로 나타나는데, 이 때 나타나는 궐음 소음 태음 소양 양명 태양을 표라고 한다.

육기육경의 표 · 본 · 중기

육경	표(標)	본(本)	중기(中氣)	설명
태음습토	태음(太陰)	습(濕)	양명조(陽明燥)	습은 수렴, 조는 발산. 농도의 조절작용. 태음과 양명은 표리관계
양명조금	양명(陽明)	조(燥)	태음습(太陰濕)	조는 건조화, 습은 축적과 보존. 양명과 태음은 표리관계
소음군화	소음(少陰)	열(熱, 군화)	태양한(太陽寒)	열(군화)은 체온의 발산, 한(한수)은 체온의 수렴. 소음과 태양은 표리관계
태양한수	태양(太陽)	한(寒)	소음열(少陰熱)	한은 냉각, 열은 발열. 온도 항상성 조절. 태양과 소음은 표리관계
궐음풍목	궐음(厥陰)	풍(風)	소양화(少陽火)	풍은 기압차(바람), 상화는 복사에너지(운동). 궐음과 소양은 표리관계
소양상화	소양(少陽)	서(暑, 상화)	궐음풍(厥陰風)	상화는 운동의 동력, 풍은 그 표현. 소양과 궐음은 표리관계

25 六氣의 標本中氣에 대한 내용은 『소문』 六微旨大論에 "少陽之上, 火氣治之, 中見厥陰; 陽 明之上, 燥氣治之, 中見太陰; 太陽之上, 寒氣治之, 中 見少陰; 厥陰之上, 風氣治之, 中見少陽; 少陰之上, 熱 氣治之, 中見太陽; 太陰之上, 濕氣治之, 中見陽明."이라고 나오는데, 風寒暑濕燥火의 6氣를 '本氣'라 부르고, 三陰三陽의 6經을 '標氣'로 불렀으며, 標氣와 서로 대응하여 表裏관계에 있으면서 반대되는 기운을 '中氣'라고 불렀다.

② 본(本)

본(本)은 육기(六氣)인 풍열서습조한(風熱暑濕燥寒)을 말하며, 자연계 기후변화의 근원으로 인체에 직접 영향을 준다.

궐음은 풍기(風氣)에 의하여 나타난 것이고, 소음은 군화인 열기(熱氣)에 의하여 나타난 것이고, 소양은 상화인 서기(暑氣)에 의하여 나타난 것이며, 태음은 습기(濕氣)에 의하여 나타난 것이고, 양명은 조기(燥氣)에 의하여 나타난 것이고, 태양은 한기(寒氣)에 의하여 나타난 것이다.

이런 표와 본을 서로 배합하면, 궐음풍목(厥陰風木), 소음군화(少陰君火), 소양상화(少陽相火), 태음습토(太陰濕土), 양명조금(陽明燥金), 태양한수(太陽寒水)가 된다.

동양의학에서는 만물에는 모두 표(標)와 본(本)이 있고, 천지의 운기 및 인신의 질병에도 표본(標本)이 있는 것으로 보고 있다.

『소문-표본병전론편(標本病傳論篇)』에서는 "표(標)와 본(本)의 이치는 간략하면서도 넓고, 작으면서도 커서 한마디로 온갖 병의 해(害)를 알 수 있다"[26]라 하여 표본(標本)의 중요성을 강조했다.

육기의 지구환경에 상응하여 사람의 경우도 육기(본기)의 인체환경을 타고나서 삼음삼양의 현상을 발생시킨다. 인체내부의 육기(본기)는 상호 작용하여 서로 짝을 이루며 여섯 종류의 현상, 즉 삼음삼양의 표(標)를 나타내는데, 이는 상대되는 육기와 서로 내외(內外) 관계를 형성한다.

이러한 삼음삼양 현상은 일정한 규칙성 내지는 항상성을 가지게 되어 육경체계를 이루게 되며, 이를 매개로 인체내부에 오장육부가 형성된다. 이 오장육부가 다시 인체감각기관, 신경전달기관, 운동기관 등과 연결되어 활동력을 가지는 복잡한 체계를 형성하게 되는 것이다.

인체가 형성된 이후에도 육기는 육경(십이경맥)을 통하여 그 기운이 밀접한 관계가 있거나 상반되는 기운이 짝을 이뤄 기화(氣化)의 성쇠를 조절하여 인체 전신의 음양을 조절한다.

---

26 標本之爲道也, 小而大, 言一而知百病之害; 少而多, 淺而博, 可以言一而知百也. 以淺而知深, 察近而知遠.

③ 중기(中氣)

중기의 표리관계

삼양	표리	삼음
양명조(陽明燥)	↔	태음습(太陰濕)
태양한(太陽寒)	↔	소음열(少陰熱)
소양화(少陽火)	↔	궐음풍(厥陰風)

삼음삼양은 서로 짝을 이루어 다시 표리(表裏) 관계를 형성하게 되는데, 이렇게 표리관계를 형성할 때 파생되는 기운을 중현지기(中見之氣), 즉 중기(中氣)라고 한다. 양명조(陽明燥)의 중기는 태음습(太陰濕)이고, 태음습의 중기는 양명조이다. 태양한(太陽寒)의 중기는 소음열(少陰熱)이며, 소음열의 중기는 태양한이다. 소양화(少陽火)의 중기는 궐음풍(厥陰風)이며, 궐음풍의 중기는 소양화이다.

『소문』에서는 '본의 위, 표의 아래에(本之上, 標之下)'에 배속되어 중간에 있기 때문에 중기라고 한다고 전한다.

육기의 변화는 일정한 한도에 이르면 반대 방향으로 전화하려는 성질이 있다. 예를 들면 열(熱)이 극에 달하면 한(寒)으로 전화하려는 성질이 있고, 한이 극에 달하면 열로 전화하려는 성질이 있다. 또 육기 자체의 성쇠와 과부족에 따른 문제도 있다. 가령 열이 남아돌면 열이 되나, 열이 모자라면 한이 된다. 이렇게 본기의 변화 속성에 따른 문제를 해결하기 위해 중기가 있는 것이다.

소양은 양(陽)이 적은 것이지만 실제로는 화(火, 상화)의 현상이 나타난다. 상화(相火)는 따듯한 기운으로 운동을 발생시킨다. 운동은 원래 풍(風)의 성질이다. 그러므로 풍과 상화는 표리가 되어 서로 합(合)을 이룬다.

양명조(陽明燥)와 태음습(太陰濕)은 습도차로 나타나는 편차현상이고, 소음(少陰)의 열(熱 군화)과 태양(太陽)의 한(寒)은 온도차로 나타나는 편차현상이다.

육기(六氣)의 표본중기(標本中氣)에 대한 내용은 『소문』 육미지대론(六微旨大論)에 나오는데, 풍한서습조열(風寒暑濕燥熱)의 육기(六氣)를 본기(本氣)라 부르고, 삼음삼양의 육경(六經)을 표기(標氣)로 불렀으며, 표기(標氣)와 서로 대응하여 표리(表裏)관계에 있으면서 반대되는 기운을 중기(中氣)라고 불렀음을 알 수 있다.[27]

27 "少陽之上, 火氣治之, 中見厥陰; 陽明之上, 燥氣治之, 中見太陰; 太陽之上, 寒氣治之, 中 見少陰; 厥陰之上, 風氣治之, 中見少陽; 少陰之上, 熱 氣治之, 中見太陽; 太陰之上, 濕氣治之, 中見陽明."

6) 표본중기의 종화(從化)규율

표본중기 이론에 의하면 삼음삼양은 육기(六氣)에 의하여 유발된 음양다소의 편차상태를 말한다. 이 때 육기와 삼양삼음 사이에 어떠한 규율이 작용하는데, 그 규율을 종화(從化)규율이라고 한다.

표본중기의 종화규율

삼음삼양	표본중기 종화규율	종화(從化)
소양	본을 따르는 것 (從本者)	상화(相火)
태음		습토(濕土)
소음	표 또는 본을 따르는 것 (從標從本者)	군화(君火)와 한수(寒水)
태양		
양명	중기(中氣)를 따르는 것 (從中者)	습토(濕土)
궐음		상화(相火)

종화규율은 자연계 육기와 인체 삼음삼양 사이의 기화(氣化) 작용에서 발생하는 생리와 병리변화의 규율을 나타낸다.

표리관계에 있는 각 삼음삼양이 서로 충돌하게 된다면 생명체의 발생과 유지가 불가능할 것이다. 인체에서 궐음이 지배적인 상태와 소양이 지배적인 상태, 혹은 소음이 지배적인 상태와 태양이 지배적인 상태, 혹은 태음이 지배적인 상태와 양명이 지배적인 상태가 서로 공존할 때 서로 충돌하지 않도록 조절해야 한다. 그 조절하는 원리가 바로 종화규율인 것이다.

표본중기와 십이경맥

경맥	음양	표기	본기	본장부	십이경맥	중기
삼음경	음	궐음	풍목	간	족궐음간경	소양 상화(서)
				심포	수궐음심포경	
		소음	군화(열)	심	수소음심경	태양 한수
				신	족소음신경	
		태음	습토	비	족태음비경	양명 조금
				폐	수태음폐경	
삼양경	양	소양	상화(서)	삼초	수소양삼초경	궐음 풍목
				담	족소양담경	
		양명	조금	대장	수양명대장경	태음 습토
				위	족양명위경	
		태양	한수	방광	족태양방광경	소음 군화(열)
				소장	수태양소장경	

『황제내경-소문』 지진요대론(至眞要大論)에서는 이러한 표본중기(標本中氣)

의 종화규율에 대해 "소양(少陽)과 태음(太陰)은 본기(本氣)를 따르고, 소음(少陰)과 태양(太陽)은 본기(本氣)와 표기(標氣)를 따르며, 양명(陽明)과 궐음(厥陰)은 표기나 본기[標本]를 따르지 않고 중기(中氣)를 따른다."라고 설명하고 있다.[28]

이 종화규율은 표·본·중기의 관계 속에서 맺어지는 각 삼음삼양이 충돌하였을 때, 음은 음과 친하며 양은 양과 친하며, 5행의 상생상극에 따라 풍목은 상화를 생(生)하고, 조금은 습토를 유도(誘導)하고, 군화와 한수는 서로 대극(對極)하는 등 자연적인 음양의 원리에 따른 조절규칙을 말한다.

① "소양(少陽)과 태음(太陰)은 종본(從本)한다."는 것은 소양(少陽 표기=양) 상화(相火 본기=양)와 태음(太陰 표기=음) 습토(濕土 본기=음)는 표기와 본기의 음양 속성이 같기 때문에 동기상구(同氣相求 같은 기운은 서로 어울린다는 뜻)하는 것으로 이해한다면 소양과 태음은 본을 따른다[從本]는 까닭을 이해할 수 있다.

② "소음과 태양은 본기 또는 표기를 따른다[從本從標]"는 것은 소음(少陰 표기=음) 군화(君火 본기=양)와 태양(太陽=표기=양) 한수(寒水 본기=음)는 표기와 본기가 음양(陰陽) 속성이 서로 반대가 된다. 그래서 그 속에는 중기(中氣)가 서로 포함되어 있는데, 이것은 태양(太陽)과 소음(少陰)이 인체의 표리(表裏)를 대표하는 경락이다. 경락의 위치로 볼 때 태양경은 표(表)의 극단(極端)의 위치에 있고, 소음경은 리(裏)의 극단적인 위치에 있기 때문에 중기(中氣)가 그 속에 자연스럽게 포함되어 나타난다고 볼 수 있다.

③ 『황제내경-소문』에 "양명과 궐음은 표기와 본기를 따르지 않고[不從標本], 중기

육경의 종화규율

경맥	본기	표기	중기	종화	중심 기화
소양	서[상화]	소양	궐음	본기(從本)	서[暑 상화] 중심
태음	습토	태음	양명	본기(從本)	습[濕 토] 중심
소음	열[군화]	소음	태양	본·표(從本從標)	열[熱 군화]·소음
태양	한수	태양	소음	본·표(從本從標)	한[寒 수]·태양
양명	조금	양명	태음	중기(從中)	태음(습토) 중심
궐음	풍목	궐음	소양	중기(從中)	소양(상화) 중심

28 少陽太陰, 從本; 少陰太陽, 從本從標; 陽明 厥陰, 不從標本, 從乎中也.

를 따른다[從乎中也].”라고 하여, 양명(표기=양) 조금(본기=음)과 궐음(표기=음) 풍목(본기 =양)은 표기나 본기의 음양 속성이 반대가 되지만 표기와 본기를 따르지 않고 중기를 따른다고 설명하고 있다.

양명과 궐음은 소음과 태양과 달리 종중기(從中氣)하는 이치는 극즉필반(極則必反 사물이 극에 달하면 반드시 반전한다)하는 자연의 원리와 연관지어 이해할 수 있다. 즉 양명은 양양합명(兩陽合明 양이 합하여 극대화된 상태)하는 양(陽)의 극단에 해당되고, 궐음은 양음교진(兩陰交盡 음이 다 소진어 전환되는 상태)하는 음(陰)의 극단에 해당되어 극즉필반(極則必反)하는 자연의 원리에 따라 양명과 궐음은 표리관계에 있는 중기를 따른다고 이해할 수 있다.

표본중기(標本中氣)로 종화(從化)하는 규율은 질병이 진행되는 양상을 설명함과 동시에, 운동이 극단적인 상황에 도달하였을 때에는 그것을 조절하기 위해서 중기(中氣)를 따라 음양 표리(表裏)의 기(氣)를 서로 조절하려는 기전이다.

이 규칙에 따라 표리관계에 있는 궐음-소양, 소음-태양, 태음-양명이 충돌하였을 때의 종화를 요약해 정리하면 다음과 같다.

소양과 태음은 본기(本氣)를 따르고[從本氣],
소음과 태양은 본(本)과 표(標)를 따르고[從本從標],
양명과 궐음은 중기(中氣)를 따른다[從中氣]는 것이다.
그래서 태음과 양명은 습토(濕土)를 중심으로,
궐음과 소양은 상화(相火)를 중심으로,
소음은 군화(君火)를 중심으로,
태양은 한수(寒水)를 중심으로
종화가 진행된다는 뜻이다.

즉, 수태음(폐)에서 수양명(대장) - 족양명(위) - 족태음(비) - 수태음(폐)으로 순환하는 일련의 과정은 ‘습토(濕)를 중심으로’ 진행되고,
수궐음(심포)에서 수소양(삼초) - 족소양(담) - 족궐음(간) - 수궐음(심포)으로 순환하는 일련의 과정은 '상화(相火)를 중심으로’ 진행되고,
수소음(심)에서 수태양(소장) - 족태양(방광) - 족소음(신) - 수소음(심)으로 순환

하는 일련의 과정은 '군화(熱) 또는 한수를 중심으로' 진행된다는 것이다.

종화규율은 생명활동에서 적당한 온도와 습도(농도)와 풍도가 중요한 요인으로 되어 나타나는 3음과 3양 사이의 상호규율을 말한다.

따라서 궐음과 소양의 사이에 과도한 상화(相火)가 존재하거나, 태음과 양명의 사이에 과도한 습(濕)이 존재하더라도, 궐음이나 양명의 기능이 일정하게 유지가 가능하다는 것이다.

반대로 과도한 조(燥)나 과도한 풍(風)의 경우에는 즉각적으로 문제가 발생하게 된다. 과도한 조(燥)나 풍(風)의 상황은 피하는 것이 좋다는 의미다.

소음과 태양의 경우에는 각각 인체의 상황조건에 따라 몸에 열이 나면 소음이 지배력을 가지고, 몸이 차가워지면 태양이 지배력을 가진다. 따라서 소음과 태양의 원활한 관계 속에서 적당한 체온이 유지되기도 하지만, 소음과 태양의 균형이 깨져 정상체온을 벗어나면, 그 균형관계가 급격히 일그러지게 된다. 따라서 적당한 체온을 유지하는 것이 특히 중요하다.[29]

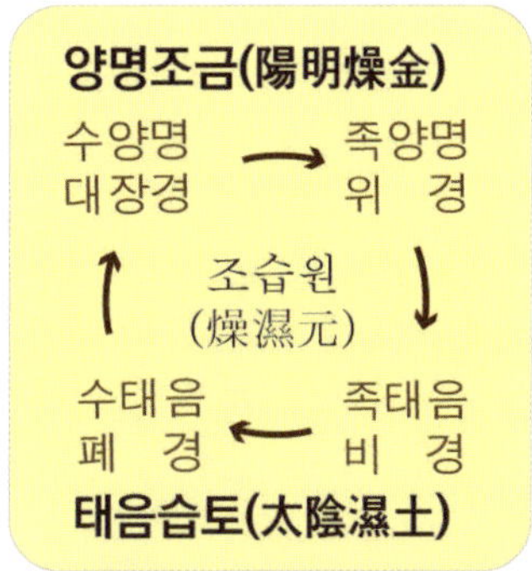

○ 태음-양명 : 습토 중심 종화

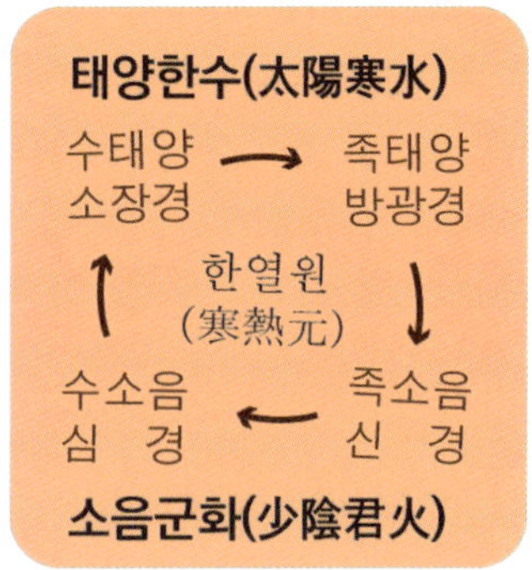

○ 소음-태양 : 군화(熱)·한수(寒水)로 종화

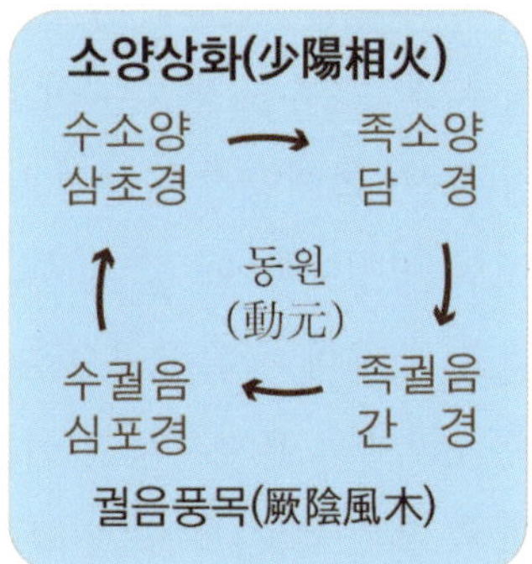

○ 궐음-소양 : 상화 중심 종화

육경의 종화규율에 따른 십이경락 순환

29 <삼음삼양과 종화규율> 경세학교 2010. 박병원

2. 육기와 십이경맥의 순환

삼음삼양으로 나타나는 음양성쇠를 인체의 경맥에 적용하면 삼음경과 삼양경이 된다. 삼음경과 삼양경을 합해 육경(六經)이라고 하는데, 육경 중 삼음경은 태음경 · 소음경 · 궐음경이고, 삼양경은 양명경 · 태양경 · 소양경이다. 전신에는 손과 발에 각각 삼양경과 삼음경이 있어서 이를 합하면 모두 12개이므로 '십이경맥'이라고 한다.

1) 경맥의 장부(臟腑) · 수족(手足) 배속

경맥은 오장육부에 연속하며 전신의 안과 밖을 연결한다. 장부 중 장(臟)은 음에 속하기 때문에 음경(陰經)에, 부(腑)는 양에 속하기 때문에 양경(陽經)에 각각 배속된다

(1) 삼음삼양경의 위치

폐 · 심 · 심포는 흉강에 있어 수음경과 연계되고, 비 · 신 · 간은 복강에 있어 족음경과 연계된다. 육부 역시 그 표리상합 관계에 따라서 수족의 양경과 연관된다.

따라서 수태음경은 폐, 수양명경은 대장, 수소음경은 심, 수태양경은 소장, 수궐음경은 심포, 수소양경은 삼초에 연계되고, 족태음경은 비, 족양명경은 위, 족소음경은 신, 족태양경은 방광, 족궐음경은 간, 족소양경은 담에 각각 연결된다.

경맥의 명칭에는 맨 앞에 수(手) 또는 족(足)을 붙여 그 경맥이 흐르는 사지를 나타내고, 다음에 삼음삼양으로 그 곳에 흐르는 경기의 성질을 표현하고, 끝에 그 경맥이 소속되는 육장육부의 이름을 붙인다.

경맥은 음경(陰經)과 양경(陽經)으로 나누는데, 음경은 사지의 음측(陰側 앞 안쪽)을 순행하고 양경은 사지의 양측(陽側 뒤 바깥쪽)을 순행한다. 팔로 흐르는 경맥을 수경맥(手經脈)이라고 하고, 다리로 흐르는 경맥을 족경맥(足經脈)이라고 한다.

수족의 경맥을 삼음삼양으로 구분하면, 팔의 음측으로 흐르는 경맥은 수삼음경으로 수태음경 · 수소음경 · 수궐음경이고, 팔의 양측으로 순행하는 경맥을 수삼양경으로 수양명경 · 수태양경 · 수소양경이다.

그리고 다리의 음측으로 흐르는 경맥은 족삼음경으로 족태음경 · 족소음경 · 족궐음경이고, 다리의 양측으로 흐르는 경맥은 족삼양경으로 족양명경 · 족태양경 · 족소양경이라고 한다.

(2) 삼음삼양경의 순행경로

『침구경험방』 서문에는 인체 삼음삼양경의 순행에 대해 "일반적으로 사람의 손과 발에는 각각 삼양(三陽)과 삼음(三陰)이 있고, 맥은 합하여 십이경이다. 손의 삼음은 장(臟)으로부터 손으로 가고, 손의 삼양은 손으로부터 머리에 이른다. 발의 삼양은 머리로부터 아래로 내려가 발에 이른다. 발의 삼음은 발에서부터 위로 올라가 배로 들어간다."라고 설명하고 있다.

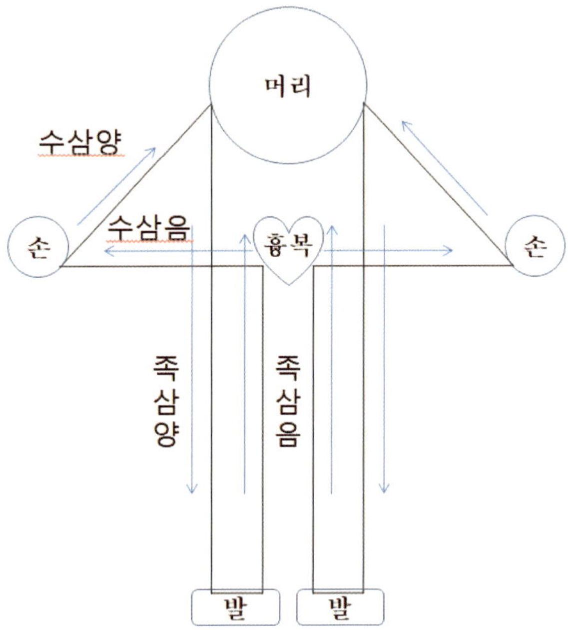

이어서 "맥락은 기혈(氣血)을 순환시켜 온몸에 흐르는 것을 쉬지 않는다. 그러므로 경맥이란 음양을 통하게 하여서 몸을 영양하는 것이다. 중초에서 시작하여 수태음과 수양명으로 흐르고, 양명에서 족양명 족태음으로 흐르고, 태음에서 수소음 수태양으로 흐르고, 태양에서 족태양 족소음으로, 소음에서 수궐음 수소양으로 흐르고, 소양에서 족소양과 족궐음으로, 궐음에서는 다시 수태음으로 돌아온다. ...〈중략〉... 밤낮으로 운행하는 것은 하늘의 운행과 규율을 같이 하는데 끝나면 처음으로 돌아가 또다시 시작된다. 근육, 뼈, 피부, 주리의 사이에서 운행하는 것이 비유하자면 물이 계곡 사이를 흐르는 것과 같다. 만약 장애물에 걸려서 막히게 되면 물은 흐를 수가 없고 열어서 터주어야만 흐를 수 있다."고 전한다.

2) 십이경맥의 순환과 삼원(三元)

기혈이 십이경맥으로 순환하는 순서는 처음에 중초에서 폐로 올라가 수태음폐경으로부터 시작하여, 수태음폐경 → 수양명대장경 → 족양명위경 → 족태음비경 → 수소음심경 → 수태양소장경 → 족태양방광경 → 족소음신경 → 수궐음심포경 → 수소양삼초경 → 족소양담경 → 족궐음간경을 따라 서로 이어지며 다시 폐경으로 돌아와 십이경의 순환이 순차적으로 끊임없이 진행된다.

(1) 십이경맥의 소순환

십이경맥의 순환을 자세히 살펴보면 태음과 양명, 소음과 태양, 궐음과 소양이 각각 짝하며 소순환하는 세 개의 축으로 이루어져 있다. 이 세 축은 생명체를 구성하는 세 개의 근원이라 하여 삼원(三元)이라고 할 수 있다.

태음과 양명은 서로 표리를 이루며 습도를 조절하는 조습원(燥濕元)이 되고, 소음과 태양도 서로 표리를 이루며 온도를 조절하는 한열원(寒熱元)이 되며, 궐음과

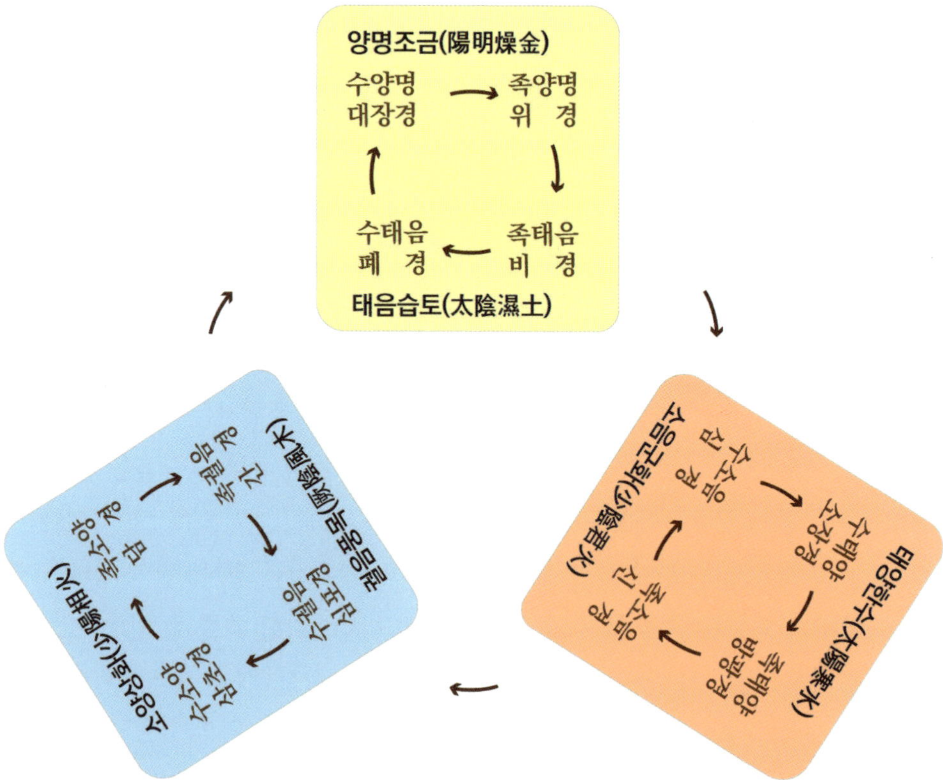

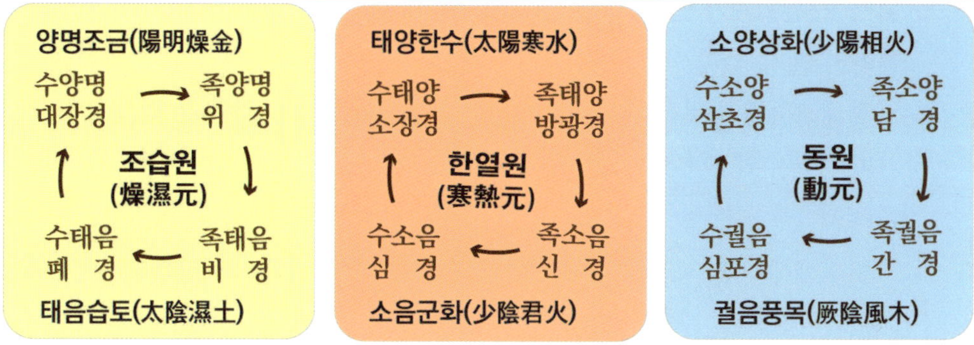

소양 또한 표리를 이루며 움직임을 만드는 동원(動元)이 된다.

경맥은 음경과 양경이 맞물려 짝을 이루며 전신을 순행하는데, 이를 일컬어 '표리관계' 혹은 '합(合)이 된다'라고 한다.

자연의 육기인 조습(燥濕), 한열(寒熱), 풍서(風暑)가 짝을 이루는 것에 상응하여 우리 몸에도 이러한 성질을 갖는 경맥끼리 하나의 짝을 이루어 조절작용을 한다. 그래서 조습(燥濕)은 양명과 태음, 한열(寒熱)은 태양과 소음, 풍서(風暑)는 궐음과 소양이 짝을 이룬다.

즉 우리의 몸이 늘 항상성을 유지할 수 있는 것은 태음경과 양명경이 소순환하며 몸의 습도를 조절하고, 소음경과 태양경이 소순환하며 몸의 온도를 조절하고, 궐음경과 소양경이 소순환하며 몸의 풍도(風度)를 조절하기 때문이다.

이러한 세 축은 해당 축 내에서 돌며 온도조절, 습도조절, 풍도조절을 할 뿐만 아니라, 상중하 삼초(三焦)와 위기영혈(衛氣營血)의 사분(四分)으로 갈라져 순환하며 기혈진액을 운행하고, 전체를 조절한다.

삼음삼양의 육경은 생명체 내에서 다시 육기를 형성한다. 이를 내생육기(內生六氣)라 한다.

(2) 육기의 평형과 생체내의 항상성

내생육기는 체내의 환경이다. 한열(寒熱)과 조습(燥濕)과 풍서(風暑)가 체내에서는 일정한 온도 습도(농도) 풍도의 균형을 이루면서 체내 항상성을 형성한다. 이 균형이 깨어지면 평형의 변화가 일어난다. 현대과학에서 이야기 하는 화학평형이 이동하면서 항상성에 변화가 일어난다고 할 수 있다. 이 항상성 유지를 위한 체내의 기 순환체계가 음양의 기경팔맥과 삼음삼양의 12경맥을 중심으로 하는 경락체계라고 할 수 있다.

현대과학에서 화학평형상태에 있는 자연계의 평형에 영향을 주는 주요 조건 세 가지가 농도와 온도와 압력이다. 농도나 온도나 압력이 변하면 화학평형이 이동한다.

자연계에서 한(寒)·열(熱)은 온도이고, 조(燥)·습(濕)은 농도이며, 풍(風)·서(暑)는 압력이라고 할 수 있다. 지구라는 자연계 평형 또한 이 세 가지 중 하나라도 변하면 평형이동이 일어난다.

지구에서 음양과 삼음삼양에 의해 음지와 양지가 생겨나고, 그 음양의 변화과정에서 온도 습도 기압이라는 자연환경을 만들어냈다. 물론 이 세 가지는 서로 밀접한 연관관계를 맺고 서로 영향을 주고받는 관계에 있다.

3) 십이경맥의 승강

십이경맥은 삼음삼양 각각의 본기와 중기를 기준으로 장부에 배속된다. 수경(手經)과 족경(足經)이라는 명칭은 팔과 다리라는 상하 위치에 따라 붙여지며, 부(腑)는 그와 짝을 이루는 장(臟)과의 표리(表裏) 관계에 따라 이름이 정해진다.

경맥에서 육기 순환은 음승양강의 원리에 따라, 음경의 기는 상승하고 양경은 하강한다. 삼양경은 하강하고 삼음경은 상승한다. 이 규율은 육기인 조습, 한열, 풍서의 승제관계(承制關係)를 형성한다.

승제관계는 우리 몸에서 육기 상호간에 수축·이완하며 기의 흐름을 촉진시키는 작용을 한다. 가령, 궐음풍은 간경이나 심포경을 따라 상승하고, 소양화는 담경이나 삼초경을 따라 하강한다.

장부도 기의 승강작용을 하는데, 장부자체 기의 승강운동에서는 본기에 해당되는 장부 운동방향이 주가 된다. 가령 간은 승발을 주관하고, 담은 하강작용을 주관하여 서로 승제관계를 형성한다.[30]

---

30 『경락학』 2006 정통침뜸연구소

(1) 수태음폐경 → 수양명대장경 → 족양명위경 → 족태음비경

수태음(폐)은 상승하여, 하강하는 수양명(대장)으로 흐르고,
수양명(대장)은 하강하여, 하강하는 족양명(위)으로 흐르고,
족양명(위)은 하강하여, 상승하는 족태음(비)으로 흐르고,
족태음(비)은 상승하여, 상승하는 수태음(폐)으로 다시 흐른다.
이 일련의 과정은 종화규율에 따라 습토(濕土)를 중심으로 진행된다.

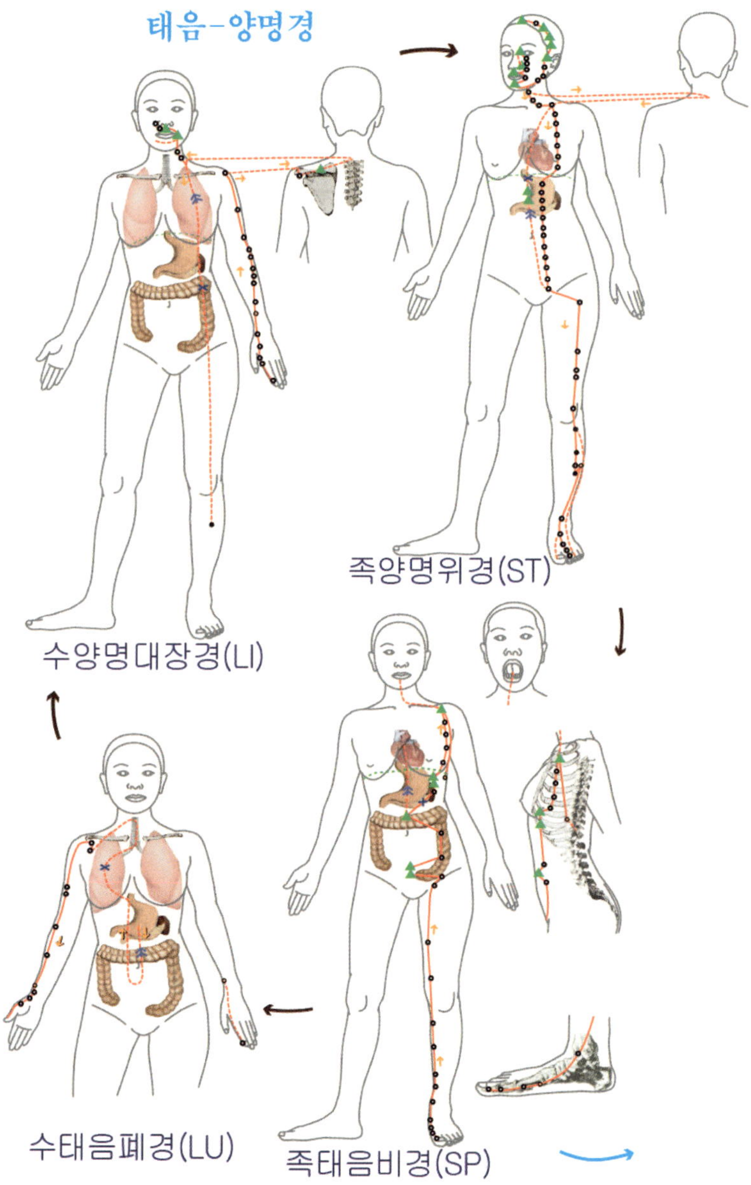

(2) 수소음심경 → 수태양소장경 → 족태양방광경 → 족소음신경

수소음(심)은 상승하여, 하강하는 수태양(소장)으로 흐르고,
수태양(소장)은 하강하여, 하강하는 족태양(방광)으로 흐르고,
족태양(방광)은 하강하여, 상승하는 족소음(신)으로 흐르고,
족소음(신)은 상승하여, 상승하는 수소음(심)으로 다시 흐른다.
이 일련의 과정은 종화규율에 따라 군화(熱) 또는 한수(寒水) 중심으로 진행된다.

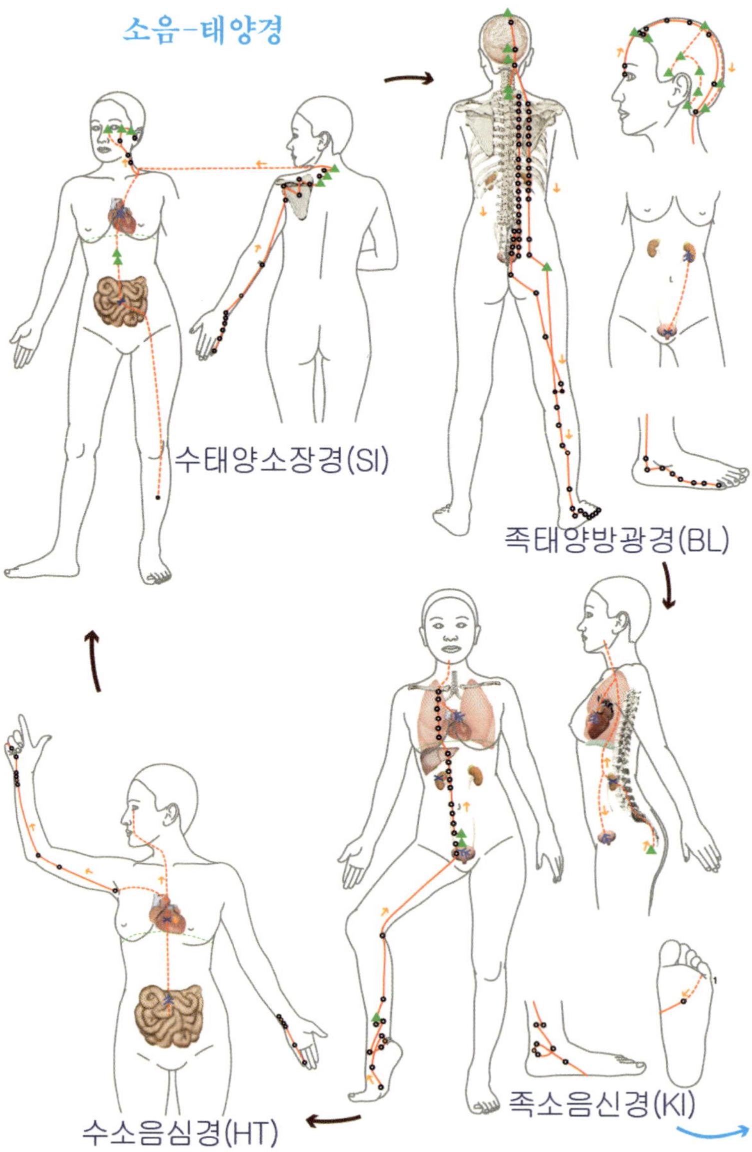

(3) 수궐음심포경 → 수소양삼초경 → 족소양담경 → 족궐음간경

수궐음(심포)은 상승하여, 하강하는 수소양(삼초)으로 흐르고,
수소양(삼초)은 하강하여, 하강하는 족소양(담)으로 흐르고,
족소양(담)은 하강하여, 상승하는 족궐음(간)으로 흐르고,
족궐음(간)은 상승하여, 상승하는 수궐음(심포)으로 다시 흐른다.
이 일련의 과정은 종화규율에 따라 상화(相火)를 중심으로 진행된다.[31]

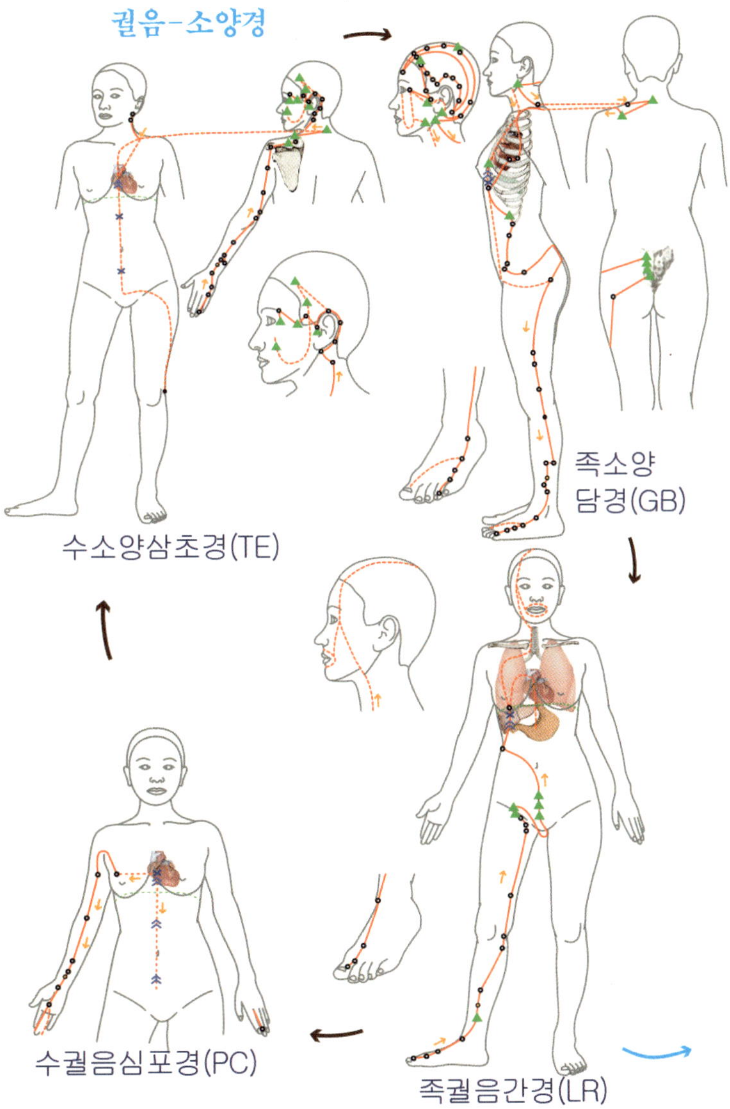

31 <삼음삼양과 종화규율> 경세학교 2010. 박병원

이상과 같은 표본중기의 상호관계 규율은 종화(從化)의 이치이다. 이러한 규율이 시시각각의 조건 속에서 구체적으로 발현되는 일련의 과정을 기화(氣化)라고 한다.

기(氣)의 구체적인 생멸(生滅)·성쇠(盛衰)가 바로 기화라는 것이다. 이 기화의 과정에서 오장육부 및 인체의 각 기관·조직·세포 등이 물질화되어 나타난다. 특히 그 기(氣)가 저장되고 쓰이는 해부학적 구조물인 오장육부가 중요한 의미를 가지게 되는 것이다.

3. 삼음삼양의 기혈다소(氣血多少)

기혈다소 (『소문・혈기형지(血氣形志)』

구분	삼음삼양
다혈소기	태양경 궐음경
다혈다기	양명경
소혈다기	소양경 태음경 소음경

기(氣)는 만물을 구성하고 생명을 유지하는데 가장 기본적인 요소이고, 혈(血)은 소화된 영양성분과 진액이 결합되어 형성된 것이다. 바로 이 기혈(氣血)이 오장육부가 생리활동을 할 때 필요한 에너지원이 된다. 혈과 기는 완전히 분리된 것이 아니라 혈이 기가 되고 기가 혈이 되면서 상호 영향을 미치는 관계이다.

『영추』에서는 "혈과 기는 그 이름은 다르나 같은 종류이다"라고 설명하고 있다. 섭취한 음식물이 소화되면 정(精)과 기(氣)로 변화하고 그 중 여러 가지 변화와 조화의 과정을 거쳐 붉게 된 것이 혈이므로, 혈과 기는 원래 하나인데 그 나타나는 형태와 기능만 달리 할 뿐이라는 것이다.

기혈(氣血)을 음양으로 나누면 기는 양이고, 혈은 음이 된다. 표리의 경맥은 기혈을 통해 연계를 유지함으로써 음양기혈 사이의 상대적 평형을 이룬다.

인체에는 수・족 삼양경, 수・족 삼음경이 전신을 흐르고 있어서 각각을 합하면 모두 12개이므로 십이경락이라고 한다.

음양은 상호 협조하고, 또 상호 견제하면서 쉼 없이 조화와 균형을 맞추는 작용을 하는데 양이 커지면 음은 작아지고, 음이 커지면 양이 작아지는 일진일퇴를 계속하게 된다. 따라서 음이 가장 왕성한 태음과 양이 가장 왕성한 양명을 짝으로 하고, 음이 시작되는 소음과 양이 왕성해지는 태양을 짝으로 하며, 음이 쇠락하는 궐음과 양이 시작되는 소양을 짝으로 하는 표리관계가 이루어진다.

인체에서는 혈(血)이 음이고, 기(氣)는 양이다. 천체는 1음 → 2음 → 3음 → 1양 → 2양 → 3양의 순서로 변화하고 그 기운이 움직인다. 천체의 삼음삼양이 이렇게 변화하는 각각의 시점마다 인체에서는 경락 기혈의 다소로 대응되어 나타난다. 육경(六經)의 음양기혈은 남음과 부족함이 있기 때문에 자연스럽게 서로 합(合)을 이룬다고 본다.

표리(表裏)가 되는 두 경맥은 음양기혈 간의 상대적 평형을 이루므로 경락의 기혈다소는 장부경맥의 생리적 기능과 병리적 특성에 밀접한 관련이 있다.

태음경은 운화를 하는 기능이므로 소혈다기이다. 여기서 다기(多氣)는 태음의 수포(輸布)·운화(運化)의 생리적 특징을 나타낸다. 따라서 태음병은 쉽게 양기부족, 기능감퇴를 초래하는 병리적 특징을 갖고 있음을 나타내는 것이기도 한다.

인체의 수액대사는 전신의 장부 조직 기관의 상호배합과 협조로 완성된다. 이 과정에서 폐(肺)와 비(脾)와 신(腎)은 중요하게 작용하는데 이 세 장은 모두 다기한 장이다. 만약 이들 세 장이 다기(多氣)하지 못하면 폐는 통조수도(通調水道)의 기능을 못하게 되고, 비는 운화작용이 어렵게 되며, 신은 수액대사를 주관하기 어렵게 되어 수종(水腫)을 초래하게 된다.

태양경은 다혈소기이고 소음경은 소혈다기로 두 경은 상호협조·의존하여 생리기능과 병리반응에서 표리관계를 이룬다. 양명경은 기혈이 생성 변화되는 원천이므로 다혈다기하다. 그래서 음양이 모두 왕성하다.

(1) 태음경(太陰經)

태음은 소혈다기(少血多氣)로 비와 폐를 배속(配屬)한다. 이는 비가 족태음으로 소혈을 요하고 폐는 수태음으로 다기를 요하는 생리기능으로 세분된다.

비는 음토(陰土)이고 육기 중 습(濕)으로 습 중에서도 한습(寒濕)이다. 수곡정미와 수액의 운화를 주관한다. 음장(陰臟)으로 한(寒)을 관장하니 한하며, 소수(少水)로 소혈을 요한다. 폐는 하늘의 차가운 기를 받아들이고 폐주기(肺主氣)하므로 다기(多氣)를 요하며 이때의 기는 시원하고 차가운 기를 뜻한다.

(2) 소음경(少陰經)

소음은 다기소혈(多氣少血)로 신(腎)과 심(心)을 배속한다. 이는 신은 족소음으로 소혈을 요하고 심은 수소음으로 다기를 요하는 생리기능으로 세분된다.

신은 오장 중 최하부에 위치하며 오장의 정(精)을 보관한다. 정혈동원(精血同源)으로 정은 혈의 산물로 신(腎)이 혈을 주관한다. '신주수(腎主水)' 로 그 기는 한(寒)하다. 추우면 물이 어는 이치로 '신오한(腎惡寒)'은 신의 생리이다. 신의 기능의 발휘에는 소혈로 족하다.

심은 군화(君火)로 인신의 열을 관장하여 혈에 열기를 제공하고, '심주혈(心主血)'의 한기(寒氣)를 의미하는 것이 아니라, 주기(主氣)중 두 번째 기(氣)인 춘분과 소만의 양진지월(陽進之月)의 열기를 의미한다.

십이경맥의 육기(六氣) 배속과 기혈다소

음경(陰經)				양경(陽慶)			
사지(四肢)	육경(六經)	속장(屬臟)	기혈다소(氣血多少)	사지(四肢)	육경(六經)	속부(屬腑)	기혈다소(氣血多少)
수(手)	태음(太陰)	폐(肺)	다기소혈(多氣少血)	수(手)	양명(陽明)	대장(大腸)	다기다혈(多氣多血)
족(足)	태음(太陰)	비(脾)		족(足)	양명(陽明)	위(胃)	
수(手)	소음(少陰)	심(心)	다기소혈(多氣少血)	수(手)	태양(太陽)	소장(小腸)	소기다혈(少氣多血)
족(足)	소음(少陰)	신(腎)		족(足)	태양(太陽)	방광(肪胱)	
수(手)	궐음(厥陰)	심포(心包)	소기다혈(少氣多血)	수(手)	소양(少陽)	삼초(三焦)	다기소혈(多氣少血)
족(足)	궐음(厥陰)	간(肝)		족(足)	소양(少陽)	담(膽)	

(3) 궐음경(厥陰經)

궐음은 다혈소기(多血少氣)로 간과 심포를 배속한다. 이는 간은 족궐음으로 다혈을 요하고 심포는 수궐음으로 소기를 요하는 생리기능으로 세분된다.

간은 혈을 저장하고 혈을 소설(疏泄)하므로 다혈(多血)을 요한다.

심포는 심을 대행하므로 혈을 필요로 하지 않으며 오직 화(火)만 주관하므로 기를 필요로 하는데, 심포는 화의 명령만을 관리할 뿐 실제로 화의 행사는 소양상화로 이루어지므로 소기(少氣)로 족하다.

(4) 양명경(陽明經)

양명은 다혈다기(多血多氣)로 위와 대장을 배속한다. 위는 족양명으로 다혈을 요하고 대장은 수양명으로 다기를 요하는 생리기능으로 세분된다.

위는 수곡을 수납하여 열을 뿜어내며 부숙(腐熟)을 쉬지 않고 해야 한다. 이때 열은 양명의 조열(燥熱)로 혈(血)로부터 공급 받아야 하므로 다혈을 요한다. 그래서 위를 '기혈생화지원'이라 한다.

대장은 폐와 표리관계를 이루는 부(腑)로 폐가 수납한 천기(天氣)를 전수하는데 천기의 음분(陰分)은 땅으로 방출하고 양분(陽分)은 피모(皮毛)로 증발시킨다.

대장의 다기는 5월 장하(長夏)의 열기를 의미하는 것이 아니라, '폐주조기(肺主燥氣)'이므로 청조(淸燥)한 기를 필요로 한다는 뜻이다. 조(燥)하지 않으면 대변의 수분을 정상적으로 조절할 수 없으며 다기(多氣)하지 않으면 길이 21척, 폭 4촌의 대장에서 대변을 방출하기 어렵다.

(5) 태양경(太陽經)

태양은 다혈소기(多血少氣)로 방광과 소장을 배속한다. 방광은 족태양으로 다혈을 요하고 소장은 수태양으로 소기(少氣)를 요하는 생리기능으로 세분된다.

소장과 방광은 근본이 일가(一家)로 소장은 방광에 열(熱)을 전하고, 방광은 소장에 수(水)를 전하여 '수화기제(水火旣濟)'가 이루어진다.

방광은 소장의 열을 이용하여 간(肝)·신(腎)·명문(命門)을 데우고 자신에 저장되어 있는 소변을 덥혀 배뇨를 순조롭게 한다. 소장은 방광의 수(水)를 이용하여 장부의 진액을 주관한다. 그러므로 방광은 진액 즉 다혈(多血)을 요하고 소장은 한(寒)이 적은 소기(少氣)를 요하게 된다.

방광은 주도지관(州都之官)으로 진액을 저장하는 부(腑)이다. 소장과 대장에 진액을 공급하여 신체 내외에 전달한다. 자연의 진액은 양으로 인해 샘솟고 음으로 인해 마른다. 이와같이 생명유지는 양에 있으므로 방광이 최장의 양을 관장하는 태양에 배속된다.

소장은 심과 표리관계를 이루는 부(腑)로 인체의 열, 즉 영기(營氣)의 운영을 맡아 오장과 육부의 성쇠를 관찰하여 태과(太過)와 불급(不及)을 조정한다. 그러므로 한열을 조정해 양기를 주관하니 양기가 제일 강한 태양에 배속한다.

(6) 소양경(少陽經)

소양은 다기소혈(多氣少血)로 담과 삼초를 배속한다. 담은 족소양으로 소혈을 요하고 삼초는 수소양으로 다기를 요하는 생리기능으로 세분된다.

담은 정(精)을 낭(囊)에 저장하기만 할뿐 다른 부(腑)처럼 음식물을 수납하거나 전수하는 일이 없으므로 혈을 요하지 않고 다만 기만 필요로 한다.

삼초는 무형의 부(腑)로 인신(人身)의 상하로 유동하면서 열을 전도하므로 다기를 요한다. 그러나 이때의 기는 9월의 기후에 해당하는 한다열소(寒多熱少)의 한기(寒氣)를 의미하는 것이 아니라 담과 삼초가 모두 혈을 필요로 하지 않으므로 주기(主氣) 중 삼기(三氣)에 해당하는 수기(水氣)가 없어 오직 태울 수 있는 상화(相火)로 폭급(暴急)한 성질을 지닌 기로 발현된다.

제2장

경 락

제1절 경락의 계통과 기능

1. 경락이란

경락(經絡)이란 경맥(經脈)과 락맥(絡脈)을 합친 말이다. 경(經)은 베틀이 날실을 끌어 올리도록 맨 굵은 줄을 의미하고, 락(絡)은 올이 가는 작은 그물을 뜻한다. 경맥은 경락의 기본줄기를 말하는데 몸속의 깊은 곳을 위아래로 흐르며, 비교적 곧고 굵고 길다. 락맥은 그 경맥에서 갈라져 나와 온몸에 그물처럼 퍼져있는 가지를 말하는데 대체로 좌우로 흐르며 비교적 가늘고 짧으면서 얕은 곳에 분포되어 있다.

(1) 경락개념

일반적으로 경락은 기(氣) 운행의 통로라고 정의하고 있다.

『영추』 <영위생회(營衛生會)>에는 "혈과 기는 그 이름은 다르나 같은 종류이다."라고 하여 혈과 기가 분리된 것이 아니라 혈이 기가 되고 기가 혈이 되면서 상호 영향을 미친다는 점을 분명하게 설명하고 있다. 인체 내에서 혈과 기는 그 형태와 작용에 따라 위기(衛氣)와 영혈(營血)로 부르는데 결국 경락은 단순히 기혈이 유통하는 노선이 아니라 기혈이 유통하여 일어나는 모든 영위(營衛) 반응을 나타내는 노선이라는 것이다. 경락에 장애가 생기면 병이 생기고, 경락이 잘 통하면 병이 낫고 건강하게 되는 것이다.

경락은 일정한 환경 가운데서 생명체가 개체를 형성하여, 생명활동을 영위해 나갈 수 있도록 하는 계통체계이다. 인간에게서는 모태(母胎)의 십이경락체계가 10개월 동안 태아(胎兒)를 길러 인체내부에 오장육부가 형성되도록 하고, 이 오장육부가 다시 인체감각기관, 신경전달기관, 운동기관 등과 연결되어 활동력을 가지는 복잡한 체계를 형성할 수 있도록 한다. 그리고 태어난 이후에는 경락체계가 인체를 하나의 유기적 통일체로 연결시키는 계통을 이루게 하고, 몸 전체에 위기영혈(衛氣營血)을 고루 퍼지게 하며, 스스로 생명활동을 영위(營衛)할 수 있도록 한다.

따라서 경락은 보편적 · 유기적 · 특수 연계를 통해 인체를 모태로부터 탄생할 수 있도록 하고, 인체가 경락을 매개로 위기영혈(衛氣營血)이 유통 · 조절하기 때문에 생리 · 병리 · 진단 · 치료 및 예방에 있어 매우 중요한 역할을 한다.

(2) 경락개념의 유래

경락학설은 침뜸의학의 중요한 기초이론이다. 그러나 세밀하고 복잡한 체계를 갖춘 인체의 경락체계를 언제 누가 어떻게 찾아냈는지에 대해서는 아직 제대로 밝혀진 바가 없다.

① 기(氣)와 경락 개념의 유래

동의학에서 말하는 기(氣)라는 개념은 동양만이 아니라 여러 문화권에서 존재한다.

동아시아 쪽에서는 기(氣), 인도에서는 프라나(Prana), 중동 쪽에서는 루흐(روح = ruh 아랍어)[32] 혹은 루아흐(רוּחַ = ruach 히브리어)[33], 그리이스에서는 프뉴마(πνεῦμα=pneuma 희랍어), 티베트에서는 룽(Lung) 등의 언어로 쓰이고 있다. 이 말은 모두 바람의 의미가 있는데, 단순한 바람의 의미를 넘어서 자연의 힘, 생명의 기운, 영적인 에너지를 포괄하는 폭넓은 뜻을 지니고, 숨[호흡] · 생명 · 활기 · 에너지 · 생명력 · 생기(生氣) · 정령(精靈) · 성령(聖靈) · 의식 에너지 등의 의미를 포함하고 있다.

인도에는 프라나라는 말과 함께 이 프라나가 통하는 길이라는 의미의 나디라는 개념이 있다. 나디(Nadis)는 경락과 유사한 개념으로 이해할 수 있다.

인더스 계곡 지역에는 최후 빙기가 사라진 후인 1만 년 전 홀로세(Holocene 충적세) 초기부터 다양한 사람들이 살았다. 인더스 문명은 기원전 3300년 경부터 1700년 경까지 번성했다.

---

32 아랍인들에게 가장 고전적인 사전 중의 하나 리산 알아랍(lisan al-Arab)에는 루흐의 의미를 생명을 주는 것, 꾸란, 지브릴 천사, 이싸(루흐 알꾸두스), 사람의 입으로부터 나온 바람, 나프스라고 했다. 루흐는 이슬람 의학에서 마음에서 생기는 기체로부터 온다고 하고 생명의 힘과 느낌과 동작의 힘이라고 했다. 또 오늘날 아랍어 사전을 보면 나프스는 루흐, 혈액, 사람 전체 등의 의미를 갖는다.

33 구약성서에서 378회 사용된 히브리어 루아흐(ruach)는 그리스어 프네우마(pneuma)로 늘 번역되는데 숨, 입김, 공기, 바람, 영혼을 의미한다. 이것은 인간 안에 살아 있는 힘이고 생명의 원리이며 지식과 감정의 자리이다.-<가톨릭신문> 2006.9.3 '우리시대의 성령 11' 중에서

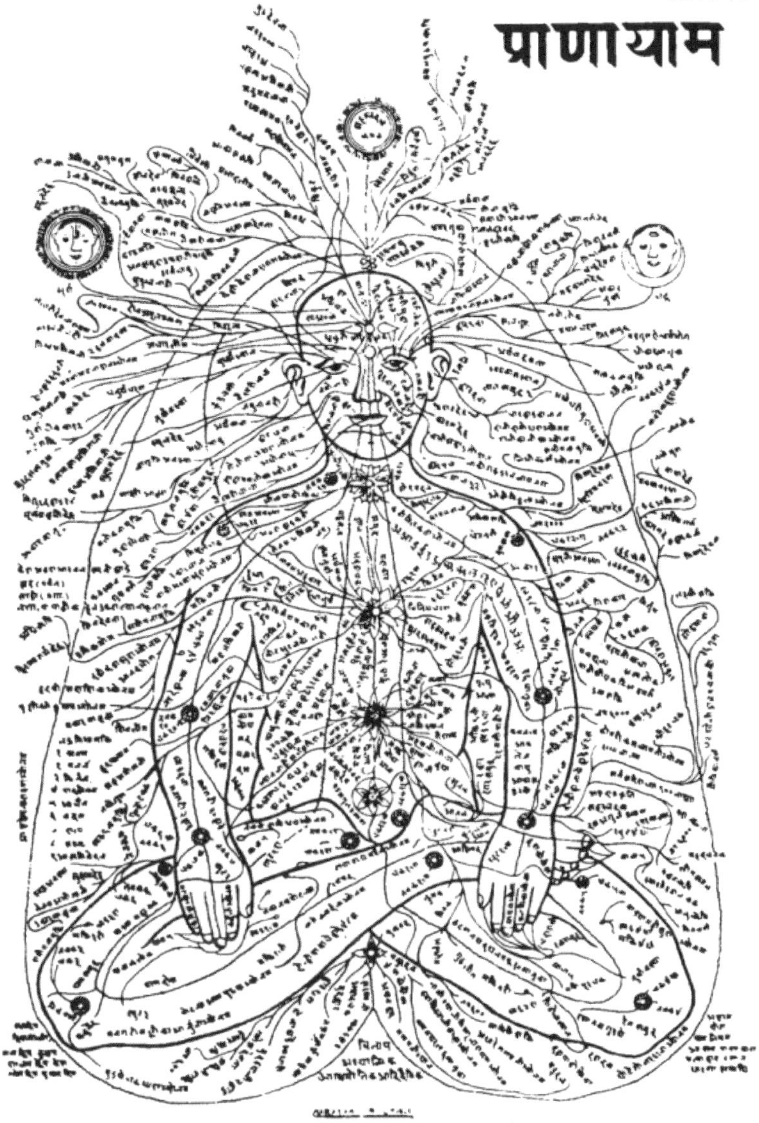

인도 베다 문화의 프라나가 흐르는 길 나디를 표현한 그림.
상단 우측의 산스크리트어는 프라나야마(Pranayama)라는 말로
호흡(Prana) 조절(yama 또는 nayama)을 통해 건강을 향상시키는
방법을 뜻한다.

기원전 2000년경부터는 러시아 남부지방에서 중앙아시아에 이르는 광대한 초원지역에서 유목생활을 하던 아리아족이 유럽과 페르시아로 향하는 한편 이곳 인더스 문명지역으로도 이동해 들어왔다.

이렇게 시작된 인도의 문명은 기원전 1500년 경부터 베다시대로 접어든다. '베다(Veda)'는 인도아리아인이 발전시키고 저술한 시·철학적 대화·신화·의식용 기도문 등으로 산스크리트어로 작성된 방대한 양의 작품을 말한다.

인도 아리아인들의 베다 경전 가운데 가장 오래되고 대표적인 경전이 『리그베다』이다.

『리그베다』가 등장한 시기는 기원전 1500년~1000년 무렵으로 추정된다. 오랜 세월 암기 및 구전으로만 전수되어오다 문자로 기록되었기 때문에 베다 내용의 기원은 그보다 훨씬 이전으로 본다.

이 『리그베다』에서 나디(Nadi)가 '흐름(flow)'의 의미로 사용되었으며, 몸 속에 프라나(생명 에너지)가 흐르는 길을 의미한다. '나디'란 산스크리트어 'Nad'에서 유래되었으며, '통로(channel), 텅 빈 줄기, 소리, 진동, 공명'이라는 뜻이다.

오랜 세월 구전되어오다가 기원전 약 800년에서 400년 사이에 성립된 것으로 추정되는 고대 베다 경전 우파니샤드에 따르면 인체에는 프라나의 통로인 나디가 7만2천개 있다고 한다.

우파니샤드에서는 태양의 빛살이 나디 내부로 들어오고, 또한 나디 내부의 빛살이 태양으로 들어가며 걸림 없이 자유로이 오고 감을 묘사하여 몸의 나디가 우주의 나디와 서로 연결되어 있다는 사실을 나타내고 있다.[34] 베다 문명의 나디 개념은 요가 수행에서도 핵심 이론으로 자리를 잡아 발전해 오고 있다.

기원전 2000~1500년(아리아인들의 초기 베다 문명 시기)에 시작된 것으로 알려진 인도의 전통의학 아유르베다[35]에서는 나디가 프라나의 이동 통로만이 아니라 다양한 물질들이 움직여가는 도관으로서의 기능을 하는 것으로 개념[36]이 형성되어 왔다.

이처럼 인도의 베다 문명과 아유르베다에서도 기(氣 프라나)가 통하는 통로 등 동양의 경락학의 주요개념과 유사한 점을 찾아 볼 수 있다.

프라나[氣]가 다니는 통로라는 의미의 나디(Nadis)가 동아시아 침구학에서 의미하는 경락이라는 개념과 유사하다고 본다면 인도 북부의 고대문명에서도 경락 개념의 기원을 탐구해 볼 필요가 있다.

여러가지 말로 표현되는 대자연 생명 에너지(기, 프라나 등)의 흐름이 일정한

34 서봉기. (2015). 요가수행의 나디에 관한 연구 [박사 논문, 원광대학교]. 28~39p, 79~82p

35 김진희, 한창현, 안상우. (2010). 아유르베다(Ayurveda)의 기원에 관한 연구. 한국한의학연구원 논문집, 16(3), 1-13.

36 서봉기. (2015). 요가수행의 나디에 관한 연구 [박사 논문, 원광대학교]. 16p

체계로 생체 내에도 흐르며 생명활동을 영위할 수 있도록 한다는 인간의 인식은 문헌으로 확인되는 것 보다 훨씬 이전부터 형성되어온 것으로 추측된다.

동아시아 침구학에서 경락이론은 음양 오행과 육기(六氣)와 육경(六經)에 관한 이론을 바탕으로 체계적으로 정립되어 왔다.

② 십일맥구경과 황제내경

동양에서 경락학설이 기록되어 있는 최초의 문헌은 춘추전국시대, 대략 기원전 2세기 무렵의 묘에서 출토된 비단에 쓰인 글[帛書]이다. 1973년 장사시(長沙市) 마왕퇴(馬王堆) 3호 고분(古墳 BC 186년에 죽은 여인의 무덤)에서 경맥이 기재되어 있는 두 가지 백서(帛書)가 출토되었는데 황제내경 직전의 경락이론을 반영하고 있다. 『족비십일맥구경(足臂十一脈灸經)』과 『음양십일맥구경(陰陽十一脈灸經)』

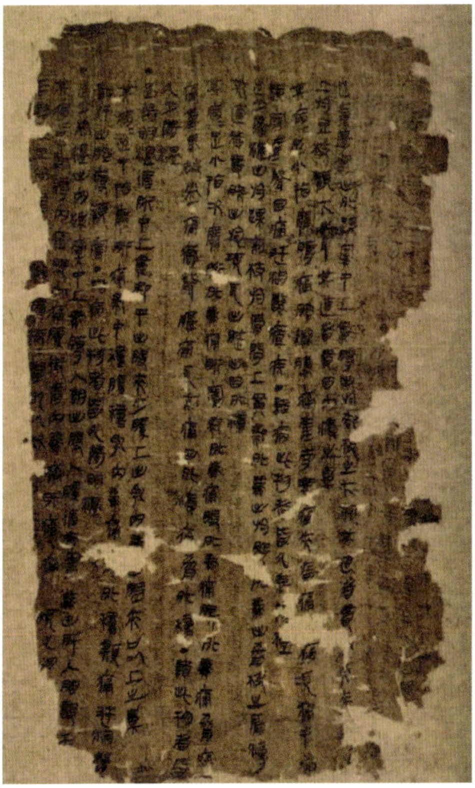
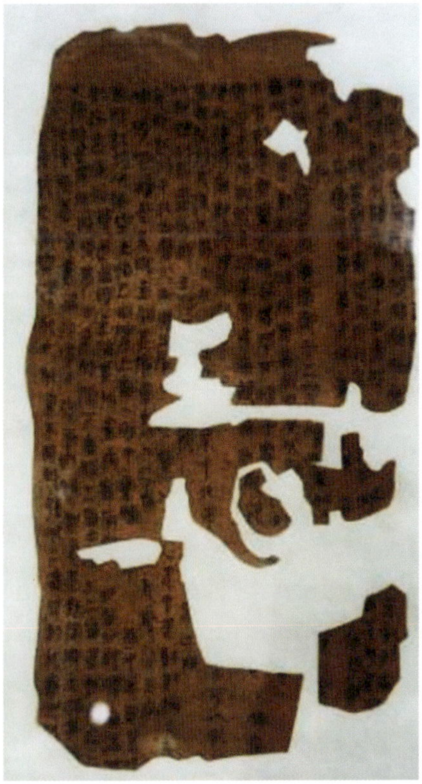

중국 장사시 마왕퇴 춘추전국시대의 고분에서 비단에 쓰인 글[帛書]로 발굴된 족비십일맥구경(좌)과 음양십일맥구경(우)

이라는 이 유물이 현존하는 최초의 동양 경맥학설 문헌이다.

여기에 십일맥에 대한 명칭, 기시점, 종지점, 주행노선 및 치병 등이 정리되어 있다. 특히 『족비십일맥구경』과 『음양십일맥구경』이 침법은 언급되어 있지 않고, 뜸 경맥이라는 의미의 구경(灸經)으로 되어 있고, 뜸법만 언급하고 있어서 뜸에 경맥이론을 널리 활용했음을 보여주고 있다는 점이 주목된다.

영추 · 경맥편에는 수삼음맥은 체간에서 손끝으로 향하고, 수삼양맥은 손끝에서 머리로 향하고, 족삼양맥은 머리에서 발끝으로 향하고, 족삼음맥은 발끝에서 체간으로 향하여 각 맥들은 한 맥이 끝나는 곳에서 다른 맥이 시작하는 식으로 이어져 끝없이 순환하는 여환무단(如環無端)의 구조로 이어진다. 또 모든 경맥에서 분지가 있다.

이에 비해 음양십일맥구경의 견맥(肩脈)은 귀 뒤에서 손등으로, 대음맥(大陰脈)은 위(胃)에서 내측 복사뼈 위쪽으로 유주해 원심성을 보이고, 나머지 비거음맥(臂鉅陰脈), 치맥(齒脈), 양명맥(陽明脈), 비소음맥(臂少陰脈), 거양맥(鉅陽脈), 소음맥(少陰脈), 이맥(耳脈), 소양맥(少陽脈), 궐음맥(厥陰脈)이 구심성으로 순행한다. 경맥 모두 분지가 없다.[37]

족비십일맥구경은 비태음맥(臂太陰温), 비양명맥(臂陽明温), 족양명맥(足陽明温), 족태음맥(足泰陰温), 비소음맥(臂少陰温), 비태양맥(臂太陽温), 족태양맥(足泰陽温), 족소음맥(足少陰温), 비소양맥(臂少陽温), 족소양맥(足少陽温), 족궐음맥[足帣陰温] 모두 사지에서 시작해 흉복부나 머리에서 끝나는 구심성으로 순행하며, 태양맥과 족소양맥을 제외한 나머지 경맥은 분지가 없다.[38]

경락학설이 보다 완성된 모습으로 수록되어 있는 『황제내경』은 족비십일맥구경과 음양십일맥구경이 쓰인 뒤의 저술이다. 황제내경에는 십이경맥을 중심으로 기경팔맥, 십이경별, 십오락맥, 십이경근, 십이피부, 손락 등 경락에 대한 구체적 내용이 기록되어 현재에 이르고 있다.

오늘날까지 전해 내려오는 『황제내경』은 저작연대를 정확히 고증할 수는 없으

---

37 음양십일맥구경에서 '脈'은 '脈'으로 해석됨

38 족비십일맥구경에서 '温'은 '脈'으로 해석됨. 또한 '帣'은 '厥'로 해석됨.

나 전국시대(戰國時代 B.C.475년-B.C.221년)부터 서한시대(西漢時代 B.C.206년-A.D.24년)까지의 의학이론을 황제(黃帝)의 이름을 빌려 서술한 저서라는 것이 대체로 공인된 견해이다. 황제내경은 『영추(靈樞)』와 『소문(素問)』의 두 부분으로

족비십일맥구경(足臂十一脈灸經)과 음양십일맥구경(陰陽十一脈灸經)의 비교

	족비십일맥구경	음양십일맥구경
수태음폐경	비태음(臂太陰温)	비거음맥(臂鉅陰脈)
수양명대장경	비양명(臂陽明温)	치맥(齒脈)
족양명위경	족양명(足陽明温)	양명맥(陽明脈)
족태음비경	족태음(足泰陰温)	대음맥(大陰脈)
수소음심경	비소음(臂少陰温)	비소음맥(臂少陰脈)
수태양소장경	비태양(臂太陽温)	견맥(肩脈)
족태양방경	족태양(足泰陽温)	거양맥(鉅陽脈)
족소음심경	족소음(足少陰温)	소음맥(少陰脈)
수궐음심포경	-	-
수소양삼초경	비소양(臂少陽温)	이맥(耳脈)
족소양담경	족소양(足少陽温)	소양맥(少陽脈)
족궐음 간경	족궐음(足帣陰温)	궐음맥(厥陰脈)
	맥(脈)의 시작과 끝을 중심으로 명명되어 족(足)과 비(臂)라는 두 가지 편목(篇目)이 붙어 족3음(足三陰)과 족3양맥(足三陽脈), 비3양(臂三陽)과 비2음(臂二陰)의 11맥이 있고 비궐음맥(臂厥陰脈)은 없다.	6개의 삼음삼양맥(鉅陽脈, 少陽脈, 陽明脈, 大陰脈, 厥陰脈, 少陰脈)과 비2음맥(臂鉅陰脈, 臂少陰脈)과 견맥(肩脈), 이맥(耳脈), 치맥(齒脈)의 11맥이 있다.
맥의 방행	사지말단(四肢末端)인 손이나 발에서 시작하여 신체중심의 가슴, 배, 머리 등에서 끝나는 구심성을 나타낸다.	9개는 구심성을 나타내지만, 견맥(肩脈) 대음맥(大陰脈)은 원심성을 나타낸다. 견맥(肩脈)은 머리에서 시작하여 손으로 흘러가고, 대음맥(大陰脈)은 아랫배에서 시작하여 복사뼈로 흘러간다.
주치증	11맥 각각이 주관하는 증상이 기록되어 있고, 장부병(臟腑病)을 위주로 한다.	증상이 보다 자세하고 經絡病을 위주로 하여 시동병(是動病), 소생병(所生病)에 관한 기록.
치료방법으로 뜸법[灸法]만을 사용하였고, 혈명(穴名)이나 침법(針法)은 없으며, 병증의 허실(虛實)도 분류하지 않았다.		

이루어져 있는데, 음양, 오행, 장부, 경락, 경혈, 정신(精神), 기혈(氣血), 진액(津液), 오지(五志), 육음(六淫) 등 동양의학 이론이 총망라되어 있다.

이 『황제내경』에서도 경락학설이 완전하게 설명되지 않은 부분도 적지 않다. 가령 『황제내경』에는 경락의 주요 축을 이루는 기경팔맥에 관한 전체적인 모습이 상세히 수록되어 있지는 않다 『황제내경』에서는 기경팔맥 중 독맥, 임맥, 충맥에 관련해서는 비교적 많이 언급을 했으나 대맥(帶脈), 교맥(蹻脈), 유맥(維脈)에 대해서는 서술의 수도 적고 내용도 자세하지 않다.

진한시대의 『난경』에서 '기경팔맥'이라는 용어를 처음으로 사용하였고, 독맥, 임맥, 충맥, 대맥, 음교맥, 양교맥, 양유맥, 음유맥의 8가지의 기경팔맥 각각에 관하여서도 체계적으로 설명하였다.

2. 경락 계통과 기능

경락계통은 경맥과 락맥, 안으로 장부에 소속하는 부분과 밖으로 체표에 이어지는 부분 등 크게 네 부분으로 나눌 수 있다.

경맥은 십이경맥 · 십이경별 · 기경팔맥을 말하고, 락맥은 15락맥과 손락 · 부락 등이다. 이들 경맥과 락맥은 서로 긴밀하게 연결되고 또한 가로 세로로 교차하여 연락경로를 형성한다. 경락은 또 안으로 육장(六臟) 육부(六腑)의 열두 장부와 이어져 있고, 밖으로 힘줄과 피부 등 모든 조직을 연결하여 통일체를 이룬다.

1) 경락계통

(1) 경맥

경락계통의 큰 줄기인 경맥(經脈)은 정경(십이정경)과 기경(奇經)으로 분류된다. 경맥은 십이경맥, 십이경별, 기경팔맥의 세 종류가 있다.

① 십이경맥

십이경맥은 경락계통의 주체로 전신의 상하 · 좌우 · 내외를 연결하고 기혈을 운행하며, 인체의 음양평형을 조절하는 주요 간선이다.

정경(正經)은 수 · 족 삼음경(三陰經)과 수 · 족 삼양경(三陽經)의 12개가 있어 십이경맥이라 한다. 십이경맥은 좌우대칭이며 팔에 분포하는 경맥을 수삼음 · 수삼양이라 하고, 다리에 분포하는 경맥을 족삼음·족삼양이라 한다. 삼음의 이름은 태음(太陰)·소음(少陰)·궐음(厥陰)이고, 삼양의 이름은 태양(太陽)·양명(陽明)·소양(少陽)이다. 이를 장부와 결합하면 수태음폐경·수양명대장경·족양명위경·족태음비경·수소음심경·수태양소장경·족태양방광경·족소음신경·수궐음심포경·수소양삼초경·족소양담경·족궐음간경의 십이경맥이 이루어진다.

경락계통의 명칭과 특징

<table>
<tr><td rowspan="22">경락</td><td rowspan="20">경맥</td><td rowspan="12">십이경맥</td><td rowspan="14">십사경맥</td><td rowspan="3">수삼음</td><td>수태음폐경</td><td rowspan="12">십이경별</td><td rowspan="12">십이경근</td><td rowspan="12">십이피부</td><td rowspan="12"><12경맥의 특징>
- 오장육부의 기가 순환하는 간선이다.
- 경혈이 속해 있다.
- 좌우 한 쌍씩 있다.
- 음경과 양경으로 분류한다.
- 상하로 운행한다. 양경은 하행하고 음경은 상행한다.
- 6개는 손으로 유주하고 6개는 발로 유주한다. 각기 3개의 양경과 음경이 속해 있다.
- 앞쪽은 음경, 뒤쪽은 양경이다.</td></tr>
<tr><td>수궐음심포경</td></tr>
<tr><td>수소음심경</td></tr>
<tr><td rowspan="3">수삼양</td><td>수양명대장경</td></tr>
<tr><td>수소양삼초경</td></tr>
<tr><td>수태양소장경</td></tr>
<tr><td rowspan="3">족삼음</td><td>족태음비경</td></tr>
<tr><td>족궐음간경</td></tr>
<tr><td>족소음신경</td></tr>
<tr><td rowspan="3">족삼양</td><td>족양명위경</td></tr>
<tr><td>족소양담경</td></tr>
<tr><td>족태양방광경</td></tr>
<tr><td rowspan="8">기경팔맥</td><td colspan="2">독맥</td><td rowspan="8" colspan="4"><기경팔맥의 특징>
- 오장육부와 직접 연계는 없고 일부의 기항지부와 연계되어 있으면서 십이경맥의 작용을 보조하고 연락하며 영위기혈을 조절하는 역할을 한다.
- 유주 순서가 없다.
- 독맥과 임맥에만 경혈이 있고, 나머지 여섯 기경은 14경맥상의 경혈과 만나는데 그 만나는 경혈을 교회혈(交會穴)이라고 한다.</td></tr>
<tr><td colspan="2">임맥</td></tr>
<tr><td colspan="3">충맥</td></tr>
<tr><td colspan="3">대맥</td></tr>
<tr><td colspan="3">음교맥</td></tr>
<tr><td colspan="3">양교맥</td></tr>
<tr><td colspan="3">음유맥</td></tr>
<tr><td colspan="3">양유맥</td></tr>
<tr><td rowspan="2">락맥</td><td colspan="4">15락(絡)</td><td colspan="4">14경맥에 하나씩의 별락이 나오고 비경에 대락이 하나 더 나와 15락맥이 된다. 각 경맥에서 갈라져 나온 자리의 경혈을 락혈(絡穴)이라고 한다.
경혈 365개에서 각각 갈라져 나온 가지를 말한다.</td></tr>
<tr><td colspan="4">손락(孫絡)
부락(浮絡)</td><td colspan="4">15락과 365락맥에서 다시 갈라져 나온 맥을 손락이라고 하고, 손락에서 다시 말초의 낙맥인 부락이 갈라져 나와 피부까지 촘촘하게 퍼져 기를 순행시킨다.</td></tr>
</table>

② 십이경별

십이경별은 십이경맥에서 갈라져 나와 가로 세로로 뻗은 가지 맥으로, '다르게 흐르는 정경'이라고도 한다. 십이경별은 정경의 범위에 속하며, 십이경맥에 대한 보충으로서 전신을 수직으로 흐르면서 이(離)·입(入)·출(出)·합(合)하며 장부와의 연계를 강화하고, 정경이 도달하지 못하는 부분까지 기혈이 운행하도록 보완한다.

십이경별의 육합

육합	양 경별	음 경별
일합	족태양 경별	족소음 경별
이합	족소양 경별	족궐음 경별
삼합	족양명 경별	족태음 경별
사합	수태양 경별	수소음 경별
오합	수소양 경별	수궐음 경별
육합	수양명 경별	수태음 경별

③ 기경팔맥

기경팔맥은 십이경맥 이외의 다른 길을 다니는 경맥으로, 독맥·임맥·충맥·대맥·양교맥·음교맥·양유맥·음유맥의 8개가 있다. 기경팔맥은 정경의 구속을 받지 않고, 십이경맥의 경기를 조절한다.

(2) 락맥

락맥(絡脈)은 경맥에서 갈라져 나와 옆으로 뻗은 맥으로, 십오락맥·부락·손락 등이 있다.

십오락맥은 십이경맥과 임맥·독맥에서 갈라져 나온 락맥과 비경(脾經)에서 갈라져 나온 대락(大絡)을 합한 열다섯 락맥을 말한다. 십오락맥은 비교적 큰 락맥이다.

부락(浮絡)은 락맥이 체표에 떠 있는 것으로, 넓게 분포해서 경맥과 체표를 소통시킨다. 부락 가운데 피부로 노출된 작은 혈관을 혈락(血絡)이라고 한다.

손락(孫絡)은 락맥에서 갈라져나간 가장 작은 가지로, 기혈을 운행시키고 영위(營衛)를 통하게 하는 작용이 있다.

(3) 연속(連屬) 부분

경락의 연속부분은 경맥과 락맥이 내부와 체표조직을 연결하는 부분을 말한다. 이는 크게 안으로 장부에 이어진 부분과 밖으로 체표의 십이경근·십이피부에 이어진 부분으로 나누어 볼 수 있다.

① 안으로 이어짐 [內屬 내속]

경락은 체표에 고루 분포할 뿐만 아니라, 몸 속 깊이 들어가서 모든 장부에 이어짐으로써 온몸의 조직과 기관을 연결한다. 정경·경별·기경·락맥 등은 모두 장부와 연결되어 있으며, 그중 십이경맥은 중요하고 직접적인 작용을 한다.

십이경맥은 각각 자신과 직접 이어지는 장부와의 소속관계를 '속(屬)한다`고 하고, '소속'장부와 표리를 이루는 장부와 연락관계를 '락(絡)한다'고 한다.

이와 같이 음양의 경맥은 장에 '속(屬)'하면 부에 '락(絡)'하고, 부에 '속'하면 장에 '락'함으로써 장과 부가 서로 합(合)하는 관계를 형성한다. 그리고 경락의 순행·교차에 의한 기타 관련 장부와 이어지며, 또 경별·락맥 등 가지 맥의 연결이 더해짐으로써 장부와 경락 간에 연결이 성립된다.

② 밖으로 이어짐 [外連 외련]

인체의 경락은 십이피부와 십이경근이 바깥을 구성하고, 안으로는 십오락맥과 십이경별, 기경팔맥, 십이경맥, 장(臟)과 부(腑)로 이루어져 있다. 이들 경락이 표리(表裏)로 관계를 맺으면서 영위(營衛)·기혈(氣血)을 안팎으로 관통하게 하여 끊임없이 순환하도록 함으로써 생명현상을 유지한다.

십이경근 십이경근은 십이경맥 순행부위에 분포된 근육계통의 총칭으로, 팔다리와 모든 뼈를 연결하며 온몸을 이어주고 관절의 운동을 주관한다. 경근은 경맥의 기가 뭉치고, 모이고, 퍼지고, 얽힌 경맥에 연속된 근육 계통이다. 십이경근의 순행부위는 십이경맥과 일치하지만 그 작용은 체표와 근육지절 만을 순환한다.

십이피부 십이피부는 십이경맥과 그 락맥이 분포하는 피부 부위이며, 피부의 경락구역이다. 온몸의 피부는 십이경맥의 기능과 활동이 체표로 반영되는 부위이며, 경락의 기가 흐르는 곳으로 외사(外邪)의 침입을 방어하는 방패구실을 한다. 피부가 경락과 다른 점은 경맥은 선상 분포이고, 락맥은 망상 분포인 반면,

피부는 면에 치중한 구획 분할로 그 분포 부위는 경락보다 더 광범위하다.

2) 경락의 기능과 응용

경락은 표리상하를 소통시켜 장부와 조직을 연결하고, 기혈을 운행시키며, 병사(病邪)의 침입이나 자극을 전달하고, 인체의 이상을 반영하며, 인체 각 부분의 기능과 활동을 조절하는 작용을 한다.

(1) 연결 작용

12경맥과 12경별은 가로 세로로 교차하여 표리상하를 소통시키고 장부와 오관구규(五官九竅)의 사이를 순행하여 이를 이어준다. 기경8맥은 12정경을 이어주고 조절하며, 12경근과 12피부는 근맥과 피부를 이어준다. 이와 같이 인체는 경락계통의 연결작용을 통하여 하나의 통일체를 형성할 뿐만 아니라, 생리활동에서도 서로 돕고 조절하는 유기체를 형성한다. 따라서 장부기능의 변화는 경맥을 통하여 체표에 반영되고, 경맥의 변화는 또한 소속-연락하는 장부의 기능과 활동에 영향을 준다.

장부와 경맥과 소속 · 연락관계

<table>
<tr><th colspan="3">경 맥</th><th>소 속</th><th>연 락</th></tr>
<tr><td rowspan="6">수</td><td rowspan="3">삼음경</td><td>태음경</td><td>폐</td><td>대장</td></tr>
<tr><td>궐음경</td><td>심포</td><td>삼초</td></tr>
<tr><td>소음경</td><td>심</td><td>소장</td></tr>
<tr><td rowspan="3">삼양경</td><td>양명경</td><td>대장</td><td>폐</td></tr>
<tr><td>소양경</td><td>삼초</td><td>심포</td></tr>
<tr><td>태양경</td><td>소장</td><td>심</td></tr>
<tr><td rowspan="6">족</td><td rowspan="3">삼음경</td><td>태음경</td><td>비</td><td>위</td></tr>
<tr><td>궐음경</td><td>간</td><td>담</td></tr>
<tr><td>소음경</td><td>신</td><td>방광</td></tr>
<tr><td rowspan="3">삼양경</td><td>양명경</td><td>위</td><td>비</td></tr>
<tr><td>소양경</td><td>담</td><td>간</td></tr>
<tr><td>태양경</td><td>방광</td><td>신</td></tr>
</table>

① **장부와 신체 각부의 연결** 오장육부는 그 소속경맥이 있으며, 경맥은 오장육부에서 시작하여 장부와 체표의 사이를 연결한다. 안으로는 경맥의 '소속 - 연락의 관계'로 장과 부가 표리관계를 형성하고, 밖으로는 팔다리와 모든 뼈, 5감의 감각기관과 아홉 구멍, 살과 피부 등과 이어진다.

② **오관의 연결** 12정경은 장부와 연속(連屬)되고, 오관과 이어진다. 『영추』에서 "오장의 정기는 항상 몸 위쪽의 일곱 구멍으로 모인다. 폐의 기운은 코로 통하는데 폐기가 조화로우면 코로 냄새를 맡을 수 있고, 심의 기운은 혀로 통하는데

심기가 조화로우면 혀로 맛을 볼 수 있으며, 간의 기운은 눈으로 통하는데 간기

신체부위와 경락의 연계관계

부위 장부 기관명		기본경맥이 연계된 경맥	가지 연계경맥
머리	앞머리(이마)	족양명위경, 족소양담경	수양명대장경
	옆머리	족소양담경, 수소양삼초경	족태양방광경
	뒷머리	족태양방광경, 수태양소장경, 독맥	
	정수리	독맥, 족태양방광경	족궐음간경
얼굴부위	뺨	족양명위경, 수태양소장경 수양명대장경	
	턱	임맥, 족양명위경, 수양명대장경	
	입술	족양명위경, 수양명대장경, 독맥, 임맥	
	눈	족태양방광경, 수태양소장경, 족양명위경, 수소양삼초경, 족소양담경	수양명대장경, 족궐음간경, 수소음심경, 임맥
	코	독맥, 족양명위경, 수양명대장경	
	귀	수소양삼초경, 족소양담경, 수태양소장경	족태양방광경
	혀	수소음심경, 족태음비경	
	윗니	족양명위경	
	아랫니	수양명대장경	
목부위	앞목	족양명위경, 임맥, 수양명대장경	
	옆목 목덜미 인후	족소양담경, 수소양삼초경, 족태양방광경, 독맥, 수태양소장경, 족양명위경, 족소음신경, 수태음폐경, 임맥	
팔다리	어깨	수삼양경	
	팔안쪽	수삼음경	
	팔바깥쪽	수삼양경	
	다리안쪽	족삼음경	
	다리바깥쪽	족삼양경	

가 조화로우면 눈으로 색을 구별할 수 있고, 비(脾)의 기운은 입으로 통하는데 비기가 조화로우면 입으로 음식물을 구별할 수 있으며, 신(腎)의 기운은 귀로 통하는데 신기가 조화로우면 귀로 소리를 들을 수 있다"고 하여 장부와 오관의 연결을 설명했다.

③ **경락끼리 연결** 경락 간에도 서로 만나는 관계가 있어 더욱 정교한 생리작용을 나타낸다. 가령 수삼양경과 족삼양경은 독맥에서 만나므로 독맥을 '양맥의 바다'라고 하고, 수삼음경과 족삼음경, 음교맥, 충맥은 임맥에서 만나므로 임맥을 '음맥의 바다'라고 한다. 또한 충맥은 12경맥의 기혈이 모이는 곳이므로 '12경맥의 바다'라고 한다.

(2) 생리상의 운수(運輸)작용

『영추』에서 "경맥은 기혈을 운행시킴으로써 몸속과 겉을 영양하고, 힘줄과 뼈를 적시며, 관절의 활동을 원활하게 한다."며 경락을 통한 기혈의 수송을 말하고 있다. 이 처럼 경락의 생리상 기능은 ① 안팎의 기혈(氣血)이 원활하게 흐르게 하여 팔 다리와 몸체를 연결하고, ② 기혈이 잘 통하게 하여 장부 · 기관 · 계통 · 조직 등 인체에 영양분을 공급해 주고, ③ 밖에서 침입하는 사기(邪氣 나쁜 기운)를 물리쳐서 몸을 보호하고 지키며, ④ 인체 기능 활동의 상대적 평형을 유지하도록 한다.

(3) 병리상의 반응(反應), 시동병과 소생병

경락은 병을 일으키는 사기가 들어오는 곳이기도 하고, 들어온 병의 증세를 나타내는 곳이기도 하다. 병인(病因)이 몸 안으로 침습하고, 장부의 병인은 경락을 통하여 파급되는 것을 표현한 것이다. 몸 겉의 병변은 경락을 통하여 내장으로 파급되고, 내장의 병변은 경락을 통하여 몸 겉으로 파급되기도 한다.

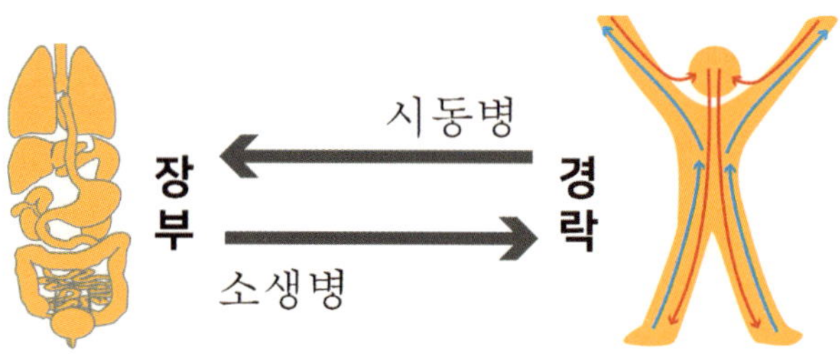

『소문』에서는 "대개 사기가 인체에 침입하면 반드시 먼저 피부에 머무는데, 여기서 제거되지 않으면 손락(孫絡)으로 들어가 머물고, 여기서 제거되지 않으면 락맥으로 들어가 머물며, 여기서 제거되지 않으면 경맥으로 들어가 머물게 되어, 오장에 영향을 미치고 위(胃)와 장(腸)으로 퍼진다."고 했다.

부락(浮絡)에 병사가 작용하면 손락(孫絡)→ 락맥→ 경맥을 통하여 내장에 영향을 주어 병이 생기고, 내부의 장부에 병이 생기면 경맥→ 락맥→ 손락→ 부락을 통하여 표면에 그 현상이 반영된다. 이런 관계에 따라 외부에서 병사가 경락을 따라 내부로 들어가는 증후를 경락병증 또는 시동병이라고 하고, 장부에서 생긴 병증이 경락을 따라 나타나는 증후를 장부병증 또는 소생병이라고 한다.

① **경락병증[시동병]** 시동병(是動病)이란 외부에서 작용한 병인에 의하여 경락과 그 경락이 연계된 내장에 질병 증상으로 나타나는 것을 말하고, '기(氣)의 병'으로 본다. 시동병은 병사가 얕은 부위에 머물며 깊어질 태세에 있는 상태다.

② **장부병증[소생병]** 소생병(所生病)이란 장부에서 생성된 병이 경락을 통하여 몸 표면에 반영되는 증후군을 말하는 것으로, '혈(血)의 병'으로 본다. 소생병은 육음(六淫) 칠정(七情)으로 인하거나, 시동병에서 시작한 병이 치유되지 못하여 장부에까지 이른 병으로 풀이된다.

경락이 장부에까지 닿아 있기 때문에 경락이 병들었을 때 장부의 병증이 나타날 수 있고, 또한 장부가 병들었을 때 경락에 영향을 미쳐 경맥 순행과 관련된 병증이 나타날 수 있다.

그런데 장부가 병들면 반드시 경락에 영향을 미쳐 경락병증이 나타나게 되지만, 경락이 병들었다고 하여 반드시 장부에 영향을 미쳐 장부병증이 나타나는 것은 아니라고 한다. 경락이 병들면 장부에 영향을 미쳐 장부병증이 나타날 수도 있지만, 장부에까지 영향을 미치지 않아 장부병증이 나타나지 않을 수도 있다는 것이다.

병증을 치료하는 것도 경락이 병들어 나타나는 장부의 병증은 비록 장부와 관련된 병증이 나타나기는 하지만 어디까지나 경락의 병증이므로 해당 경맥을 치료해야 하고, 장부가 병들어 그 병증이 경맥에 파급된 것은 비록 경맥의 병증이기는 하지만 반드시 본 장부의 병을 치료하여야 없어진다.

경맥과 락맥의 병증에 관하여, 『황제내경』에서 가장 체계적으로 쓰여 있는 것은 『영추(靈樞)·경맥편』 이다. 『영추(靈樞)』에는 경맥의 시동병(是動病)과 소생병(所生病)에 관해 기술을 하면서도, 그 자체에 관한 해설은 하고 있지 않다.

그래서 후세의 사람들은 여러 가지로 해석하였다. 시동병과 소생병에 대한 고전의 해석을 살펴보면 표에서와 같이 다섯 가지로 대별할 수 있다.

『난경』에서는 대체로 시동병이 먼저 생긴 후에 2차적으로 소생병이 발생하는 것이라고 보고 있다. 『난경』에 "경맥에는 시동병(是動病)이 있고 소생병(所生病)이 있다는데 한 경맥에 왜 갑자기 두 개의 병이 생기는가"라고 하였다.

『소문(素問)』에 "시동병은 기병이고 소생병은 혈병이다"라고 한 것과 같이 사기가 기에 있으면 시동병이 되고 사기가 혈에 있으면 소생병이 된다. 기는 숨 쉬는 것을 주관하고, 혈은 축이는 것을 주관하는데, 기가 머물러 있으면서 돌아가지 못하면 기가 먼저 병이 들고, 혈이 막혀 축여 주지 못하면 혈이 후에 병이 된다. 그러므로 먼저 시동병이 되고 다음에 소생병이 된다는 것이다.

최근에는 급성, 원발성 병증을 시동병, 만성, 속발성 병증을 소생병으로 보기도 하며, 또한 체표 → 내장 반사, 내장 → 체표 반사로 이해하기도 한다.

시동병과 소생병 해석

출전(出典)	시동병(是動病)	소생병(所生病)
난경 이십이난(二十二難)	먼저 기(氣)가 병든 것	후(後)에 혈(血)이 병든 것
난경 양현조주(楊玄操注)	사(邪)가 밖에 있는 병	사(邪)가 안에 있는 병
난경 서영태주(徐靈胎注)	본경(本經)의 병	타경(他經)의 병
십사경발휘 화어초(和語鈔)	경락(經絡)의 병	장부(臟腑)의 병
영추집주(靈樞集註)	외인(外因)에 의한 병	내인(內因)에 의한 병

(4) 경락의 진단응용

장부에 병이 생겼을 때에는 해당 경락 부위에 압통점, 지각(知覺)의 변화 등의 현상이 나타날 수 있기 때문에 자각증상과 타각증상(他覺症狀), 또는 경락의 순행 부위와 발병한 부위에 근거하여 질병을 진단할 수 있다.

① 경락 연결에 의한 진단 응용

『영추』에서 "오장에 질병이 있으면 12원혈에 반영되기 때문에, 12원혈에 나타나는 반응을 살피면 질병의 원인을 분명히 알 수 있고, 오장의 질병을 알 수 있다"라고 말한 것과 같이, 경락의 특정한 부위에 나타나는 반응으로 질병을 진단할 수 있다.

예를 들어, 심화(心火)가 타올라서 혀가 붉고 아픈 증상, 간화(肝火)가 타올라서 두눈이 충혈되는 것, 신기(腎氣)가 너무 허해서 아무 소리도 듣지 못하는 증상, 폐기(肺氣)가 막혀서 콧구멍이 막히는 것 등은 경락의 특이한 연결 때문에 알 수 있는 것들이다.

② 순행부위로 본 진단응용

경락의 순행부위는 12경맥의 증후가 나타나는 분포 부위이다.

『영추. 관능편』에서 "(오장육부의 병은) 그 통증 부위와 얼굴의 상하좌우에 나타나는 색을 관찰하면, 질병의 한열조습(寒熱燥濕)과 사기가 어느 경맥에 있는지를 알 수 있다. 또 피부의 차고 따스함, 매끄럽고 꺼끌꺼끌함을 자세히 관찰하면 그 병을 알 수 있다"라고 한 말은 병이 드러나는 경락 부위를 따라 진단함을 설명한 것이다.

또『영추. 경맥편』에서 "대개 락맥의 색을 살펴서, 파란 색이면 한사(寒邪)와 통증이 있고, 붉으면 열이 있는 것이다. 위(胃) 속에 한사가 있으면 어제의 락맥이 거의 파란 색을 띠고, 위 속에 열사(熱邪)가 있으면 어제의 락맥이 붉은 색을 띠며, 어제의 락맥이 까만 색을 띠면 사기가 오랫동안 머물러 비증(痺證)이 된 것이다"라고 한 것은, 락맥의 색으로 질병을 진단하는 방법을 설명한 것이다.

제2절 기경팔맥 (奇經八脈)

1. 기경팔맥 개요

기경팔맥(奇經八脈)은 기항지부(奇恒之府: 뇌腦 · 수髓 · 골骨 · 맥脈 · 담膽 · 자궁의 총칭)와 연계되어 있는 경맥으로, 임맥, 독맥, 충맥, 대맥, 음교맥, 양교맥, 음유맥, 양유맥의 8개로 구성된다. 이 중에서 임맥과 독맥만이 소속 경혈을 가진다. 기경팔맥은 각각 교회혈을 하나씩 가지며 그것이 대표혈이 된다.

1) 기경팔맥과 음양

기경팔맥은 신체의 종횡(縱橫)과 전후(또는 상하)와 좌우와 표리(表裏 또는 내외)의 균형을 주관한다.

(1) 경락체계와 음양

음양은 경락체계의 근간을 이룬다. 태양은 빛을 통하여 지구에 음양의 변화를 주도한다. 거기에 달은 인력(引力)을 통하여 음형(陰形)의 변화를 이끈다. 동의학에서는 일월의 교체에 따른 자연의 음양 변화가 생명체에도 그대로 반영된다고 본다.

태양의 빛은 지구 양기의 근본이 되어 환경에서 음양의 변화를 결정하고 주관한다. 자연에서 음양은 전후 좌우 종횡 표리를 형성하고, 삼음삼양은 조습(燥濕) 한열(寒熱) 풍서(風暑)를 낳는다. 이러한 자연의 음양과 육기는 생명체에도 그대로 반영되어 종횡, 전후(상하), 좌우, 표리의 기경팔맥과 삼음삼양의 경락체계를 형성한다.

그리고 경락은 소우주인 생명체에서 전후(상하), 좌우, 종횡, 표리를 구축하고, 내생육기를 만들어내며 농도[燥濕 조습], 온도[寒熱 한열], 풍도[風暑 풍서. 흐름과 운동]의 평형을 갖춘 생명체를 형성하며, 영위(營衛)하고 생식(生殖)하게 된다.

경락체계는 음양이론을 근간으로 하여 정립된 것이다. 삼음삼양의 경락에 대해서는 따로 설명하고, 여기서는 기경팔맥과 음양에 대해서만 살피기로 한다.

(2) 순행에 따른 기경팔맥 구분

① 충맥 · 대맥과 임맥 · 독맥

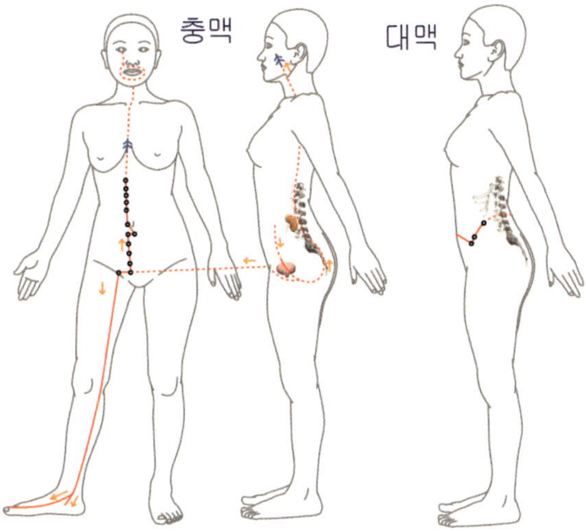

충맥 · 대맥과 임맥 · 독맥은 신체의 종횡, 전후(前後) 또는 상하(上下)의 중심을 유지하도록 한다.

충맥 대맥 충맥과 대맥은 신체의 종횡(縱橫)의 기를 주관한다. 충맥(衝脈)은 신체 세로[縱]를 주관하고, 대맥(帶脈)은 신체의 가로[橫]를 주관한다. 충맥은 종으로 뻗어 신체의 요충(要衝)을 지나고, 대맥은 가운데서 허리에 띠[帶]를 두르듯이 횡으로 돈다. 이 두 경맥은 신체의 종(縱)과 횡(橫)의 중심을 주관한다.

임맥 독맥 임맥과 독맥은 신체 전후(前後)의 기를 주관한다. 임맥은 인체 앞[前]의 음을 주관하고, 독맥은 인체 뒤[後]의 양을 주관한다. 땅으로 배를 향하고 기어다니는 생명체(동물 등)의 경우로 보면, 임맥과 독맥은 상하(上下)의 기를 주관하는데, 임맥은 신체 아래[下] 음을 주관하고, 독맥은 신체 위[上] 양을 주관

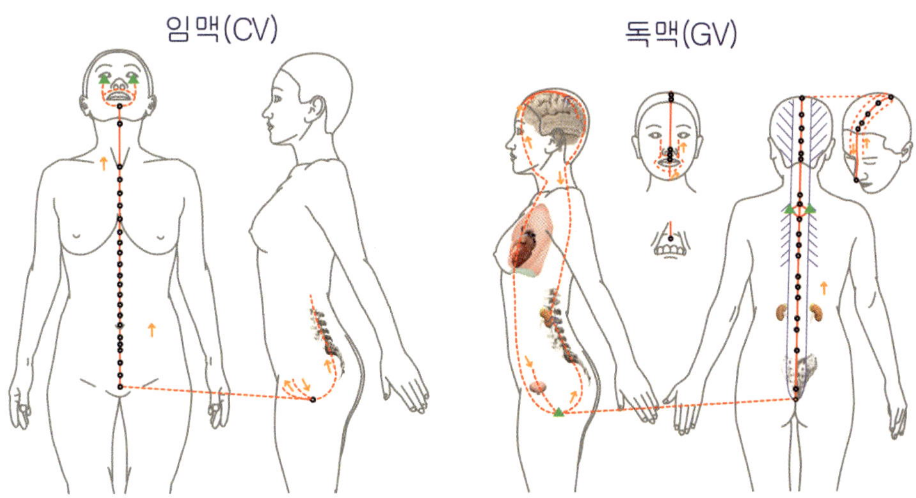

한다고 볼 수 있다.

② **음교맥 · 양교맥과 음유맥 · 양유맥**

음교맥 · 양교맥, 음유맥 · 양유맥은 신체의 좌우 및 표리(또는 내외)의 음양균형과 조화를 유지하도록 한다.

음교맥 양교맥 음교맥과 양교맥은 신체 좌우의 음양을 주관하며 신체의 좌우 균형을 주관한다. 교맥(蹻脈)의 교(蹻)는 발뒤축, 발돋움, 굳셈 등의 뜻으로, 음교맥과 양교맥은 좌우로 기울지 않게 굳게 세운다는 의미가 있다. 음교맥은 좌우의 음측(陰側)을 흐르며 좌우의 음을 굳게 세우고, 양교맥은 신체 좌우의 양측(陽側)을 흐르며 좌우의 양을 굳게 세운다.

음유맥 양유맥 음유맥과 양유맥은 신체 좌우 표리(表裏)의 음양을 주관하며 좌우 표리의 균형을 유지하도록 한다. 음유맥(陰維脈)과 양유맥(陽維脈)의 維(유)는 벼리(그물코를 꿴 굵은 줄, 일이나 글의 뼈대가 되는 줄거리), 얽어매다, 유지(維持)하다 등의 뜻이다. 음유맥은 모든 음경맥[裏 리]을 얽어매어 유지하도록 하고, 양유맥은 모든 양경맥[表 표]을 얽어매어 유지하도록 하는 경맥이라 할 수 있다.

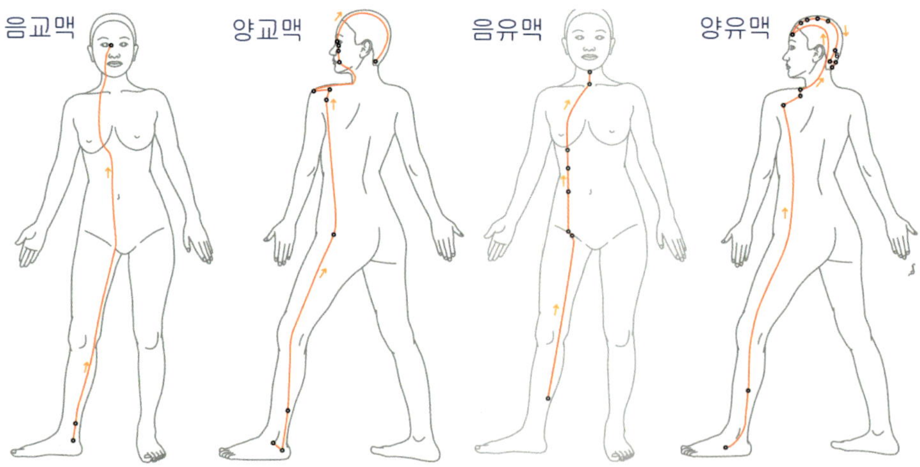

2) 기경팔맥의 흐름

기경팔맥은 종횡으로 분포되어 있고 12경맥의 사이를 순행한다. 십이경맥이 큰 강이라면 기경은 호수 혹은 저수지에 비유할 수 있다.

기경팔맥은 십이경맥 사이를 가로와 세로로 흐르면서 경맥의 기혈을 조절한다. 오장육부와 직접 연계는 없고 경맥간에 음양, 표리 관계도 없기 때문에 십이경맥에 속하지는 않는다. 그래서 십이경맥을 정경(正經)이라고 부르는데 비해 기결팔맥은 기경(奇經)이라고 부르는 것이다.

기경맥(奇經脈)은 십이경맥의 기혈(氣血)이 왕성할 때 저축해 두었다 모자랄 때 보충해주어 항상 일정한 평형이 되도록 조절하는 역할을 하므로 '기혈의 응급통로'라고도 한다.

음경맥의 기는 오장을 영양하고 양경맥의 기는 육부를 영양한다. 예컨대, 경기(經氣)가 충분하여 남으면 기경으로 흘러들어가 장부와 주리(腠理)를 윤택하게 한다는 것은 기경이 12경맥의 맥기를 저장하는 작용이 있음을 나타낸다.

『황제내경-영추』〈역순비수〉에서 "충맥은 오장육부의 기혈이 모이는 곳이니 오장육부가 모두 여기에서 기혈을 품수(稟受)한다."며, 위로 올라가 콧구멍 뒤의 후비도(後鼻道)로 나와 모든 양경으로 스며들어가 정기를 공급해주고, 아래로 가 삼음(三陰)과 여러 락맥에 스며들어가 기육을 따뜻하게 한다고 전한다.

『황제내경-소문』〈상고천진론〉에서 "신기(腎氣)가 충만해진 뒤에 임맥이 통하고 태충맥(太衝脈, 즉 衝脈)이 왕성하여 월사(月事 : 月經)를 주기적으로 하게 된다."고 한 것은 임맥과 충맥 두 맥이 신장의 맥기를 저장했다가 월경으로 보낸다는 것을 설명해 주는 것이다.

기경의 특징은 장부와 직접적인 관계가 없고, 서로 간에 표리배합(表裏配合)도 없이, 다만 기능상 12경맥의 부족을 보충하여 기혈(氣血)의 운행을 조절하는 특수한 경맥이다. 기경팔맥 중 임맥과 독맥은 인체의 정중(正中)을 상하(上下)로 관통하지만 어떤 것은 좌우 양측에 분포되어 있다. 그리고 몇 개의 기경은 체강(體腔)으로 들어가 내장과 연결되어 있지만 속락관계(屬絡關係)는 없고 어떤 것은 체표에만 분포되어 있다.

기경팔맥의 순행은 12정경맥(十二正經脈)과 교차하여 보다 더 긴밀한 순환구조를 이룬다. 즉, 독맥은 수족삼양경(手足三陽經)과 교차하고 양경(陽經)의 경기(經氣)는 모두 독맥의 대추혈(大椎穴 : 제7경추와 제1흉추돌기 사이의 혈)에 모이며, 임맥도 마찬가지로 삼음경(三陰經)과 밀접하게 서로 연결되고 족삼음경(足三陰經)은 모두 임맥의 관원혈(關元穴 : 배꼽 아래 3촌 부위)과 중극혈(中極穴 : 배꼽 아래 4촌 부위)에 모인다.

임맥과 독맥을 제외한 나머지 6개의 기경 중에서 충맥은 기충혈(氣衝穴 : 배꼽 아래 5촌에서 양쪽으로 각 2촌 부위)에서 시작하여 족소음경(足少陰經)을 따라 올라가는 것으로 족양명경(足陽明經)과 족소음경에 연결되어 있으며, 또 임맥과 같이 포중(胞中)에서 비롯되고 척추 안을 타고 올라가기 때문에 임맥과 독맥에도 연결되어 있다. 그래서 충맥은 12경락이 모두 모이는 곳 [十二經脈之海] 이라 할 수 있다.

십이경맥은 충맥에서 비롯된다고 할 수 있다. 대맥은 가로로 허리와 배를 감싸고 있어서 몸통에 있는 여러 경맥과 연결되어 있고 기타 양교 · 음교 · 양유 · 음유의 4맥은 여러 음경(陰經)과 양경에 이어지며, 음양유맥(陰陽維脈)은 그물처럼 싸고 있는 관계에, 음양교맥(陰陽蹻脈)은 서로 내왕하고 모이는 관계에 중점을 둔 것이다.

3) 기경팔맥의 작용과 활용

(1) 십이정경맥을 서로 연계 또는 소통시키는 작용

기경팔맥은 거의가 십이경맥에서 나왔으므로 순행과정에서 다른 경맥과 교차하거나 접속되어 각 경맥간의 상호연계를 밀접하게 하고 원활한 소통을 이룰 수 있도록 한다.

예를 들면 양경(陽經)은 모두 독맥의 대추혈(大椎穴)에서 만나며, 독맥이 수삼양경과 족삼양경을 연계시킨다. 또한 족삼음경은 모두 임맥의 관원혈(關元穴)과 중극혈(中極穴)에서 만나며 임맥과 삼음경맥을 밀접하게 연결시킨다.

이러한 사실은 기경팔맥이 십이경맥 및 관련된 장부와 연계되고 있음을 말해주고 있다.

(2) 십이정경맥을 분류하고 조합하며 주도하는 작용

십이경맥은 각자의 고유한 기능이 있으면서도 일부는 서로 동일하거나 근사한 점이 있다. 기경팔맥은 성질 또는 작용이 유사한 십이정경맥과 연계되어 있으므로 이들을 분류하거나 조합한다. 예를 들어서 십이경맥 중에서 양경은 양유맥을, 음경은 음유맥을 통과하면서 조합이 되고 양교맥과 음교맥은 인체를 음양, 좌우, 내외로 나누는 기준이 된다.

경락을 종합적으로 말하면 십이경맥은 주체가 되고 기경의 대부분은 십이경에서 갈라진 가지가 된다. 이들 가지들은 서로 연계되어 몇 갈래의 경맥을 조합하는 종합 기능을 발휘한다.

(3) 십이정경맥의 기능 보충, 영위기혈(營衛氣血) 조절 작용

십이경맥 사이에 분포되어 순행하면서 십이경맥과 장부의 기가 왕성하면 넘치는 기를 기경에 모아 들이고, 인체 생리기능을 유지하는데 기(氣)가 필요하면 모아두었던 기를 십이경맥에 공급한다. 따라서 기경은 창고와 같은 역할을 한다.

(4) 팔맥교회혈의 활용

기경팔맥은 팔과 다리에 각각 특정 교회혈을 가진다.

보통은 단독으로 쓰이진 않고, 팔과 다리에 하나씩 결합하여 2개의 혈을 한 쌍으로 배합해서 치료한다.

※ 팔맥교회혈 표는 뒤에 제8절 '경락과 경혈' 중 '경락과 특정혈 부분'에 수록함.

2. 기경팔맥 각론

1) 임맥(任脈)

임맥에는 전음과 후음 사이 회음(會陰)에서 시작하여 입술 아래 승장(承漿)에서 끝난다. 인체의 앞쪽 중앙으로 24개의 경혈이 분포되어 있다.

(1) 흐름

밖으로 흐름

- 골반 속(자궁 또는 내부 생식기)에서 시작해 회음부에 이른다.
- 다시 음모부위로 나와 치골 위 곡골에서 배와 가슴의 정중선을 따라 오른다.
- 배꼽 중앙을 지나 계속 정중선을 따라 오른 다음 가슴을 지나,

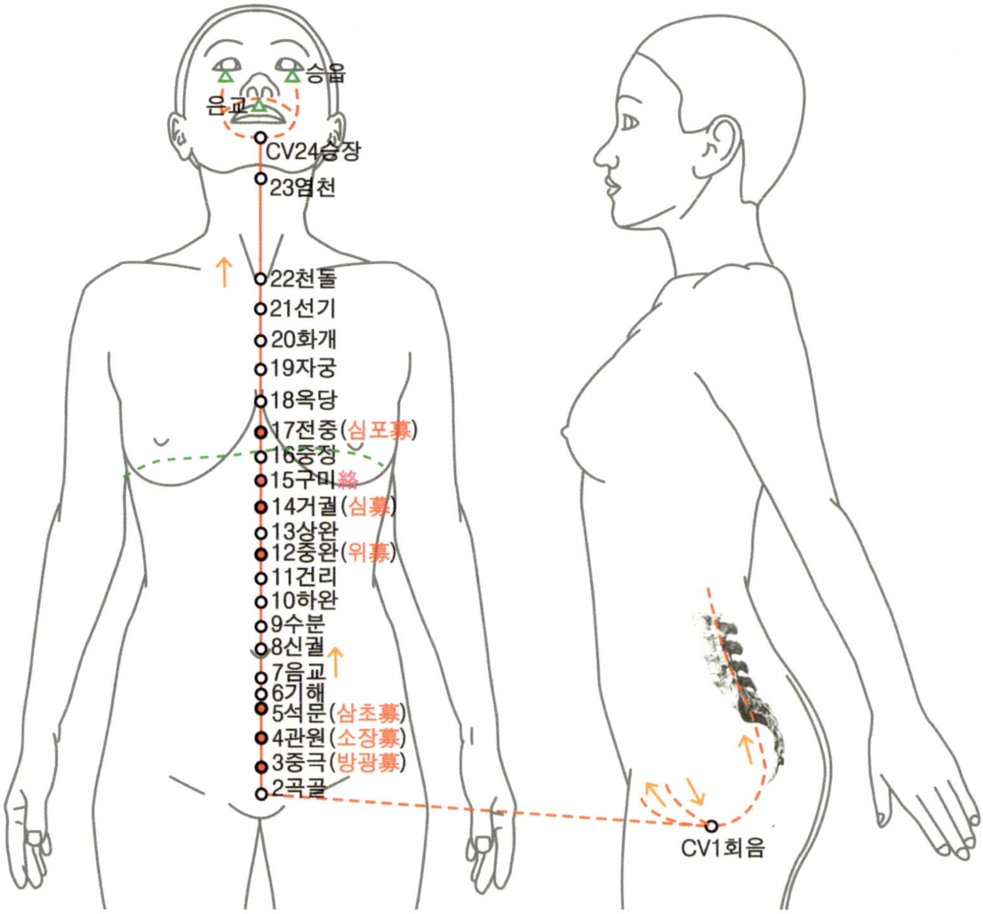

◦ 목의 중앙에 위치한 천돌, 염천을 거쳐 아랫입술 중앙 아래에 있는 승장에 이른다.

갈라짐

◦ 아랫입술 밑에서 둘로 나뉘어져 입술을 돌아 은교에서 독맥과 만나고,

◦ 다시 갈라져 뺨을 지나 눈 밑의 승읍에서 족양명위경과 만난다.

(2) 작용

임맥(任脈)은 독맥(督脈) 등과 함께 기경팔맥의 하나이다.

인체의 음측(陰側) 부분을 흐르고 있으며 모든 음경(陰經)이 임맥과 연결되어 음경(陰經)의 기혈을 조절한다. 또한 정(精), 혈(血), 진액(津液) 등도 임맥에 의해 조절되므로 '음맥의 바다'라고 표현한다.

포(胞)에서 시작되어 자궁과 연결되므로 여자의 월경, 대하와 관계가 깊고 충맥(衝脈)과 함께 임신을 주관하기도 한다. 임맥은 임신하고 태아를 양육시키며, 모든 음경맥의 기능을 조절하고 있다. 인체에 있어서 기(氣)는 양(陽)이고, 혈(血)은 음(陰)이다. 부녀자의 임신 · 출산 · 월경 · 대하 등은 음혈(陰血)에 관계되며, 임주포태(任主胞胎)라 하여 임맥은 자궁과 태아를 주관한다고 알려져 있다.

임맥과 독맥은 인체의 전·후면을 흐르고 있어 나누어진 것 같이 보이지만, 그 근원은 회음부 (남자는 정장(精藏), 여자는 자궁 속)로서 하나이며 임·독맥이 서로 이어져 전강후승(前降後昇)이 부단히 지속된다.

(3) 기능

정(精), 혈(血), 진액(津液)의 조절 및 임신(姙娠)을 담당한다. 그러므로 기침, 소화불량, 설사, 요통, 대하, 치질, 유방통, 치통 등을 치료한다.

(4) 병증후

남자는 안으로 맺히는 칠산(수산水疝, 한산寒疝, 근산筋疝, 혈산血疝, 기산氣疝, 호산狐疝, 퇴산㿉疝)이 생기고, 여자는 대하증이나 적덩어리가 생긴다. 한온부조(寒溫不調), 입과 혀의 종기, 뒷목이 뻣뻣한 증상 등이 생길 수 있으며 치료점은 승장혈이 좋다.

(5) 소속경혈의 주치

이 경맥 소속 경혈은 주로 비뇨생식기의 병과 대장 소장의 병에 쓴다.

배꼽 부위의 혈은 주로 대소장의 병을 치료하고, 명치부위의 혈은 위장병을, 가슴부위의 혈은 폐 · 심장 · 가슴속의 병을, 목의 혈은 인후의 병을 치료하는데 효과가 있다.

상용혈 중의 관원은 배꼽 아래 3촌 부위의 혈로서 하복부동통 · 월경통 · 불임증 · 전신허약 · 비뇨생식기질환 등을 치료하며 장수혈(長壽穴)로 애용된다. 기해는 배꼽 아래 1촌5푼 부위에 위치한 혈로서 하초의 원기부족 · 제하동통(臍下疼痛) · 요통 · 생식기질환에 사용되고 장수혈로 애용되며, 중완은 배꼽 위 4촌 부위의 혈로서 위질환 · 식욕부진 · 곽란 · 신경쇠약 등의 치료에 이용된다.

전중은 양쪽 유두 사이의 중간 부위의 혈로서 심장병 · 유방통 · 늑간신경통 · 흉통 · 곽란 등의 치료에 사용된다. 또한 천돌(天突)은 흉골 상부의 함중(陷中)에 있는 혈로서 기관지염 · 편도선염 · 딸꾹질 · 천식 등의 치료에 이용된다.

(6) 부위별 혈자리 주치

회음~음교 하복부의 7혈은 생식 및 비뇨질환을 주치하고 전신 강장작용이 있다.

신궐~구미 상복부의 8혈은 위장질환을 위주로 하고, 뇌질환을 치유한다.

중정~선기 흉부의 6혈은 흉부질환을 위주로 하고 식도질환을 치유한다.

천돌~염천 목 부위의 2혈은 혀(舌)와 인후부 질환을 주치한다.

승장 구치부(口齒部) 질환을 주치한다.

(7) 교회혈

승읍(족양명위경), 은교(독맥)

(8) 팔맥교회혈

열결(수태음폐경 소속)

임맥의 혈위

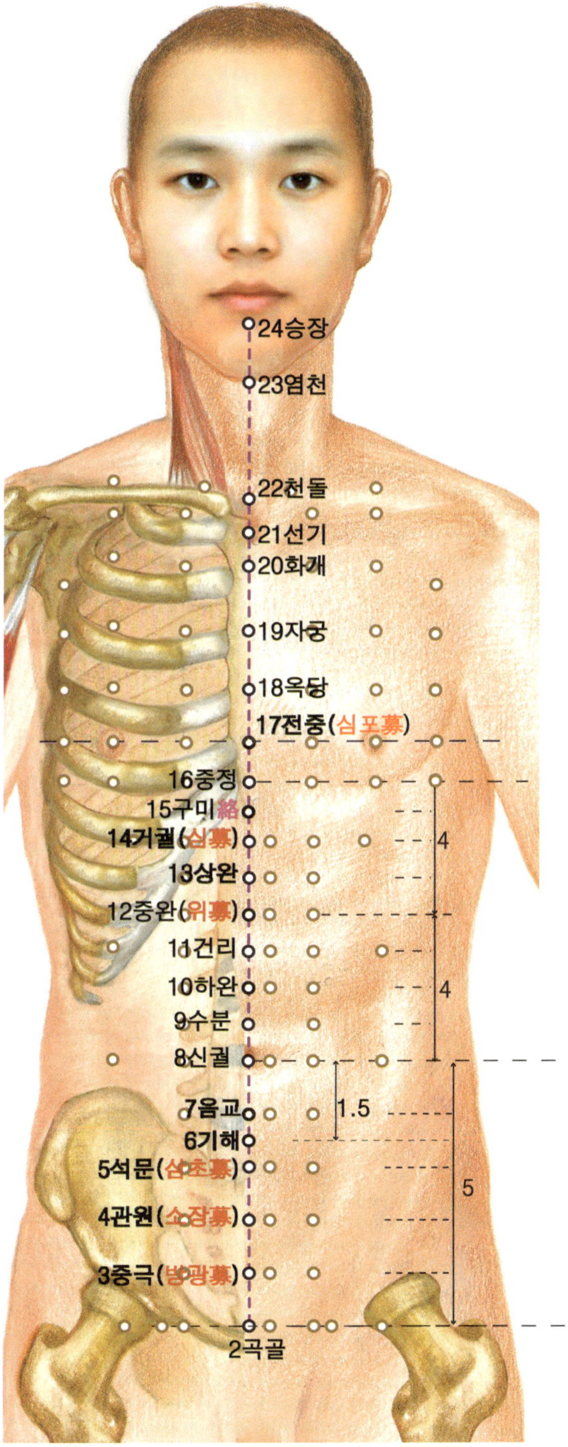
24승장
23염천
22천돌
21선기
20화개
19자궁
18옥당
17전중(심포募)
16중정
15구미絡
14거궐(심募)
13상완
12중완(위募)
11건리
10하완
9수분
8신궐
7음교
6기해
5석문(삼초募)
4관원(소장募)
3중극(방광募)
2곡골
4
4
1.5
5

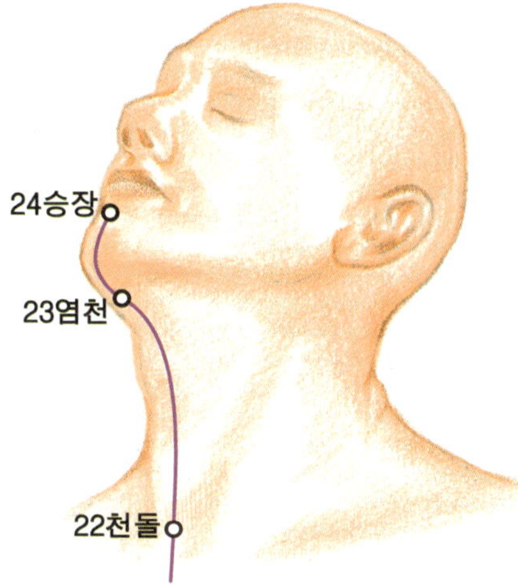
24승장
23염천
22천돌

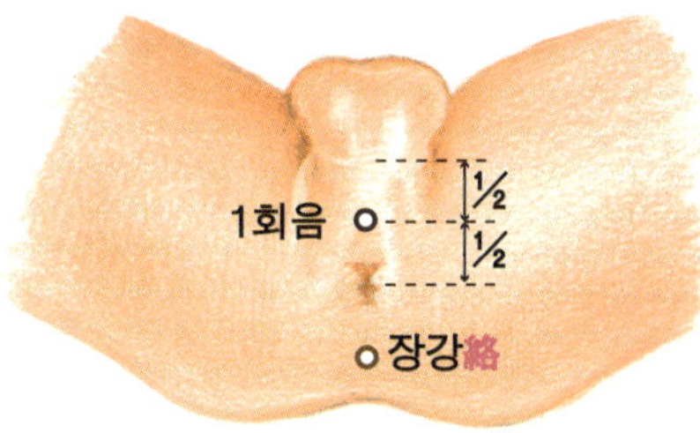
1회음
½
½
장강絡

2) 독맥(督脈)

독맥은 꼬리뼈 밑의 장강(長强)에서 시작하여 윗입술 안쪽의 은교(齦交)에서 끝난다. 경혈은 인체의 배면(背面) 중앙으로 28개의 경혈이 분포되어 있다.

(1) 흐름

밖으로 흐름

- 아랫배에서 회음으로 내려가 임맥과 만난 후 엉덩이 쪽으로 올라,
- 꼬리뼈 아래의 장강에서 정중선의 등뼈를 따라 명문을 지나 계속 오른다.
- 독맥에서 1.5촌 양옆에 위치한 방광경의 풍문과 만난 후
- 다시 올라가 대추를 지나고, 뒷목덜미를 거쳐 계속 뒷머리 중앙을 타고 오른다.
- 풍부에 이르러 뇌로 들어갔다가 정수리로 나온다.
- 정수리의 백회에서 머리 밖으로 흐르는 맥은 정중선을 따라 이마 쪽으로 와서,
- 계속 코끝, 인중을 거친 다음 위쪽 잇몸의 은교에서 끝난다.

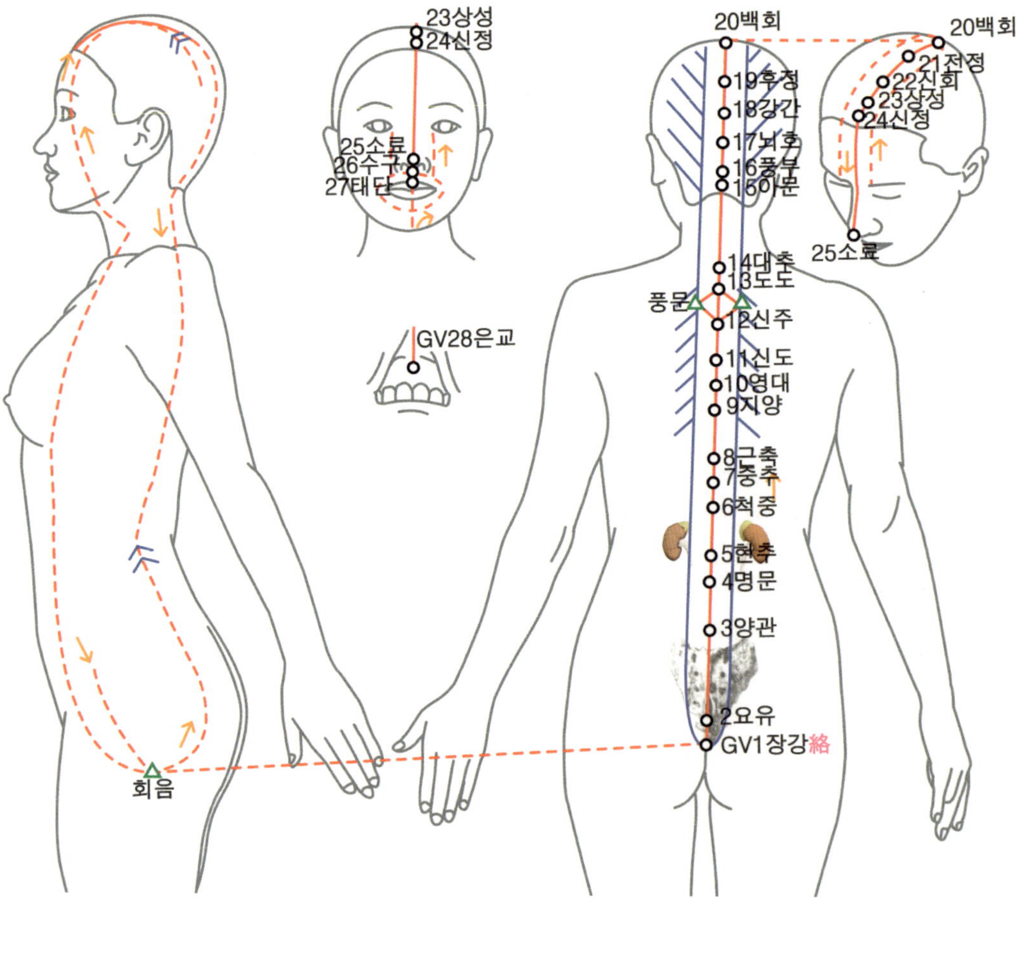

갈라짐

- 갈라진 줄기는 꼬리뼈 끝에서 족태양경과 만나고 등뼈를 뚫고 들어가 신(腎)과 연결된다.
- 다른 줄기는 아랫배에서 위로 배꼽을 지나 심(心)에 들어가고,
- 인후에서 임맥과 만나고 턱아래를 지나 입술을 돌아 두 눈 사이 중간서 끝난다.
- 또 한 줄기는 방광경과 함께 눈가에서 시작해
- 이마로 올라가고 정수리에서 좌우로 엇갈리며 머리 속으로 들어간다.

(2) 작용

기경팔맥 중의 하나인 독맥은 등과 허리의 중심을 흐르고 있어 사람의 양측(陽側)을 대표하는 곳으로 여섯 개의 양경(陽經)은 모두 독맥(督脈)의 대추(大椎)에서 만나 양경의 기혈을 조절하는 기능을 가진다.

전신의 모든 양경이 연관되어 있기 때문에 '양맥의 바다'라 하기도 하고 모든 양경을 통제하고 감독한다는 뜻으로 도강(都綱)이라 말하기도 한다.

주요 작용을 살펴보면 독맥은 인체의 모든 양경맥(陽經脈)이 다 모이는 곳이며, 신장(腎臟)이나 뇌(腦)에도 밀접하게 관련되고, 또 족궐음간경(足厥陰肝經)에도 영향을 준다. 독맥의 작용은 주로 양기(陽氣)와 진기(眞氣)를 통솔한다.

또한 독맥은 생식기능을 주관하며 뇌(腦)로 들어가고 신(腎)을 연결시키므로 뇌(腦), 척수(脊髓), 신(腎)의 기능을 반영한다. 그러나 경맥은 있어도 소속 장부가 없으며 락혈(絡穴)만 있고 기타의 오행혈이나 원혈, 극혈, 모혈, 배유혈 등도 없으며 양경이면서도 아래에서 위로 흐르고 있음이 십이정경과의 차이점이다.

(3) 기능

생식 기능을 담당하고 뇌와 척수(脊髓), 신장의 기능과 관계가 있다. 두통, 어지럼증, 목덜미 강직, 소변이상, 치질, 불임증을 치료한다.

(4) 병증후

아랫배에서 가슴 쪽으로 치밀고 아픈 증세(분돈), 대소변불통, 불임증, 오래된 치질, 소변을 지리는 것, 목이 마르는 것, 또는 척주가 굳거나 뒤로 재껴지는 증세 등이 발생할 수 있으며, 등뼈가 뻣뻣하고 아픈 척주강통, 등 가운데가 화끈거리

는 것, 전간, 정신병, 눈의 통증, 제 7경추부위가 아프고 저린 증세 등이 발생할 수 있으며 치료점은 인중혈이다.

(5) 주치

독맥 연계 부위는 척추와 뇌이다. 독맥 경혈은 뇌와 척추의 병, 열병 등에 쓴다.
제2요추 아래의 혈은 비뇨생식기계통과 대소장 및 항문의 병,
제7흉추에서 제2요추 사이의 혈은 주로 소화기 계통의 병,
제7흉추 위의 혈은 가슴 쪽과 폐 및 심장의 병을 치료하는데 쓴다.
머리의 혈은 머리와 뇌의 병에 사용한다.

상용혈 중의 인중(人中)은 원래 수구혈(水溝穴)을 말하는 것으로서 코와 입의 정중선에서 상방 3분의 2 되는 곳의 혈로 인사불성 · 경련 · 간질 · 신경통 · 요통 · 안면신경마비 등의 치료에 이용되며, 백회는 양쪽 귀 끝에서 머리 위로 올린 선과 인체의 정중선이 만나는 곳의 혈로서 두통 · 중풍 · 탈항 · 치질 · 신경증 등의 치료에 사용되고, 대추는 제7경추와 제1흉추돌기 사이에 있는 혈로서 오로칠상(五勞七傷) · 경항강통(頸項强痛) · 기관지염 · 경풍(驚風) 등에 이용된다.

또 신주는 제3 · 4흉추극돌기 사이 혈로서 소아의 모든 질환 및 요통 · 기관지염 등의 치료에 사용되며, 명문은 제2 · 3요추돌기 사이에 있는 혈로서 생식기질환 · 요통 · 복통 · 대하 · 양위(陽萎) 등에 이용되며, 장강은 미골 끝 아래 움푹 들어가는 부위 혈로서 요통 · 치질 · 항강 · 두통 · 전간(癲癎) 등의 치료에 이용된다.

(6) 부위별 주치

장강~명문(미추~제2요추) 뇌와 장(腸)의 병, 생식비뇨질환 및 요추의 국소병을 주치한다.
현추~근축(제1요추~제9흉추) 뇌와 위장병 및 허리와 척추의 국소병을 주치한다.
지양~대추(제7흉추~제7경추) 폐의 병, 발열병, 뇌와 척추와 등의 병을 주치한다.
아문~풍부 머리[頭] 뒷목[項] 코[鼻] 혀[舌] 목구멍[喉] 및 뇌질환을 주치한다.
뇌호~신정 머리, 코, 눈, 귀 및 뇌질환을 주치한다.

(7) 교회혈 풍문(족태양방광경), 회음(임맥)

(8) 팔맥교회혈 후계(수태양소장경)

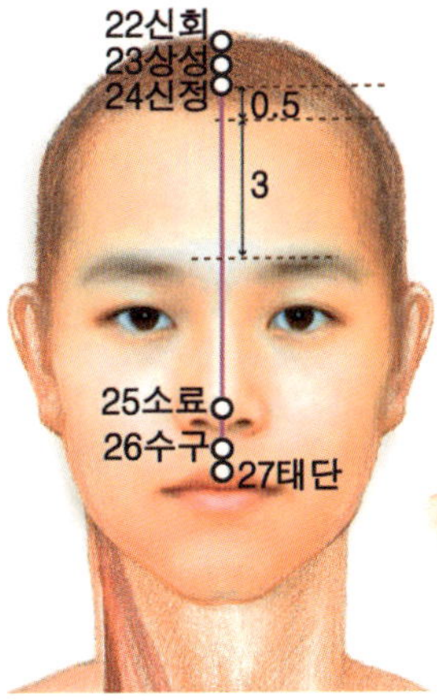
22신회
23상성
24신정
0.5
3
25소료
26수구
27태단

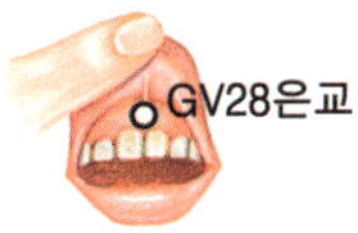
GV28은교

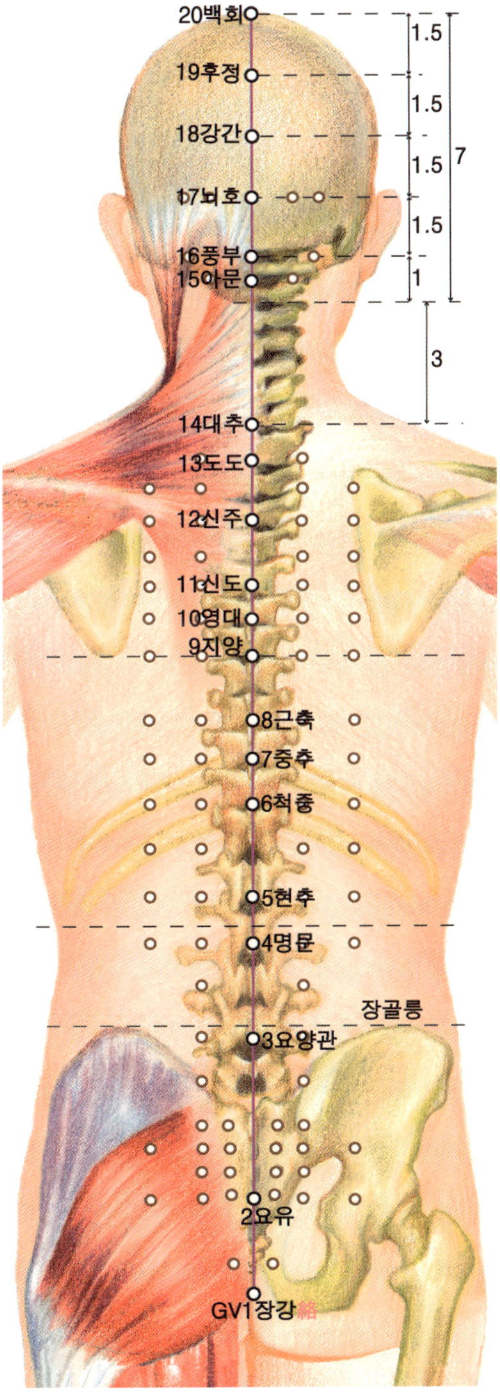
20백회
1.5
19후정
1.5
18강간
1.5
7
17뇌호
1.5
16풍부
15아문
1
3
14대추
13도도
12신주
11신도
10영대
9지양
8근축
7중추
6척중
5현추
4명문
장골릉
3요양관
2요유
GV1장강 絡

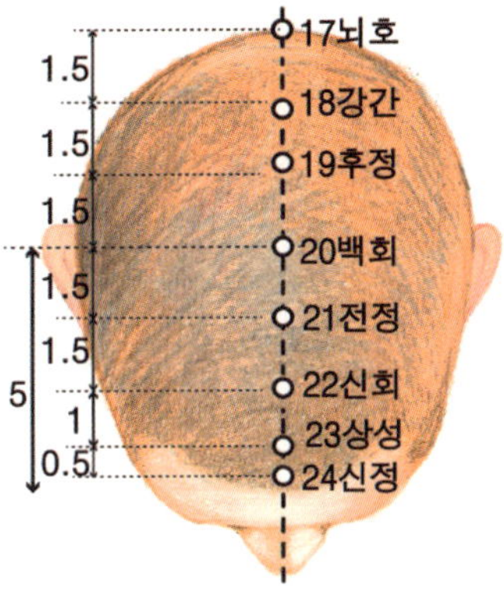
17뇌호
1.5
18강간
1.5
19후정
1.5
20백회
1.5
21전정
1.5
22신회
5
1
23상성
0.5
24신정

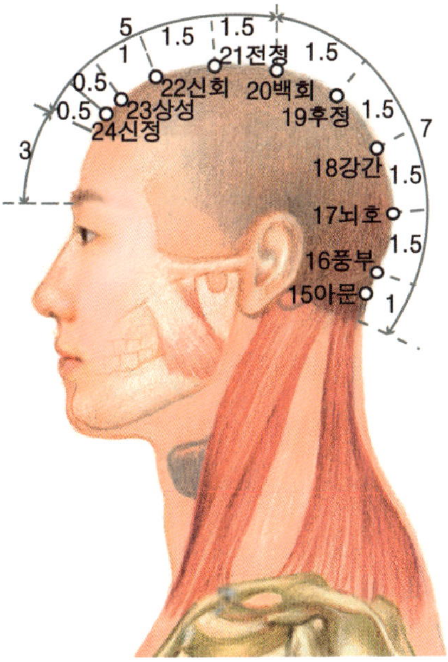
5
1.5
1.5
1
21전정
1.5
0.5
22신회
20백회
0.5
23상성
19후정
1.5
24신정
7
3
18강간
1.5
17뇌호
1.5
16풍부
15아문
1

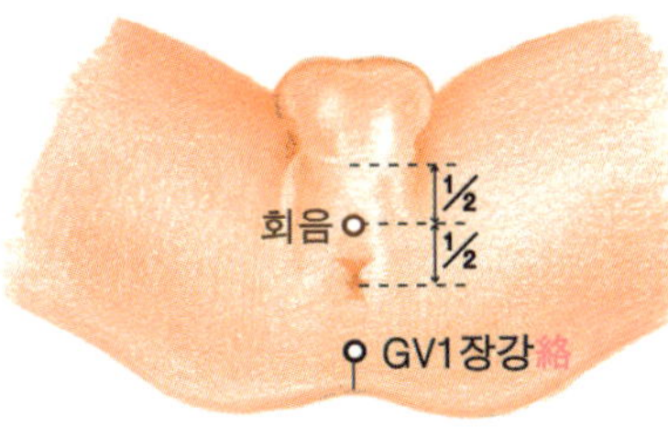
½
회음
½
GV1장강 絡

3) 충맥 (衝脈)

(1) 흐름

◦ 하복부 자궁 안에서 시작되어 회음부로 나와 세 줄기로 갈라진다.

갈라짐1

◦ 한 줄기는 아랫배에서 나와 독맥과 만난 후,

◦ 뱃속 뒤쪽 벽을 올라 척추 안으로 타고 위로 오른다.

갈라짐2

◦ 또 한줄기는 복강 앞쪽 벽을 따라 족소음신경과 만나

◦ 배꼽 가장자리를 끼고 돌아 올라가

◦ 가슴 안으로 들어가서 넓게 퍼지고,

◦ 다시 위로 올라가서 인후를 지나 입술을 돈 후 눈 밑에 이른다.

갈라짐3

◦ 또 한 줄기는 방광 아래에서 기충으로 나와

◦ 허벅지 안쪽을 거쳐

◦ 오금 중앙으로 들어가서 종아리뼈 안쪽을 지나,

◦ 안쪽 복사뼈 뒤를 돌아 발바닥에 이르는데,

◦ 이 지맥은 족소음경과 나란히 흐르고, 족삼음경으로 유주한다.

◦ 그 한 지맥은 안쪽 복사뼈에서 발등에 이르고 엄지발가락에 닿는다.

(2) 작용

충은 주요한 길목, 통한다는 뜻. 온 몸을 흐르는 십이경맥의 주요한 길목에 있다고 해서 '경락의 바다' 또는 '혈의 바다(血之海)'라고 한다. 충맥은 오장육부의 바다로서 온몸의 기혈을 조절한다.

충맥은 임맥과 같이 포중에서 시작된다. 혈해(血海 혈의 바다)라고도 부르는 충맥은 12경맥과 오장육부에 대하여 큰 영향을 미치는 관계로 12경맥이 모이는 곳, 오장육부의 기(氣)가 모이는 바다[五臟六腑之海] 라고 한다. 충맥의 이러한 작용은 충맥이 족소음신경과 족양명위경에 연결되어 있고 임맥과 독맥도 포중에서 시작되기 때문이다.

그래서 충맥은 오장육부와 12경맥에 맥기(脈氣)를 공급하여 준다. 독맥은 인체의 양기를 주관하고 임맥은 음기를 주관하며 충맥은 이러한 경맥들과 긴밀한 관련을 맺고 있다.

* 충맥과 임맥 · 독맥을 일원삼기(一源三岐)라고도 한다. 즉 한 개의 샘물에서 3개의 물줄기가 나온다는 뜻.

(3) 기능

남녀의 생식기능을 맡는데, 특히 부인병에 많은 관계가 있고, 간(肝)과 신장, 비장(脾)을 통해 기(氣)가 오르고 내리는 운동을 조절한다. 그래서 월경불순, 생리통, 대하증, 불임증, 배꼽주위통, 하지동통을 치료한다.

(4) 병증후 위로 역기가 되거나 대변을 자주 보고 본 뒤에도 뒤가 무주룩하다.

(5) 교회혈

충맥은 회음(會陰 : 임맥) · 기충(氣衝 : 족양명위경) · 횡골(橫骨) · 대혁(大赫) · 기혈(氣穴) · 사만(四滿) · 중주(中注) · 황유(肓腧) · 상곡(商曲) · 석관(石關) · 음도(陰都) · 통곡(通谷) · 유문(幽門)(이상 모두 족소음신경), 음교(陰交 : 임맥) 등의 혈(穴)과 교회하며 주로 장부의 기(氣)가 거꾸로 치솟아 오르는 증상을 비롯하여 흉복통 · 장명(腸鳴) · 설사 · 변혈(便血) 등의 증상을 치료하는 데 쓰인다.

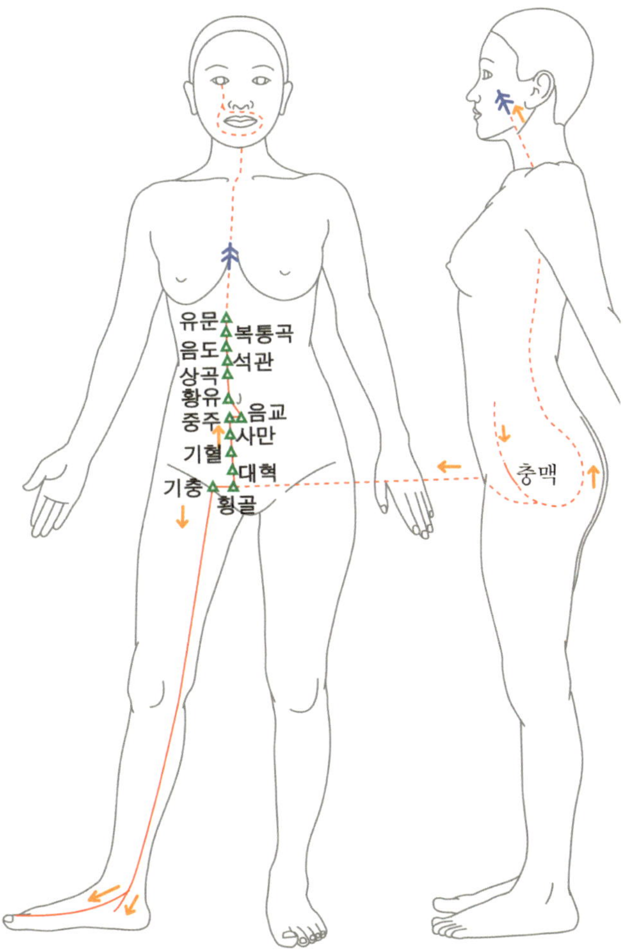

(6) 팔맥교회혈 공손(족태음비경)

4) 대맥(帶脈)

(1) 흐름

◦ 제2요추에서 기시(起始)하여 ◦ 비스듬히 하행하여 대맥혈에 이르고,

◦ 요복(腰腹 장골 윗 부분)을 가로질러 비스듬히 복부 앞을 지나

◦ 몸통을 한 바퀴 싸고 돈 후에 다시 하행하여 아랫배에 이른다.

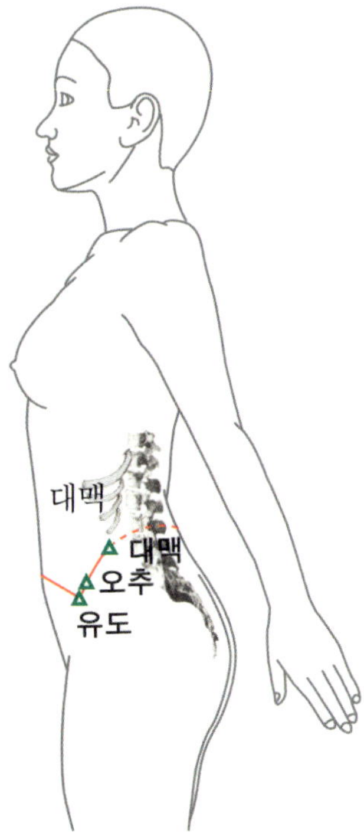

(2) 작용

대는 띠와 같다는 뜻. 12번 늑골 아래에서 옆으로 한 바퀴 허리를 돌아 띠를 맨 것과 같다. 몸의 세로로 흐르는 모든 경맥을 묶어서 함부로 흐르는 것을 단속한다.

(3) 기능

태아(胎兒)를 보호하고, 여성의 대하증(帶下症), 생리불순을 주로 담당한다. 특히 부인병을 비롯해 모든 여성병을 치료한다.

(4) 병증후

배나 허리가 너무나 힘이 없어서 물 속에 앉아 있거나 물주머니같이 흐느적거리는 상태가 된다.

(5) 교회혈

대맥은 12정경의 경혈(經穴) 가운데 대맥(帶脈)·오추(五樞)·유도(維道)(이상 족소양담경) 등의 혈(穴)과 교회하며 주로 복부창만(腹部脹滿)·사지동통이나 마비·월경불순·대하 등의 증상을 치료하는 데 쓰인다.

(6) 팔맥교회혈 족임읍(족소양담경)

5) 음 · 양 교맥

교(蹻)는 발뒤꿈치란 뜻.
음교맥은 안쪽 복사뼈 부근에서 시작되는 경맥,
양교맥은 바깥 복사뼈 부근에서 시작되는 경맥.
음교맥과 양교맥은 족소음경과 족태양경의 지맥으로 모두 눈으로 모인다.
음양교맥은 눈을 자양하고, 눈꺼풀을 열고 닫음에 관여한다.
음양교맥은 전신 음양의 기를 서로 왕래하게 하므로 사시운동과도 관련이 된다.

(1) 음교맥(陰蹻脈)

족소음신경 족태양방광경과 교회한다.

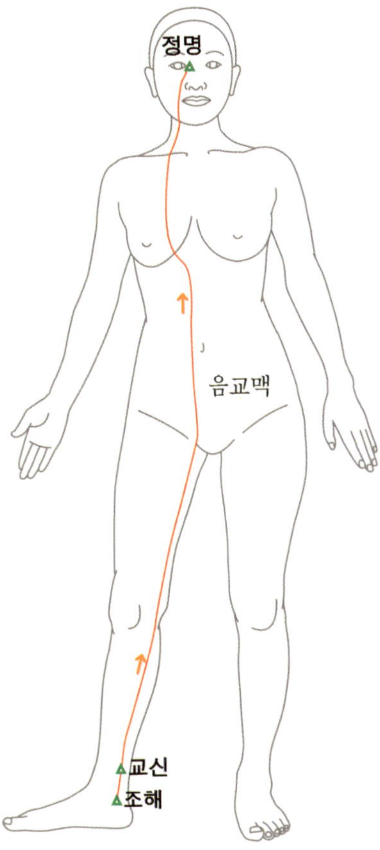

흐름

- 조해에서 기시(起始)하여, 안쪽 복사뼈 위로 가서,
- 허벅지 안쪽을 따라 올라가 생식기로 들어가며,
- 배, 가슴을 지나 결분으로 들어가서 인영으로 나온 다음
- 코 양옆과 광대뼈 부위로 들어가
- 눈 안쪽 정명에서 족태양방광경 양교맥과 합치고, 상행한다.

작용 교는 민첩하다는 뜻이고 발뒤축의 뜻도 포함된다. 인체의 좌우측의 음(陰)을 담당하며 발뒤축의 양쪽에서 시작해 안쪽으로 올라가 족소음신경과 족태양방광경과 만난다.

기능 눈에 영양분을 공급하고 눈꺼풀의 열고 닫음과 다리 운동을 하게한다. 난산(難産), 하복통, 설사, 귀울림, 의식장애를 치료한다.

병증후 음교맥은 발안쪽 복사뼈에서 음측으로 상행하였기 때문에 이상이 생기면 안쪽은 땡기고 다리의 바깥쪽은 무력해진다. 조해는 신경의 혈이지만 음교맥에 통하는 혈이고, 임맥의 대표혈인 열결과는 경맥의 유주상 불가분의 관계에 있으니 열결을 같이 쓰면 효과적이며, 장(臟)과 부(腑)의 병에 응용한다.

교회혈 음교맥은 12정경의 경혈 가운데 조해 · 교신(이상 족소음신경), 정명(족태양방광경) 등의 혈과 교회하며 소변이 시원스럽게 나오지 못하거나, 또는 대변에 피가 섞여 나오며 복부에 덩어리가 있거나 딸꾹질을 할 때 사용된다.

팔맥교회혈 조해(족소음신경)

(2) 양교맥(陽蹻脈)

인체 좌우측의 양을 주관한다. 수족의 태양경, 수족의 양명경, 족소양경과 교회하며 양기를 대표한다.

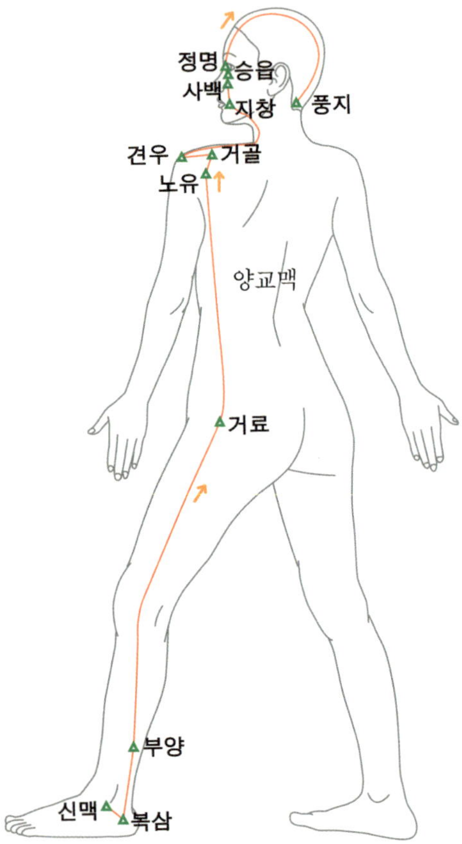

흐름

◦ 발 뒤축뼈에서 일어나 신맥에서 기시(起始)하여 ◦ 바깥 복사뼈를 거쳐 허벅지 바깥을 지난다.

◦ 옆구리, 어깨, 목 옆면을 지나고 입술 옆을 지나

◦ 눈 안쪽 정명에 이르러 수족 태양경, 음교맥과 합치며

◦ 다시 위로 올라가 이마, 귀 뒤에 이르러 풍지에서 족소양담경과 만난다.

작용 몸의 좌우측 양(陽)을 담당하고 정면에서 봤을 때 바깥쪽으로 올라가는 것을 말한다. 손과 발의 태양경과 양명경, 족소양경과 교차되어 양기(陽氣)를 담당한다.

기능 음교맥과 같이 몸의 운동기능을 맡고, 눈 뜨고 감는 것을 담당한다. 눈충혈, 귀울림, 청력감퇴, 관절통, 사지마비, 등허리 동통을 치료한다.

병증후 음측은 무력해지고, 양측은 땡기는 증세가 있다. 방광경의 지류로서 족태양 방광경의 맥기와 합류되어 상행하였으므로 두 맥기가 잘 돌게 되면 그 분포 부위가 윤활하게 되나 만일 눈에 그 순환이 불량해지면 눈이 감기지 않는다.

교회혈 양교맥은 12정경의 경혈 가운데 신맥 · 복삼 · 부양(이상 족태양방광경), 거료(족소양담경) · 지창 · 거료 · 승읍(이상 족양명위경), 정명(족태양방광경) · 풍지(족소양담경) · 풍부 · 요유(이상 독맥) 등의 혈과 교회하며 발목이 밖으로 접질린 것 [염좌 捻挫]이나 간질 및 불면증 등에 효과가 있다.

팔맥교회혈 신맥(족태양방광경)

6) 음 · 양 유맥

유맥의 유(維)는 그물코를 꿴 굵은 줄이라는 뜻이 있다. 유맥은 전신 음양의 기를 망라(網羅)하는 그물 같은 경맥이다. 음유맥은 음(속 裏)에 있고, 양유맥은 양(겉 表)에 있다. 음유맥과 양유맥은 서로 연계를 이루고 넘치거나 모자라면 저장하거나 넘치게 하면서 기혈의 성쇠를 조절한다.

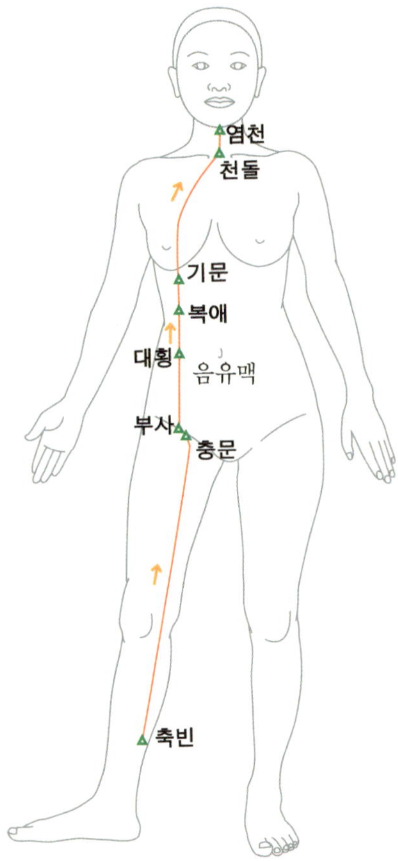

(1) 음유맥(陰維脈)

족삼음과 임맥 등 모든 음맥을 망라하고, 특히 족태음비경, 족소음신경과 밀접히 연계되어 있다.

흐름

- 정강이 안쪽 족소음신경의 축빈에서 기시(起始)하여
- 허벅지 안쪽을 따라 복부로 올라 족태음비경과 병행하고,
- 흉협부인 옆구리와 갈비뼈로 상행하여 족궐음간경과 교회한 후
- 횡격막을 거쳐 인후까지 오르다 염천에서 임맥과 합친다.

작용 유(維)는 연결과 그물, 얽어매다의 뜻. 음유맥은 몸의 음기(陰氣)를 담당하는 그물 같은 맥으로 모든 음맥(陰脈)을 맡으며, 특히 족태음비경, 족소음신경과 밀접한 관계를 갖는다.

기능 의욕부진, 흉심통, 요통, 생식기 부위의 통증, 위(胃)와 옆구리의 통증, 설

사, 언어장애 등에 적용한다.

병증후 음유맥이 음측에 제대로 순환되지 않으면 뜻을 잃고 실심하는 증세가 생기거나 가슴이 아파서 괴로워한다.

교회혈 음유맥은 12정경의 경혈 가운데 축빈(족소음신경), 충문 · 부사 · 대횡 · 복애(이상 족태음), 기문(족궐음간경), 천돌 · 염천(이상 임맥) 등의 혈과 교회하며, 흉복부의 동통이나 심통(心痛) 등에 효과가 있다.

팔맥교회혈 내관(수궐음심포경)

(2) 양유맥(陽維脈)

족삼양경과 수태양 수소양 독맥과 교회하고, 특히 족태양방광경 족소양담경과 밀접히 연계되어 있다.

흐름

- 바깥쪽 복사뼈 아래의 금문에서 기시(起始)하여
- 바깥 복사뼈, 종아리, 무릎, 허벅지의 바깥쪽을 따라 올라가
- 배와 가슴의 측면, 겨드랑이 뒤, 어깨의 견정(肩井)에 이르러
- 다시 목, 귀 뒤, 앞 이마와 담경이 흐르는 옆머리 따라
- 풍지로 내려가 뒷목의 풍부, 아문에서 독맥과 연결된다.

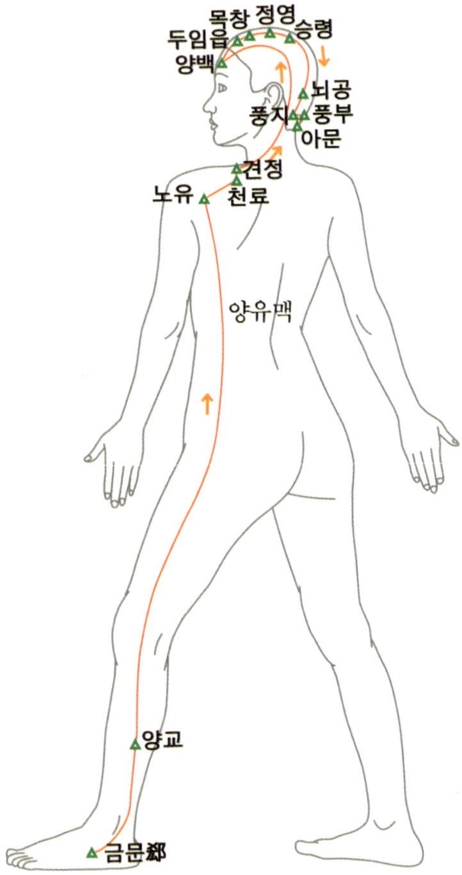

작용 인체의 모든 양맥(陽脈)을 연결하며 특히 족태양방광경, 족소양담경과 밀접한 연계가 된다.

기능 춥거나 열나는 오한발열(惡寒發熱) 증상이 반복되고 발목과 발에 힘이 없고, 뒷목덜미가 뻣뻣하고 아프며 두통과 요통도 따른다.

병증후 양유맥은 음유맥과 더불어 인체의 음측과 양측을 교류하고 있기 때문에

양유맥이 그 기능을 발휘 못하면 몸이 물 속에 떠 있는 것 같아서 몸을 가누기 힘들다. 한열로서 괴로운 경우도 있다.

교회혈 양유맥은 12정경의 경혈 가운데 금문(족태양방광경), 양교(족소양담경), 노유(수태양소장경), 아문 · 풍부(이상 독맥), 견정(肩井) · 풍지 · 뇌공 · 승령 · 정영 · 목창 · 임읍 · 양백 · 본신(이상 족소양담경), 두유(족양명위경) 등의 혈과 교회하며 일체의 발열성 질환과 사지마비 및 두항부(頭項部)의 동통 등에 효과가 있다.

팔맥교회혈 외관(수소양삼초경)

제3절 십이경맥

1. 십이경맥 개요

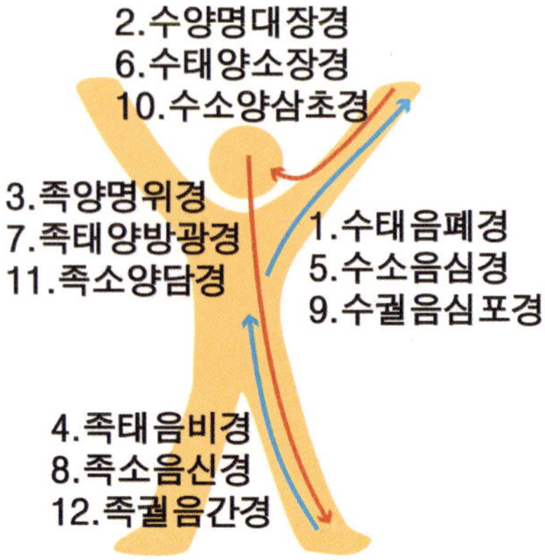

십이경맥은 모든 경맥의 기본이며 십이정경(十二正經)이라고도 한다. 십이경맥은 일정한 순서로 오장육부와 직접 연결된다. 각 경맥은 시작점과 끝점이 있고, 그 끝점에서 다시 다음 경맥으로 이어지면서 끊임없이 인체를 순환한다.

1) 십이경맥의 특징

오장육부의 기혈이 흐르는 십이경맥의 특징을 요약하면 다음과 같다.

① 좌우 한 쌍씩 있다.

② 음경과 양경으로 분류한다. 앞쪽은 음경맥, 뒤쪽은 양경맥을 이룬다.

③ 상하로 종축 운행을 한다. 양경은 하행하고, 음경은 상행한다.

④ 경혈을 갖고 있다.

⑤ 여섯 개는 손으로 유주하고, 여섯 개는 발로 유주한다. 손과 발에 각각 세 쌍의 양경맥과 음경맥을 가진다.

2) 십이경맥의 명칭과 구성

십이경맥의 명칭은 수족(手足) 육경(六經) 장부(臟腑)의 3가지 요소로 구성된다. 수족은 장부의 기가 상지나 하지를 운행함을 나타내고, 육경은 삼음삼양으로 사지의 특정 부위와 장부의 기화(氣化) 특성을 표시하고, 장부는 육장육부의 배속을 의미한다.

팔 다리 중에서 팔에 주로 분포된 것은 수경, 발에 주로 분포된 것은 족경, 팔다리의 안쪽에 분포된 것은 음경, 바깥쪽에 분포된 것은 양경이라고 한다.

팔다리 안쪽에서도 앞기슭에 분포된 것을 태음경, 가운데 분포된 것은 궐음경,

십이경맥의 구성

수삼음경	수태음폐경 (手太陰肺經)	수궐음심포경 (手厥陰心包經)	수소음심경 (手少陰心經)
수삼양경	수양명대장경 (手陽明大腸經)	수소양삼초경 (手少陽三焦經)	수태양소장경 (手太陽小腸經)
족삼음경	족태음비경 (足太陰脾經)	족궐음간경 (足厥陰肝經)	족소음신경 (足少陰腎經)
족삼양경	족양명위경 (足陽明胃經)	족소양담경 (足少陽膽經)	족태양방광경 (足太陽膀胱經)

뒷기슭에 분포된 것을 소음경이라고 한다.

팔다리의 바깥쪽에서는 앞기슭에 분포된 것을 양명경, 가운데 분포된 것을 소양경, 뒷기슭에 분포된 것을 태양경이라고 부른다.

음경(陰經)은 각각 하나의 장(臟)에, 양경(陽經)은 각각 하나의 부(腑)에 연계되므로 각 경(經)에 소속되는 장부(臟腑)의 이름이 붙는다. 경맥이 연계된 장부의 이름을 붙이고 끝에 '경(經)' 자를 붙여 경맥의 이름을 만들었다.

3) 십이경맥의 흐름

십이경맥은 각각 손끝 발끝에서 시작되거나, 손끝 발끝에 도달하여 다른 경맥으로 이어진다. 그 시작되거나 끝나는 부위에 따라서 경맥의 이름 앞에 수(手) 또는 족(足)의 이름이 붙는다.

또한 십이경맥은 다시 음경과 양경으로 나뉘는데, 음경은 사지의 안쪽과 몸체의 앞쪽으로 흐르고, 양경은 사지의 바깥쪽과 몸체의 뒤쪽으로 흐른다. 단, 족양명위경만은 앞쪽 흉복부를 거쳐 다리의 바깥쪽으로 흐른다.

머리는 모든 양(陽)이 흘러드는 곳으로 수·족의 3양경이 모인다.

몸체의 가슴과 배 쪽에는 수·족의 3음경이 흐르고,

등 쪽과 허리에는 수·족의 3양경이 흐른다.

단, 양경(陽經) 중에서 족양명위경은 몸의 앞면을 흐른다.

(1) 머리

머리는 모든 양(陽)이 모인 곳으로 수 · 족 3양경은 모두 머리에 모인다.

수 · 족 소양경은 머리의 양 옆쪽을 순행한다.

수 · 족 양명경은 얼굴을 순행한다.

족태양경은 뒷머리와 목뒤를 순행하고 수태양경은 뺨을 순행한다.

※ 음경 중에서 족궐음간경이 머리의 정수리까지 순행한다.

(2) 몸통

수 · 족삼음경은 흉복부(胸腹部)를 순행한다.

수 · 족삼양경은 요배부(腰背部 등과 허리)를 순행한다.

※ 양경 중에서 족양명위경은 몸통의 앞면을 순행한다.

(3) 사지(四肢)

사지(四肢)에서 음경은 안쪽을 순행하고 양경은 바깥쪽을 순행한다.

상지 안쪽 앞은 태음경, 가운데는 궐음경, 뒤는 소음경이 순행한다.

상지 바깥쪽 앞은 양명경, 가운데는 소양경, 뒤는 태양경이 순행한다.

하지 안쪽 복사뼈 위 8촌 되는 곳 아래까지 앞은 궐음경, 가운데는 태음경, 뒤

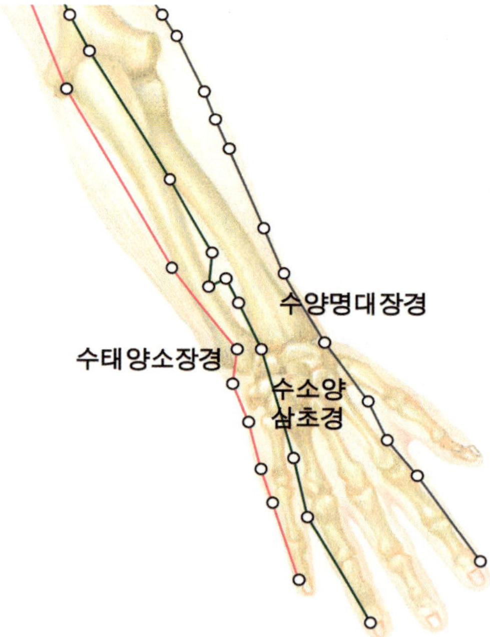

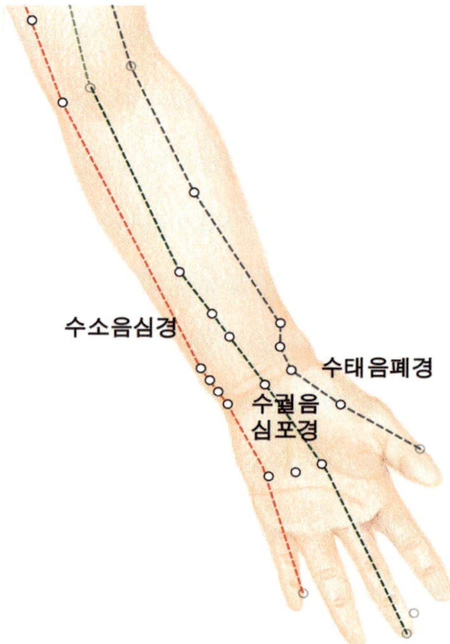

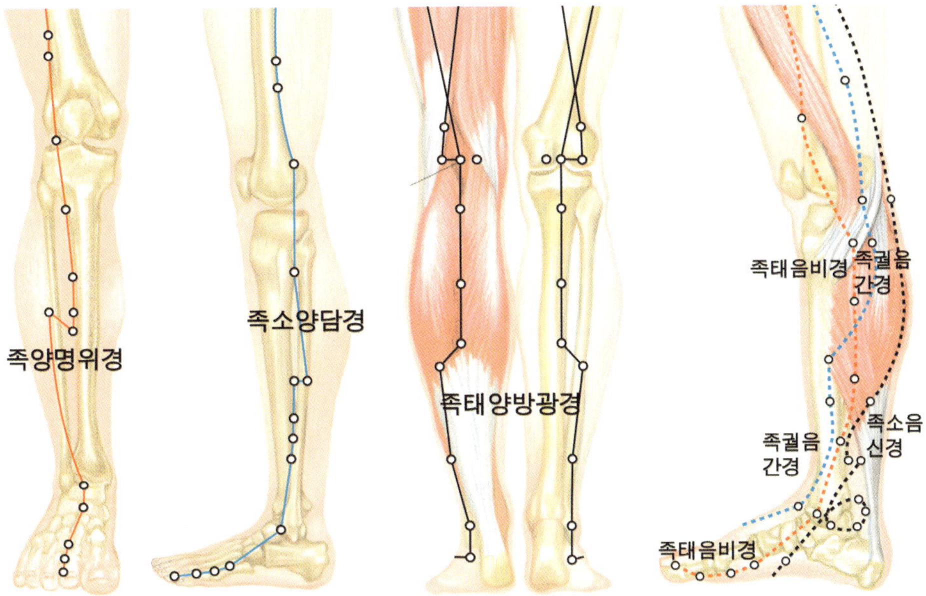

로는 소음경이 순행하고, 8촌 이상부터 앞은 태음경, 가운데 궐음경, 뒤는 소음경이 순행한다.

하지 바깥쪽 앞은 양명경, 가운데는 소양경, 뒤는 태양경이 순행한다.

4) 손가락과 발가락

태음경은

엄지발가락에서 안쪽 은백(족태음비경)에서 시작하여 위로 올라 ,
엄지손가락 안쪽 소상(수태음폐경)에 이른다.

양명경은

둘째손가락 안쪽 모서리 상양(수양명대장경)에서 시작하여 팔로 흘러
둘째발가락 바깥쪽 모서리 여태(족양명위경)에 이른다.

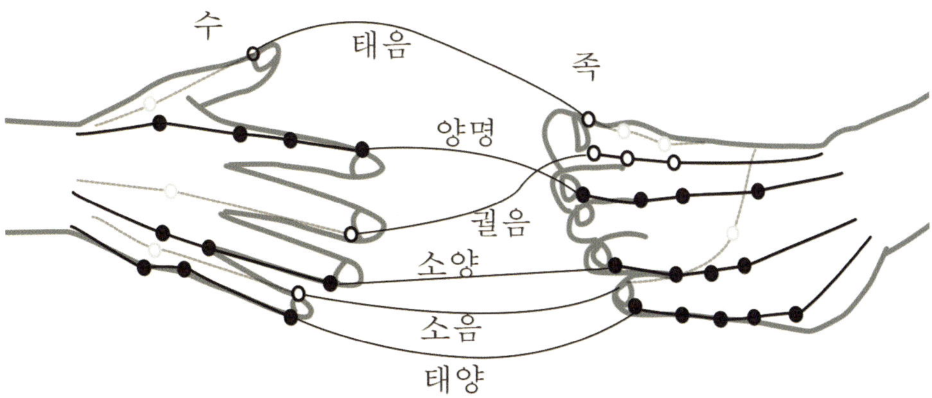

소음경은

새끼발까락 아래서 시작해, 발바닥 용천(족소음신경)을 지나 위로 올라 팔 안쪽의 뒤 가장자리를 따라 새끼손가락 소충(수소음심경)에 이른다.

태양경은

새끼손가락 바깥쪽 소택(수태양소장경)에서 팔을 따라 흘러, 새끼발가락 바깥족 지음(족태양방광경)에 이른다.

궐음경은

엄지발가락 바깥쪽 대돈(족궐음간경)에서 시작하여, 종아리 안쪽으로 올라가 가운데손가락 중충(수궐음심포경)에 이른다.

소양경은

넷째손가락 관충(수소양삼초경)에서 시작하여, 팔의 바깥쪽 가운데로 흘러 넷째발가락 바깥쪽 끝 족규음(족소양담경)에 이른다.

5) 십이경맥의 접속

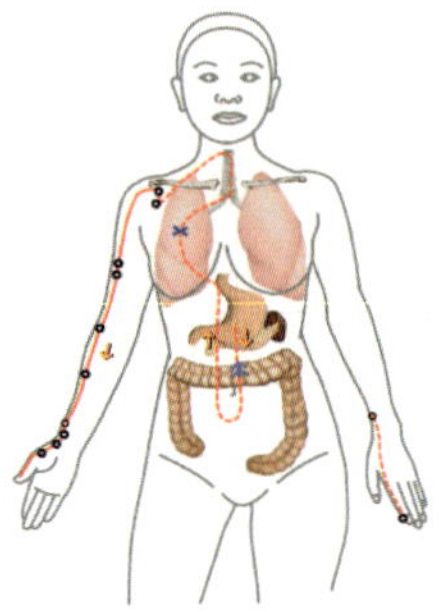

수태음폐경(LU)

(1) 수 · 족 삼음경과 수 · 족 삼양경의 만남

수 3음경과 수 3양경은 손에서 만나고,
족 3양경과 족 3음경은 발에서 만난다.
수 3양경과 족 3양경은 머리에서 만나고,
족 3음경과 수 3음경은 흉복부에서 만난다.

(2) 표리관계인 음경과 양경은 사지(四肢)에서 서로 만난다

수태음폐경과 수양명대장경은 둘째손가락에서
수소음심경과 수태양소장경은 새끼손가락에서
수궐음심포경과 수소양삼초경은 넷째손가락에서
족양명위경과 족태음비경은 엄지발가락 안쪽에서
족태양방광경과 족소음신경은 새끼발가락에서
족소양담경과 족궐음간경은 엄지발가락 외측에서 만난다.

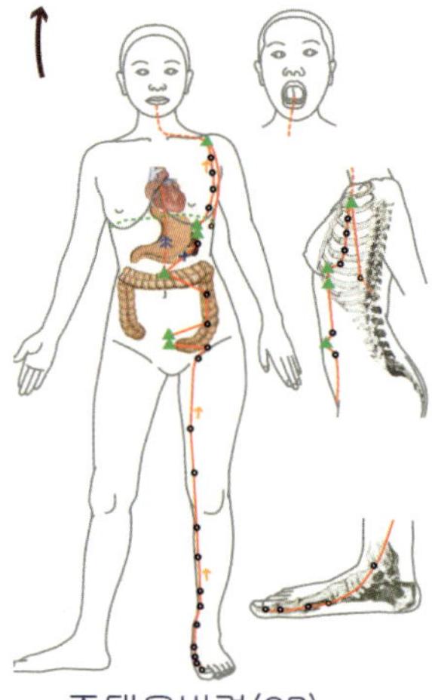

족태음비경(SP)

(3) 양경과 양경은 머리에서 만난다. (수양경-족양경)

수양명대장경과 족양명위경은 코 옆에서 만나고
수태양소장경과 족태양방광경은 눈 안쪽에서 만나며
수소양삼초경과 족소양담경은 눈 바깥쪽에서 만난다.

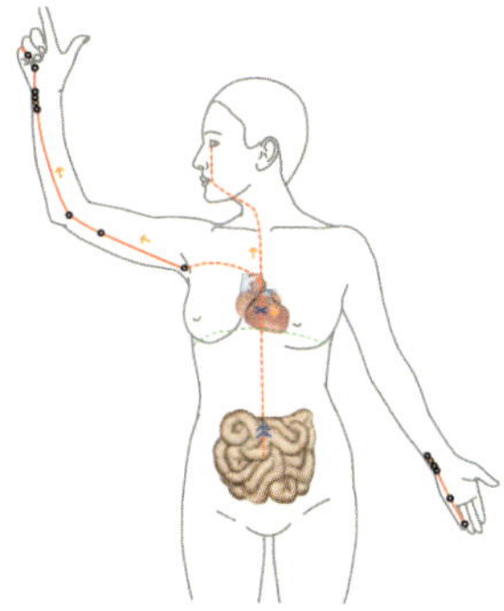

수소음심경(HT)

(4) 음경과 음경은 가슴에서 만난다. (족음경-수음경)

족태음비경과 수소음심경은 심중(心中)에서 만나고
족소음신경과 수궐음심포경은 흉중(胸中)에서 만나며
족궐음간경과 수태음폐경은 폐중(肺中)에서 만난다.

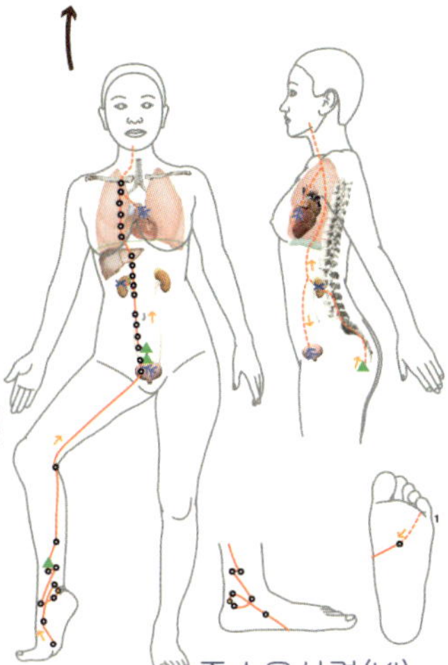

족소음신경(KI)

6) 동명경의 흐름

(1) 태음경(엄지발가락에서 엄지손가락까지)

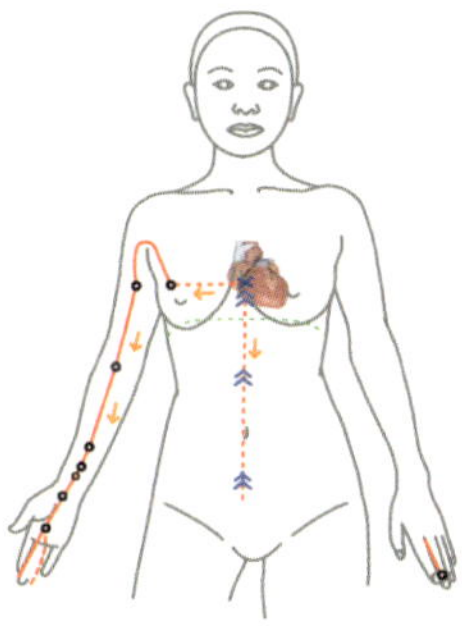

수궐음심포경(PC)

족태음비경은 엄지발가락 안쪽 은백에서 시작해,
다리의 안쪽 앞 기슭을 따라 오른다.
수태음폐경과는 중부에서 교회한다.
수태음폐경은 팔 안쪽 앞 기슭을 따라
엄지손가락 안쪽 소상에 이른다.

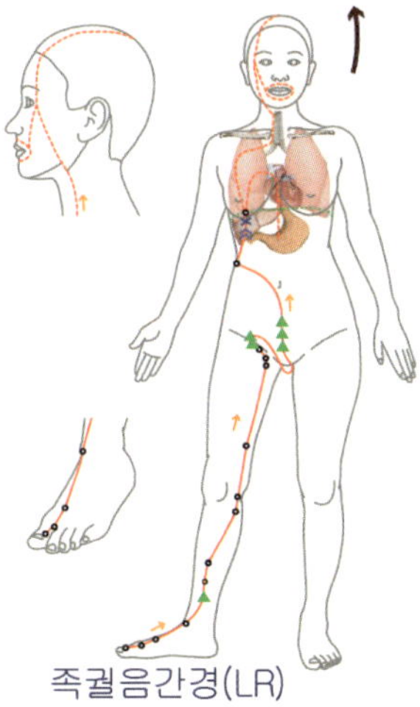

족궐음간경(LR)

(2) 소음경(새끼발가락에서 새끼손가락까지)

족소음신경이 새끼발까락 아래서 시작해,
발바닥 용천을 지나, 다리 안쪽 기슭을 따라 올라간다.
수소음심경과 심중(心中)에서 만난다,
수소음심경은 팔 안쪽의 뒤 가장자리를 따라
새끼손가락 안쪽 소충에 이르고,
새끼손가락 바깥쪽 소택에서 수태양소장경으로 이어진다.

(3) 궐음경(엄지발가락 바깥 대돈에서 가운데손가락까지)

족궐음간경은 엄지발가락 바깥쪽 대돈(大敦)에서 시작하여,

종아리 안쪽으로 올라간다.
수궐음심포경과는 흉중에서 만난다,
수궐음심포경은 팔 안쪽 가운데를 지나
가운데 손가락 중충에 이른다.

(4) 양명경(둘째손가락에서 둘째발가락까지)

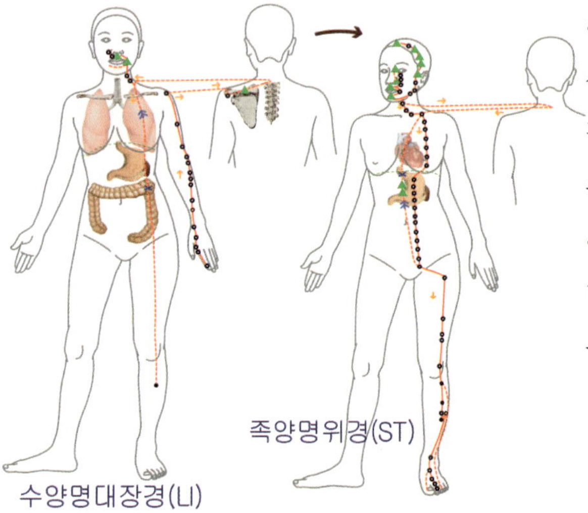

수양명대장경은 둘째손가락 안쪽 모서리
상양에서 시작해,
팔 바깥쪽 앞기슭을 따라 흐른다.
족양명위경과는 코 옆 영향에서 교회한다.
족양명위경은 다리 바깥쪽 앞기슭을 따라
내려가,
둘째발가락 바깥쪽 모서리 여태에 이른다.

(5) 태양경(새끼손가락에서 새끼발가락까지)

수태양소장경은
새끼손가락 바깥쪽 소택에서
팔 바깥쪽 뒷기슭을 따라
올라간다.
족태양방광경과는
정명에서 교회한다.

족태양방광경은
다리 뒤쪽 종아리로 내려가
발 바깥쪽 가장자리를 따라
새끼발가락 바깥쪽
지음에 이르러
족소음신경과 이어진다.

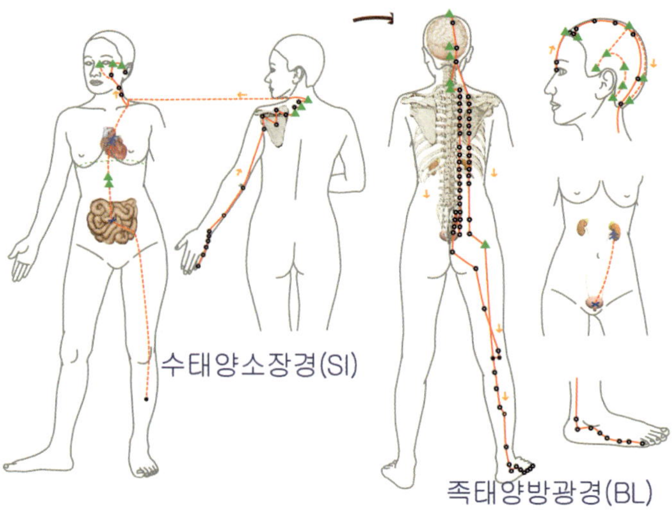

(6) 소양경(넷째손가락에서 넷째 발가락까지)

수소양삼초경은
넷째손가락 관충에서 시작하여,
팔의 바깥쪽
가운데를 따라 흐른다.
족소양담경과는
눈꼬리 부위에 있는
동자료에서 만난다.

족소양담경은
다리 바깥쪽
가운데를 따라 내려가
넷째발가락 바깥쪽 끝
족규음에 이른다.

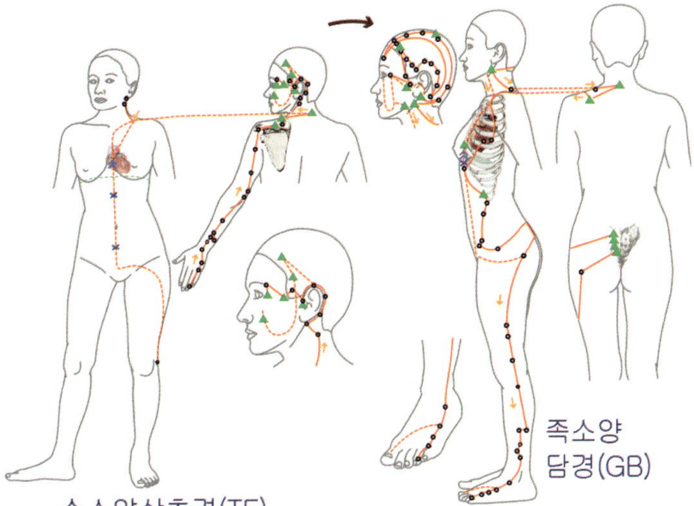

7) 십이경맥의 표리관계와 속(屬) · 락(絡)

십이경맥은 삼음삼양과 소속 경락의 표리에 따라 6쌍의 표리관계(表裏關係)를 이룬다.

표리관계를 이루는 경맥은 사지 안팎 양쪽으로 상대되는 위치로 순행하며 손과 발에서 접속된다.

십이경맥의 표리관계

표(表) –양(陽)	리(裏)–음(陰)
수양명대장경	수태음폐경
수태양소장경	수소음심경
수소양삼초경	수궐음심포경
족양명위경	족태음비경
족태양방광경	족소음신경
족소양담경	족궐음간경

삼음삼양의 경맥으로 보면 태음과 양명, 소음과 태양, 궐음과 소양은 서로 표리관계에 있다. 즉 수 · 족의 3음경과 3양경은 십이경별과 별락(別絡)을 통해 여섯 쌍의 표리관계를 이룬다는 것이다.

표경(表經)은 부(腑)에 '속(屬)'하고 장(臟)에 '락(絡)'하며, 리경(裏經)은 장에 '속(屬)'하고 부에 '락(絡)'한다.

속(屬)은 해당 경락에 해당 장부가 달라 붙어있는 상태를 말하고, 락(絡)은 해당 경락과 표리관계에 있는 장부가 이어져 있는 상태를 의미한다.

경맥과 장부의 이러한 연계관계는 경맥 상호간의 연계를 보다 밀접하게 해주며, 장부의 병을 고치는데도 연계된 경맥들을 서로 이용할 수 있게 한다. 가령 태음에 해당되는 수태음폐경은 양명에 해당되는 수양명대장경과 표리관계를 이룬다. 따라서 폐경으로 대장질환을, 대장경으로 폐의 질환을 치료할 수 있다. 예를 들어서 대장경의 질환인 치질을 치료할 때 폐경의 공최혈(孔最穴)을 취하는 것은 표리관계를 응용한 것이다. 마찬가지로 족태음비경과 족양명위경도 표리관계를 이루므로 위의 질환을 치료하기 위해 위경의 족삼리혈(足三里穴)은 물론 동시에 비경의 지기혈(地機穴)을 취한다.

8) 십이경맥과 장부와의 관계

간 심 비 폐 신 심포의 여섯 장(臟)은 기를 갈무리[藏]한다는 음정(陰靜)의 뜻이 내포되어 있고, 담 소장 위 대장 방광 삼초의 여섯 부(腑)는 잠시 내용물을 저장하였다가 다른 곳으로 수송하는 양동(陽動)의 뜻이 있다. 그래서 장(臟)은 음으로서 근본이고 주격(主格)이며, 부(腑)는 양에 속하나 장의 부속기관으로서 객(客)의 격으로 풀이한다.

십이경맥은 규칙적으로 1개의 장(臟), 1개의 부(腑)와 연계되어 있다.

음경은 6장 중 1개의 장과 연계되면서 그 장과 표리관계를 가지는 부와도 연계된다. 양경은 6부 중의 어느 한 개의 부와 연계되면서 그 부와 표리관계를 가지는 장과 연계되어 있다. 경맥의 표리관계는 장부의 표리관계와 같다는 것을 나타낸다.

장부의 음양오행 배속과 경맥

<table>
<tr><th rowspan="2">음양</th><th rowspan="2">장부</th><th colspan="6">장부의 오행(五行) 배속</th><th rowspan="2">경맥</th></tr>
<tr><th>목
(木)</th><th>화
(君火)</th><th>토
(土)</th><th>금
(金)</th><th>수
(水)</th><th>상화
(相火)</th></tr>
<tr><td>리(裏)음(陰)</td><td>장(臟)</td><td>간
(肝)</td><td>심
(心)</td><td>비
(脾)</td><td>폐
(肺)</td><td>신
(腎)</td><td>심포
(心包)</td><td>음경
(陰經)</td></tr>
<tr><td>표(表)양(陽)</td><td>부(腑)</td><td>담
(膽)</td><td>소장
(小腸)</td><td>위
(胃)</td><td>대장
(大腸)</td><td>방광
(膀胱)</td><td>삼초
(三焦)</td><td>양경
(陽經)</td></tr>
</table>

예를 들면 수태음폐경은 폐와 연계되면서 표리관계를 가지는 대장과도 연계되어 있다. 즉 수태음폐경은 수양명대장경과 표리관계라는 것이다.

9) 십이경맥의 교회(交會)

경락은 인체에서 그 주행이 구부러지고 서로 교차(交叉)되게 분포된다. 그래서 순행하는 도중에 경맥끼리 서로 한 번 혹은 여러 번 교차하거나 교회(交會)한다.

교차란 2개 이상의 경맥들이 서로 만난 다음에 X자 형으로 서로 반대되는 방향으로 흐르는 것이고, 교회란 2 개 이상의 경맥이 한 곳에 모였다가 다시 같은 방향으로 갈라져가는 형식의 연계를 말한다.

교차하거나 교회하는 곳은 대개 주요한 경혈이 된다.

예를 들면 코 밑에 있는 수구혈에서는 오른쪽에서 온 대장경과 왼쪽에서 온 대장경이 서로 만나 각자 온 방향과는 반대쪽으로 가는데 이것은 교차에 속하며, 삼음교혈에서는 족소음신경, 족궐음간경, 족태음비경이 서로 모였다가 다시 같은 쪽으로 갈라져 가는데 이것은 교회에 속한다.

경맥이 교회 또는 교차하는 곳에 있는 경혈을 교회혈이라고 하는데 이 교회혈들은 그 경혈이 속해 있는 경맥의 병 뿐만 아니라 교회되어 있는 모든 경맥의 병을 치료하는 작용이 있다.

예를 들면 담경의 환도혈은 방광경과의 교회혈이기 때문에 담경의 병은 물론 방광경의 병도 치료하며 삼음교는 간경, 신경, 비경의 병을 모두 다 치료할 수 있다. 또한 좌측의 혈로 우측의 질환을 치료하고, 우측의 혈로 좌측의 질환을 치료하는 것이 있는데 이것은 비록 동일한 경맥이라고 하나 좌우 두 경맥이 서로 교차되었기 때문이다.

경락의 순행과 발병한 부위 경혈의 주치범위는 기본적으로 일치한다.

그러나 발병한 부위는 다만 어떤 한 개의 경락이 단독으로 그 부위의 병을 발생시키는 것만은 아니다. 그러므로 때로 발병한 부위는 어떤 한 개 경의 경혈의 주치 기능만이 도달하는 범위에 속하지 않고, 두 개의 경락, 혹은 여러 개의 경락이 분포된 곳에 있기도 한다.

2. 십이경맥 각론

경락에서 기(氣)의 순환은 음승양강(陰昇陽降)의 원리에 따르는데, 삼양경은 하강하고 삼음경은 상승한다. 이 규율은 육기인 조(燥) 습(濕), 한(寒) 열(熱), 풍(風) 서(暑)의 육기(六氣)를 조절한다.

1) 수태음폐경

수태음폐경은 폐를 주축으로 팔에 분포된 경이다. 폐경(肺經)에는 인체의 좌우로 각각 11개씩의 경혈이 속해 있다. 수태음폐경의 경혈은 중부혈에서 시작하여 팔뚝을 따라 내려가 소상혈에서 끝난다. 수태음폐경은 음(陰)에 속하고 오행속성상 금(金)의 경맥이며, 폐(肺)에 속(屬)하고 대장(大腸)에 락(絡)한다.

(1) 흐름

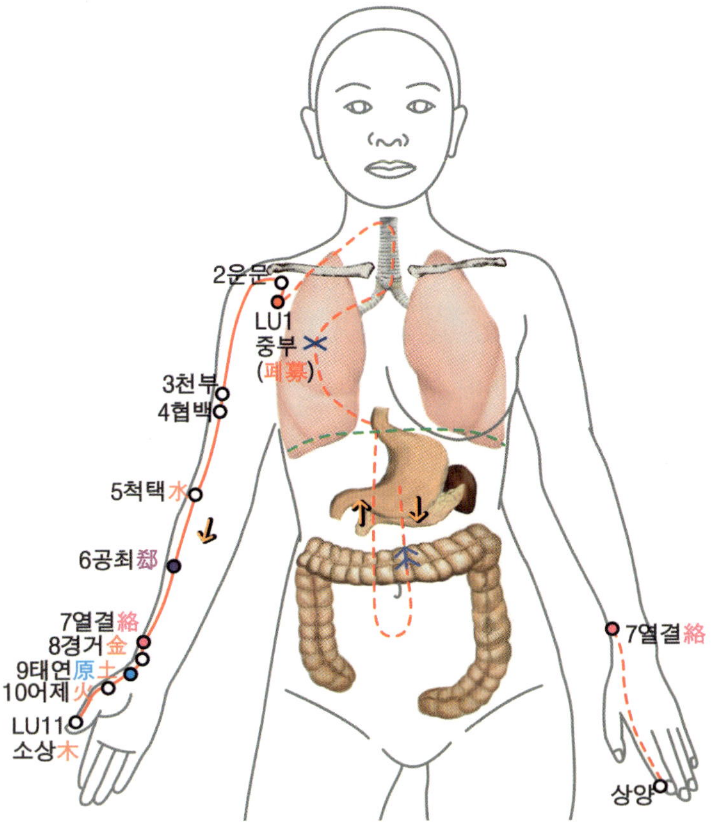

안으로 흐름

◦ 중초(中焦)의 위부(胃部) 중완에서 일어나, 아래로 내려가 대장에 락(絡)한다.

◦ 다시 돌아 위구(胃口)를 지나 횡격막으로 올라가, 폐에 속(屬)한다.

◦ 다시 폐계(肺系:폐에 부속된 여러 기관)를 따라 올라가 인후를 지나 겨드랑이로 나온다.

밖으로 흐름

◦ 빗장뼈 아래 시작혈인 중부에서 족태음경과 교회하고 겨드랑이 옆으로 나와,

◦ 위팔 안쪽을 따라 수소음심경과 수궐음심포경 두 경맥의

앞쪽을 지난다.
◦ 팔꿈치 안쪽 가운데 척택으로 내려와 ◦ 팔의 엄지쪽 요골 가장자리를 거쳐 폐경의 락혈인 열결에 이르고, ◦ 손목 맥 뛰는 자리인 태연으로 들어간다.
◦ 어제를 지나 엄지손가락의 소상에 이른다.

갈라짐

◦ 한 갈래는 손목 위 열결에서 갈라져 집게손가락 안쪽 끝으로 나가 수양명대장경의 시작점인 상양혈과 연결된다.

(2) 작용

수태음폐경은 비강, 후두, 기관, 기관지, 폐장, 근막, 피부, 땀샘에 이르기까지 호흡대사 전반을 관장하는 경맥이다.

폐(肺)는 그 위치가 모든 장부 중 최고위(最高位)이나 군주격이 아니고 군왕을 가르치고 돕는 스승에 비유하여 상부지관(相傅之官)이라 하였다. 또 인체 내 기(氣)의 주관처가 폐이며, 사람의 영(靈) 중 넋(魄)은 폐의 소관이다. 그래서 『내경』은 "폐자(肺者)는 상부지관(相傅之官)이요, 치절출언(治節出焉)이며 기지본(氣之本)이요, 백지처(魄之處)"라 하였다. 여기서 치절(治節)은 절도(節度)를 다스린다는 뜻으로, 폐는 조절(調節)작용을 한다는 의미이다.

폐(肺)는 기(氣)를 주관하고 심(心)은 혈(血)을 주관한다. 폐는 혈맥을 주관하는 심장의 기능을 도와 혈맥 속에서 순환이 잘 되게 돕는다. 혈액운행의 원동력은 심장의 박동인데 이 박동이 기의 힘에 의해 이루어지고 기는 폐가 주관하기 때문이다. 그러므로 혈액순환이라는 것은 기의 추동작용에 의한 것이고, 승강운동에 의해 전신으로 운행이 되는 것이다. 폐는 피부와 털[毛]을 주관한다.

(3) 병증후

경락병증(시동병) 폐경에 사기가 침입하여 시동병이 발생하면 폐가 몹시 불어나고, 폐기가 제대로 통하지 않아 숨이 가쁘면서 기침이 나고, 결분(缺盆) 부위가 아프다. 심하면 두 손으로 가슴을 감싸 안으며 기침을 하게 되고, 시야가 흐려지게 된다. 이를 비궐(臂厥)이라고 한다.

장부병증(소생병) 폐경의 소생병은 폐에서 생긴 병인데 기침이 나고, 기가 상역하여 숨이 차서 헐떡거리며, 숨소리가 거칠고 급하여 가슴이 답답하고, 팔죽지와 팔뚝의 안쪽 앞이 아프고 차며, 손바닥에 열이 난다.

허증과 실증 폐경의 기(氣)가 왕성한 실증(實症)은 어깨와 잔등이 아프고, 풍한이 침범하면 땀이 나며, 중풍증상이 있고, 소변은 잦으나 소변량은 적다. 폐경의 기가 허한 허증(虛症)은 어깨와 등이 아프고 시리며, 기가 적어 숨쉬기가 불편하고, 소변의 색깔이 변하게 된다.

(4) 주치

주로 호흡기계통의 병증과 열병을 치료하며, 폐경이 경과하는 부위의 병증을 다스린다. 이 경맥의 경혈은 팔 안쪽 앞기슭의 통증이나 마비 등에 쓴다.

부위별 주치

중부 ~ 운문 : 가슴 폐의 질환

천부 ~ 소상 : 후(喉) 및 가슴이나 폐의 병, 발열, 팔꿈치, 팔 손바닥 안쪽 기슭의 병증

주요혈		오수혈	
원혈	태연	정목혈	소상
낙혈	열결	형화혈	어제
극혈	공최	수토혈	태연
모혈	중부	경금혈	경거
배유혈	폐유	합수혈	척택

수태음폐경의 혈위

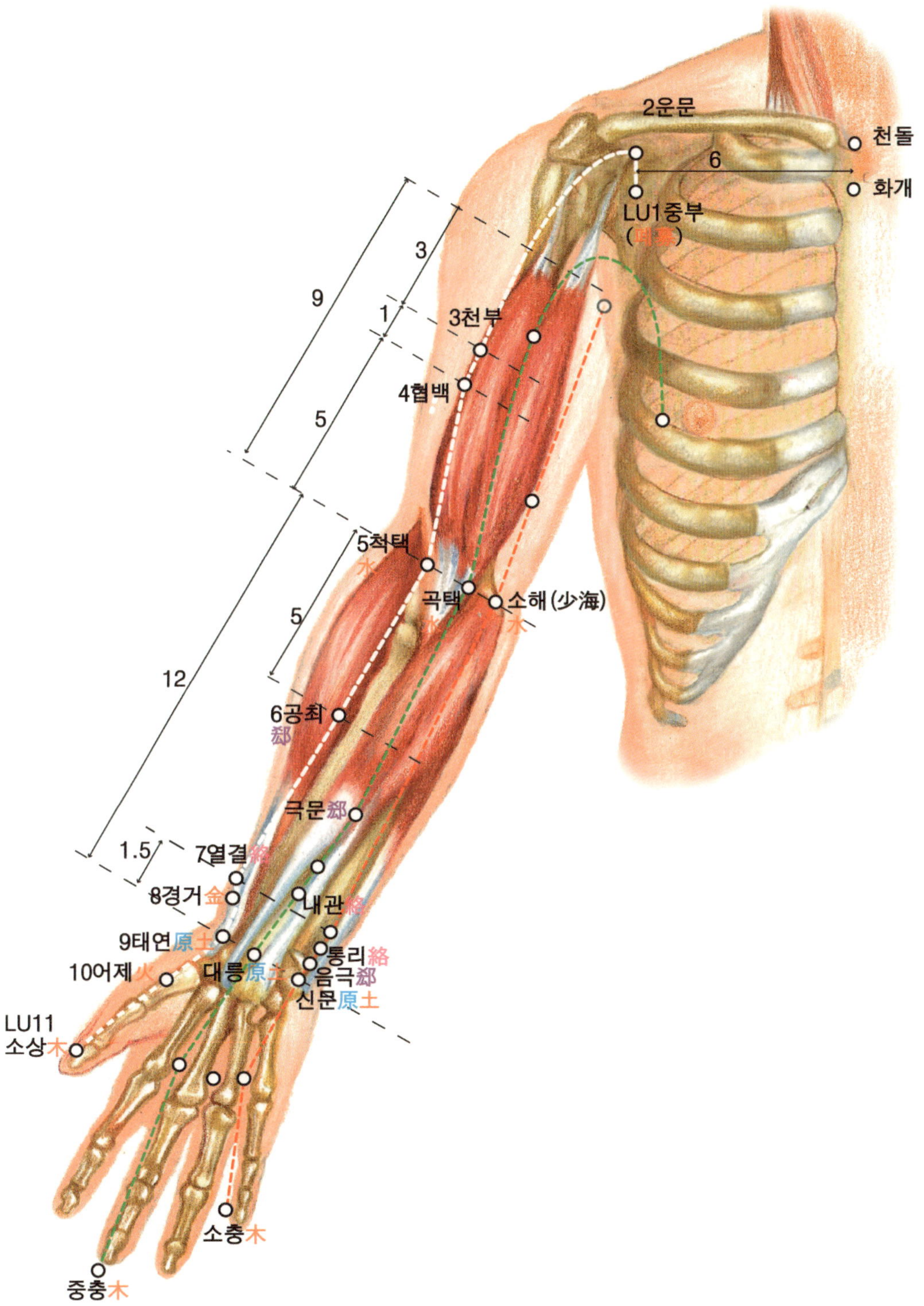

2운문
천돌
6
화개
LU1중부
3
9
1
3천부
4협백
5
5척택
水
곡택
소해(少海)
木
5
12
6공최
郄
극문郄
1.5
7열결絡
8경거金
내관絡
9태연原土
통리絡
10어제火
대릉原土
음극郄
신문原土
LU11
소상木
소충木
중충木

2) 수양명대장경

수양명대장경은 검지손가락 끝의 상양(商陽)에서 시작하여 코 옆의 영향(迎香)에서 끝난다. 수양명대장경은 양(陽)에 속하고 오행속성으로는 금(金)의 경맥이며, 대장과 폐는 표리이자 음양의 관계에 있는 장부로서, 대장(大腸)에 속(屬)하고 폐(肺)에 락(絡)한다. 수양명대장경은 양경(陽經)으로, 오행속성은 금경(金經)이다. 대장경(大腸經)에는 인체의 좌우로 각각 20개씩의 경혈이 분포되어 있다,

(1) 흐름

밖으로 흐름

◦ 집게손가락 안쪽 상양에서 일어나, 안쪽 가장자리를 따라 이간과 삼간을 지나,

◦ 합곡이 있는 두 뼈 사이로 나와, 두 힘줄 사이인 양계로 들어간다.

◦ 대장경의 락혈인 편력을 지나서 팔뚝 요골로 흐른다.

◦ 팔꿈치 바깥쪽 모서리 곡지로 들어가고, 위팔의 바깥쪽 앞 가장자리를 따라,

◦ 어깨로 올라가 견우에서 나와 뒤로 넘어간 다음,

◦ 제7경추 아래 대추에서 교회(交會)한다.

◦ 다시 앞으로 나와 쇄골 위쪽 오목한 자리, 결분(缺盆)으로 내려간다.

안으로 흐름 ◦ 결분에서 가슴으로 들어가 폐에 락(絡)하고,

◦ 횡격막 아래로 내려가 대장에 속(屬)한다.

◦ 다시 내려가 하합혈인 상거허까지 그 경맥의 기(氣)가 영향을 미친다.

갈라짐 ◦ 한 갈래는 결분에서 상행하여 옆 목으로 올라가

◦ 볼을 뚫고 아래 잇몸으로 들어갔다가 다시 돌아나와,

◦ 인중에서 교차(왼쪽서 온 것은 오른쪽으로, 오른쪽서 온 것은 왼쪽으로)한 후에

◦ 콧구멍을 끼고 올라가고, 영향에서 족양명위경과 연결된다.

(2) 작용

수양명대장경은 수태음폐경과 표리관계(대장=양명, 폐=태음)로서 음양으로 상응하여 인체의 평형을 유지한다. 이와 같이 폐, 대장의 불가분성 때문에 풍사외감(風邪外感), 표열피부병(表熱皮膚病), 인후질환 등 호흡기의 모든 질환에 폐경의

양경(陽經)인 대장경을 활용한다. 특히 폐경 주관인 기(氣)에 대해서도 대장경의 원혈인 합곡이 많이 쓰이며 탈기(脫氣)가 되면 합곡 부위가 함몰되기도 한다.

같은 금경인 폐, 대장의 위치에 대하여 『난경』에서는 "폐는 하늘의 양기(陽氣)를 순환시키기 때문에 위쪽에 위치하고, 대장은 땅의 오미(五味 음식)인 음기(陰氣)를 전하므로 아래쪽에 있다"고 하여 그 작용의 유사성을 비교 설명하고 있다.

대장의 이상인 변비, 설사를 비롯하여 대장경의 순환로에 나타나는 치아통, 안면부종, 입이 비뚤어지는 구안와사, 측두부나 안구 주위가 쑤시는 삼차신경통과 위팔 부위나 요골신경통 등에 대장경이 많이 쓰인다.

대장의 순조로운 전도(傳道)작용은 인체의 진액과 폐(肺) · 위(胃)의 기(氣)가 잘 통하여 내려가는가와 밀접한 관계가 있다. 진액이 충만하고 폐기(肺氣)의 선발(宣

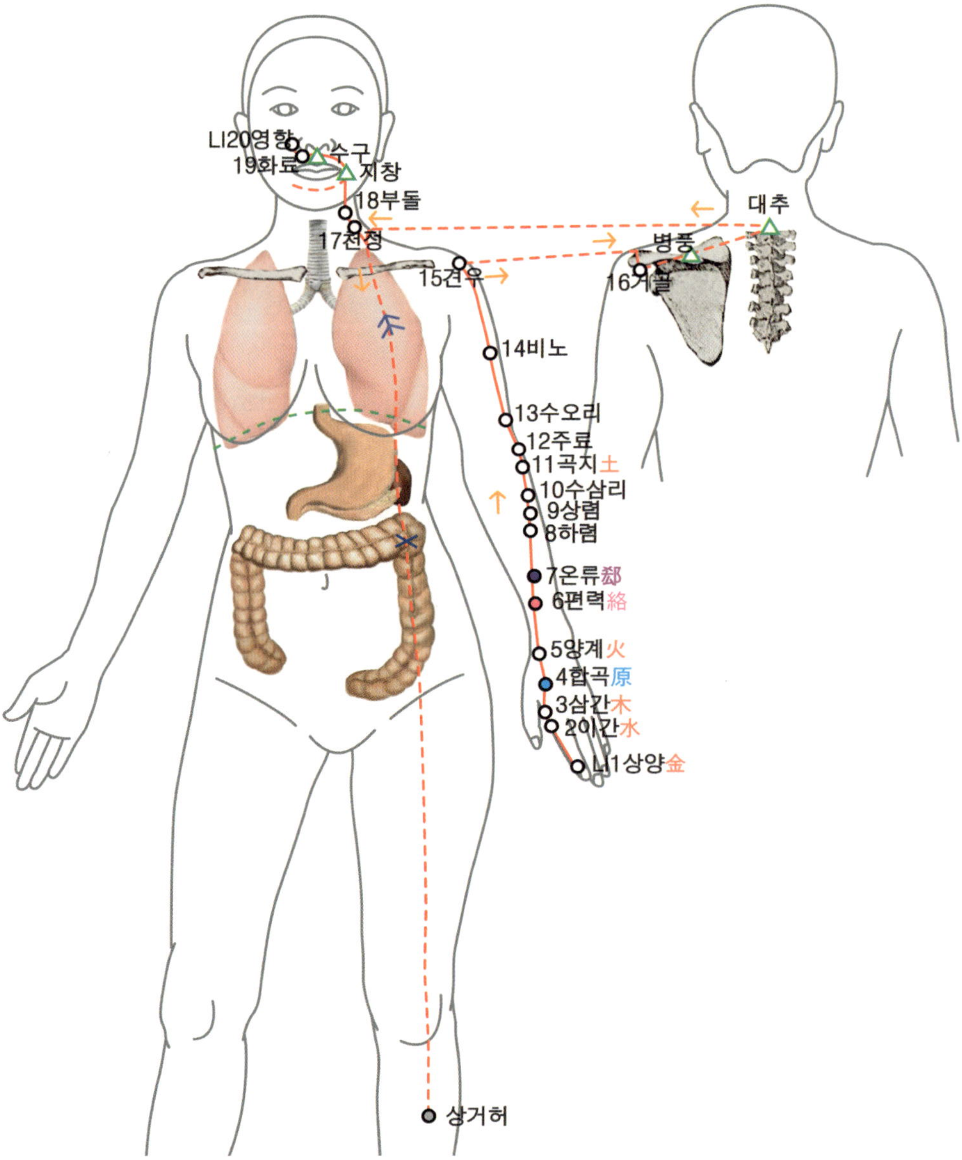

發) 숙강(肅降)작용이 절도가 있고, 위기(胃氣)가 잘 통해 내려가면 대장의 전도(傳道)기능이 비로소 정상적으로 되고 변(便)도 규칙적으로 배출이 된다.

대장은 진(津)을 주관하고 소장은 액(液)을 주관한다. 대장과 소장은 위(胃)의 영기(營氣)를 받아서 진액(津液)을 상초(上焦)로 운행시켜서 피모(皮毛)를 적셔주고 주리(腠理)를 충실하게 한다. 만약 음식이 부절(不節)하거나, 위기(胃氣)가 부족하여 대장과 소장이 영양을 받지 못하면 진액이 고갈된다.

(3) 병증후

경락병증(시동병) 대장경에 사기가 침입하여 시동병이 발생하면 이가 아프고, 광대뼈 부위가 붓는다.

장부병증(소생병) 대장경은 진(津)을 주관하므로, 주로 진(津)이 약해서 생긴다. 대장경의 소생병은 눈이 누렇게 되고, 입안이 마르며, 코가 막히거나 코피가 나고, 목구멍이 붓고 아프다. 또한 위팔의 대장경맥이 아프고 집게손가락으로 아픔이 퍼지며 팔을 움직이기 힘들어한다. 대장경의 기가 성한 실증은 경맥 통로를 따라 열이 나고 부으며, 대장경의 기가 허하면 추워서 오슬오슬 떨게 된다.

(4) 주치

위나 장 등의 복부기관 질병과 열증을 치료하는데 많이 쓴다. 특히 대장경의 순환로에 나타나는 치아통, 안면부종, 입이 비뚤어지는 구안와사, 측두부나 안구 주위가 쑤시는 삼차신경통과 위팔 부위나 요골신경통 등에 많이 쓰인다. 일부 경혈들은 피부병과 대장의 병을 치료한다.

부위별 주치

상양~곡지 : 머리 얼굴 귀 코 치아, 후(喉)의 병, 발열 및 팔 바깥쪽 앞 기슭 병증

주료~거골 : 해당 부위의 질환

천정~부돌 : 인후질환

화료~영향 : 코 질환

주요혈		오수혈	
원혈	합곡	정금혈	상양
낙혈	편력	형수혈	이간
극혈	온류	수목혈	삼간
모혈	천추	경화혈	양계
배유혈	대장유	합토혈	곡지

(4) 교회혈(다른 경맥과 만나는 혈)

병풍(수태양소장경), 대추 · 수구(이상 독맥), 지창(족양명위경)

수양명대장경의 혈위

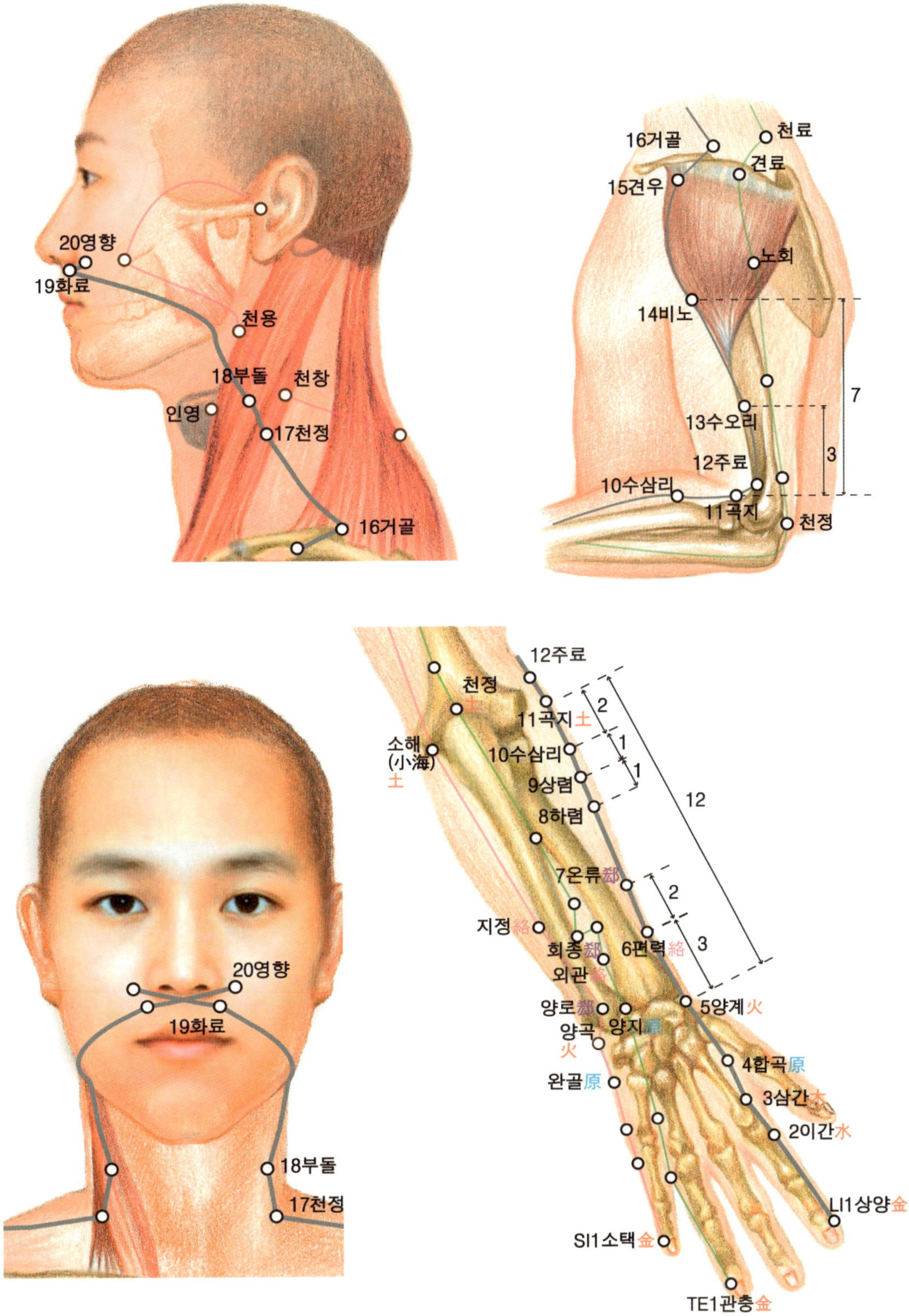
20영향
19화료
천용
18부돌
천창
인영
17천정
16거골
16거골
천료
견료
15견우
노회
14비노
7
13수오리
3
12주료
10수삼리
11곡지
천정
20영향
19화료
18부돌
17천정
12주료
천정
土
2
11곡지土
1
소해
(小海)
土
10수삼리
1
9상렴
12
8하렴
7온류郄
2
지정絡
회종郄
6편력絡
3
외관絡
양로郄
양지原
5양계火
양곡
火
4합곡原
완골原
3삼간木
2이간水
LI1상양金
SI1소택金
TE1관충金

3) 족양명위경

족양명위경은 눈 밑의 승읍(承泣)에서 시작하여 둘째발가락 끝 여태(厲兌)에서 끝난다. 위경에는 인체의 좌우로 각각 45개씩의 경혈이 분포되어 있다. 양경(陽經)으로 오행속성상 토(土)인 경맥이며, 위(胃)에 속(屬)하고 비(脾)에 락(絡)한다.

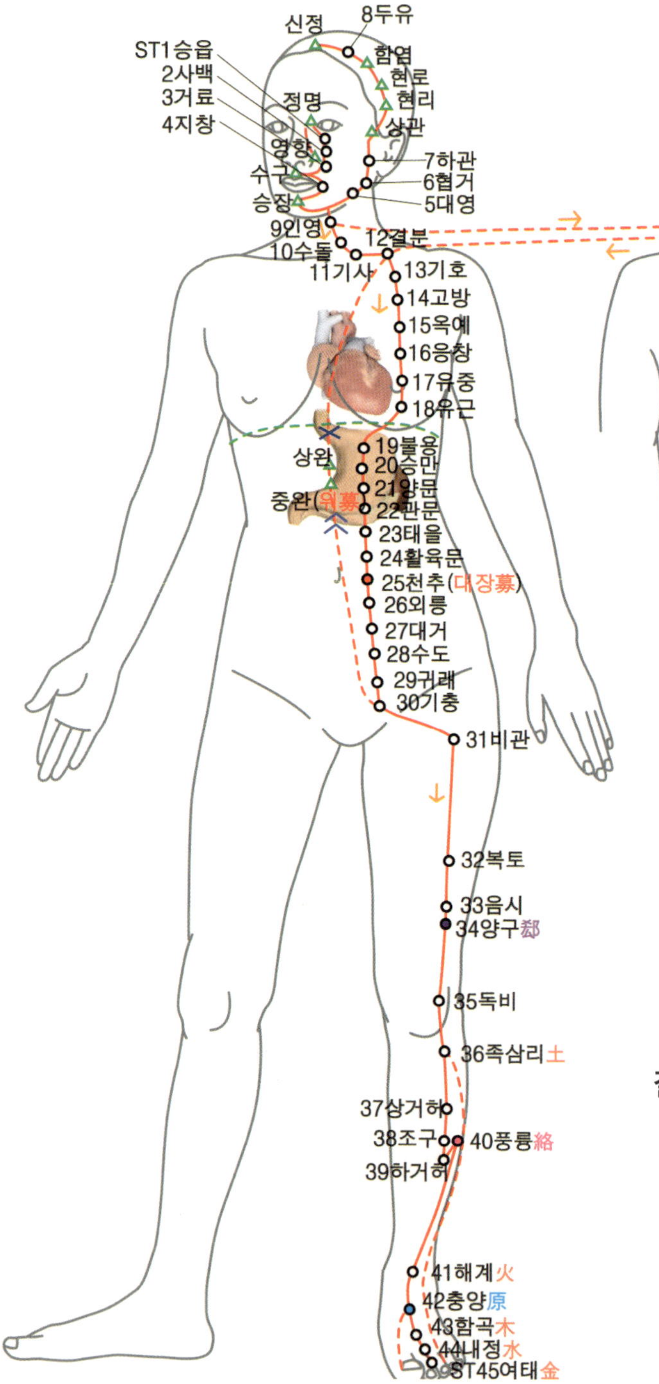

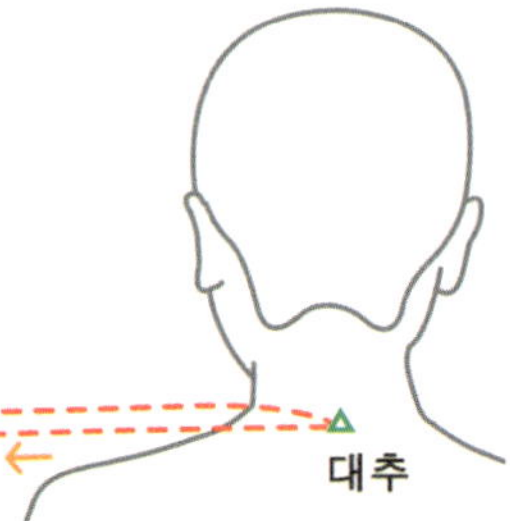

(1) 흐름

밖으로 흐름

◦ 대장경의 영향에서 일어나 코를 끼고 올라,

◦ 두 눈의 사이 콧마루가 깊이 함몰된 곳에서 족태양방광경과 만나고,

◦ 눈 아래 승읍 사백 거료를 지나서, 윗니 속(수구)으로 들어갔다가,

◦ 돌아서 입술을 끼고 나와 지창을 거쳐 아래로 내려가 승장에서 임맥과 교차된다.

◦ 되돌아 턱 후면 아래쪽의 대영으로 나온다.

◦ 다시 협거를 돌아, 아래턱과 귀 앞 광대뼈 가장자리인 하관으로 올라가

◦ 족소양담경의 상관과 교회하고, 머리털이 난 가장자리를 돌아 현리 함염과 만난 후

◦ 두유를 지나 이마로 가서 독맥의 신정(神庭)과 만난다.

갈라짐

◦ 그 분지는 대영의 앞으로부터 인영으로 내려와 기관과 기관지를 따라,

◦ 독맥의 대추를 거쳐 앞으로 다시 돌아와 결분으로 들어간다.

안으로 흐름

◦ 결분에서 흉강에 들어가 횡격막을 거쳐 위에 속(屬)하고 비(脾)에 락(絡)한다.

밖으로 흐름

◦ 비에 낙한 후 직행하여 상행한 줄기는 결분에서 체표로 나와 젖꼭지를 지나

◦ 배꼽 옆으로 내려와 음모 양측의 가랑이 주름진 자리 기충에 이른다.

갈라짐

◦ 그 분지는 위의 아래쪽 유문(幽門)에서 뱃속을 따라 내려가 기충에 이르러

◦ 밖으로 흐르는 위경과 합하여, 아래 허벅지의 비관으로 내려간다.

◦ 계속하여 복토에 이르고, 무릎의 독비를 지나 정강이뼈 바깥쪽을 따라,

◦ 발목의 해계로 내려가 둘째발가락 바깥쪽 함곡으로 들어간다.

◦ 분지는 발등에서 갈라져 둘째발가락으로 들어가 위경의 종혈인 여태서 끝난다.

◦ 또 한 분지는 족삼리에서 갈라져 내려가,가운데 발가락 외측 끝으로 나온다.

◦ 또 다른 분지는 발등 충양서 갈라져 엄지 끝인 족태음비경 은백으로 연결된다.

(2) 작용

위는 섭취한 음식물을 모아서 혼합하는 역할을 하는 곳으로, 오장의 기가 되는 곡기(穀氣)가 양성되어 폐로 전달된다.

위의 곡기는 화(化)하여 맑은 것은 영기(營氣)가 되고, 탁한 것은 위기(衛氣)로 된다. 영기는 맥 내(內)를 흐르고 위기는 맥 외(外)로 피육(皮肉) 사이를 순행하여 사지에 이르며, 온몸에 퍼져서 운행되므로 위는 기(氣) 생성의 근원지이다.

위경은 진시(오전 7시-9시)에 그 흐름이 왕성해지므로 위 계통 증세의 발작도 이 시간에 많다.

위는 비와 더불어 중앙 토(土)에 속하며, 토는 오행을 아우르게 하는 작용을 하여, 인체의 모든 장부를 편안하고 균형을 유지시켜주는 역할을 한다.

(3) 병증후

경락병증(시동병) 족양명위경에 병사가 들면 추워서 떨게 되고 자주 기지개를 켜며 하품을 하고, 이마가 까맣게 된다. 병이 극도에 이르면 사람과 불을 싫어하며, 나무가 맞닿는 소리를 들으면 깜짝 놀라고, 심장이 뛰고 불안하여 문을 닫아걸고, 창문을 가리고 혼자 있으려 하며, 심하면 높은 곳에 올라가 노래하고

옷을 벗고 달아나려하며, 배에서 끓는 소리가 요란하게 나고 배가 더부룩하게 부어오른다. 이것을 한궐(骭厥)이라 한다.

장부병증(소생병) 위는 주로 혈을 생산하고 주관하므로 족양명위경의 소생병은 광증(狂症)과 학질로 열이 심하여 땀이 나고, 코피가 나며 콧물이 나온다. 대장경맥을 따라 이상이 나타나는데, 입이 비뚤어지고 입술이 헐며, 목이 붓고 아프며, 배에 물이 차서 붓고, 무릎이 부어 아프고, 발등이 붓는다. 가슴, 젖가슴, 기가혈(氣街穴) 부위, 대퇴부 앞쪽, 복토혈(伏兎穴) 부위, 정강이 바깥쪽을 따라 모두 아프고, 가운데 발가락을 쓸 수 없을 정도가 된다. 위경의 기가 성하면 실증(實症)으로 몸 앞쪽이 모두 열이 나고, 그 기가 위(胃)에 남아돌면 음식을 빨리 소화시켜 곧 배가 고프고, 소변 색깔이 노랗게 된다. 위경의 기가 부족하면 허증(虛症)으로 온몸이 차가워 떨리고, 위속이 차가우면 몸 앞쪽이 다 차며 배가 더부룩하고 팽만하다.

(4) 주치

족양명위경은 정면의 질환 위주로 치료한다. 앞머리, 입, 안구, 치아, 인후의 이상증상이나 구안와사 등 안면 여러 질환치료에 응용한다. 또 위와 비의 장애로 나타나는 소화장애 및 대소장의 병에 쓰일 뿐 아니라, 호흡기, 생식기계, 기타 신경쇠약이나 상사병, 전광 등 정신질환, 각기병 등 하지 여러 질환, 유종 등에도 응용된다.

부위별 주치

승읍~두유 : 머리와 얼굴 눈 코 입 치아
인영~유근 : 후(喉) 가슴 폐의 질환
불용~천추 : 소화기계 질환
외릉~기충 : 하복부와 비뇨생식기계 질환
비관~독비 : 하지 무릎과 넓적다리 부위의 질환
족삼리~풍륭 하지 무릎과 종아리 부위의 병 및 위장병
해계~여태 머리와 얼굴 코 눈 입 치아 인후의 병, 발의 해당부위의 병, 뇌질환, 위장병, 발열

(5) 교회혈 영향(수양명대장경), 정명(족태양방광경), 상관 · 현리 · 함염(이상 족소양담경), 인중 · 신정 · 대추(이상 독맥), 승장 · 상완 · 중완(이상 임맥)

족양명위경의 혈위

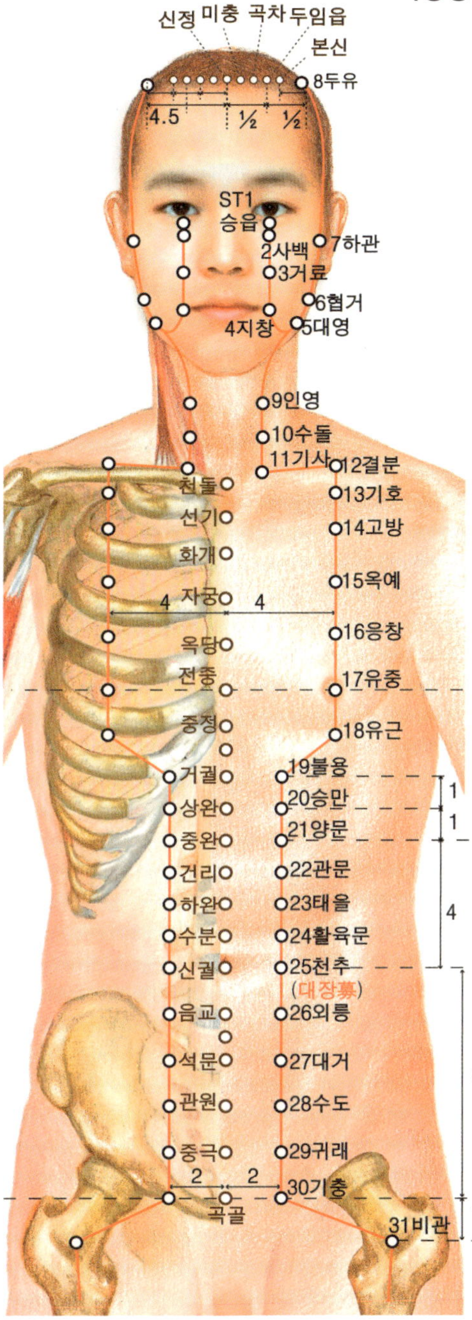

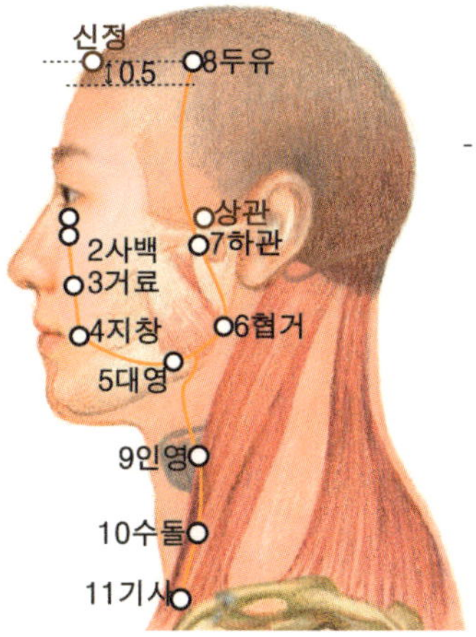

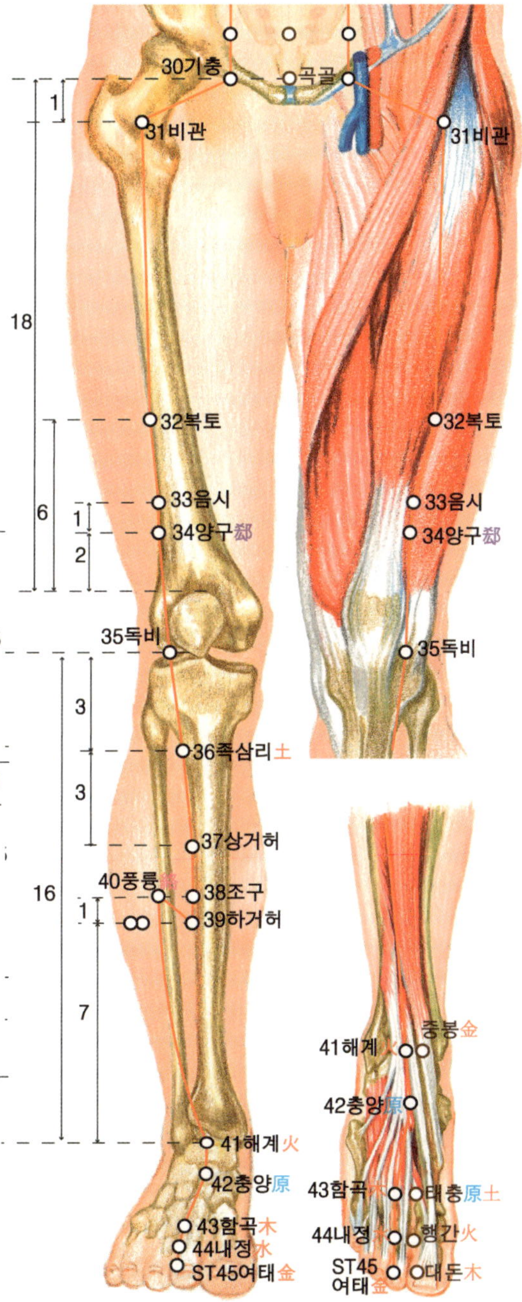

주요혈		오수혈	
원혈	충양	정금혈	여태
낙혈	풍륭	형수혈	내정
극혈	양구	수목혈	함곡
모혈	중완	경화혈	해계
배유혈	위유	합토혈	족삼리

4) 족태음비경

족태음비경의 경혈은 위경의 충양혈에서 시작하여 은백혈에서 교차된 다음 다리와 배를 따라 위로 올라가 겨드랑이 아래 대포혈에서 끝난다. 비경(脾經)에는 인체의 좌우로 각각 21개씩의 경혈이 분포되어 있다.

족태음비경은 음(陰)에 속하고 오행속성은 토경(土經)이며, 비(脾)에 속(屬)하고 위(胃)에 락(絡)한다.

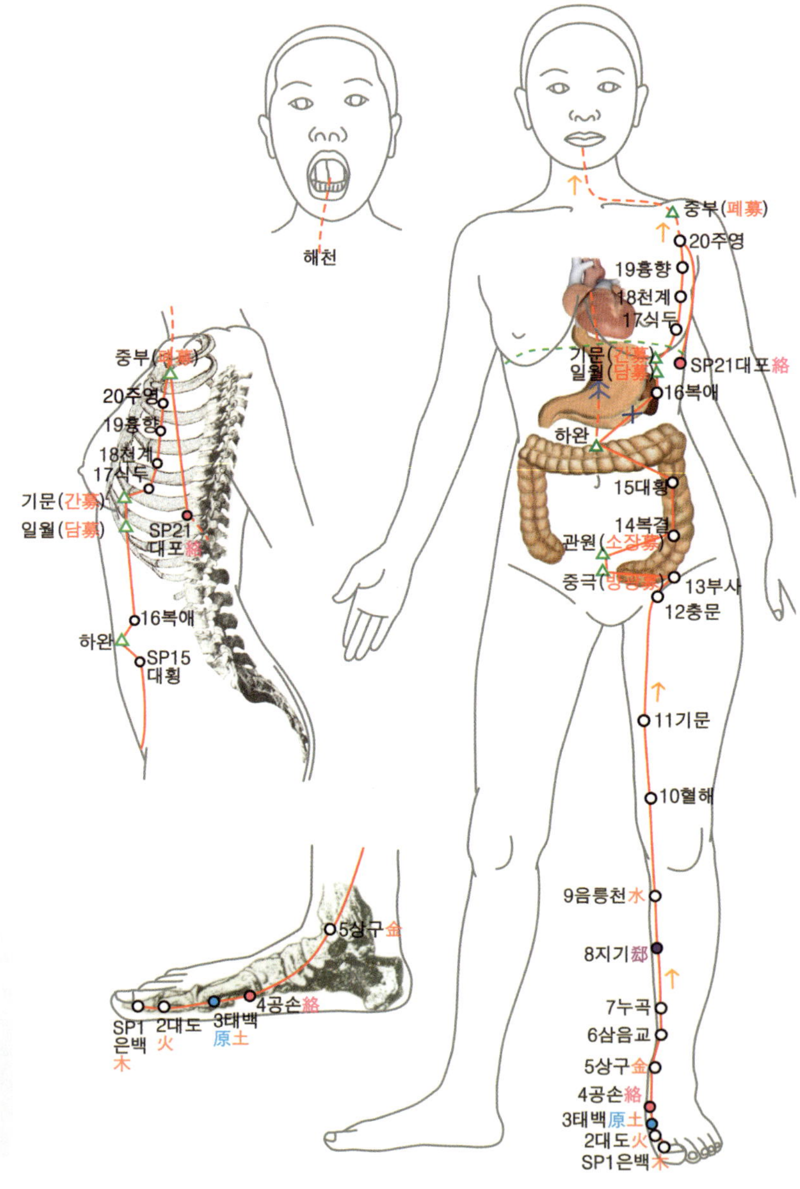

(1) 흐름

밖으로 흐름

◦ 은백혈에서 발단하여 안쪽 적백육제를 따라 대도 태백 공손을 따라 발등으로 간다.

◦ 안쪽 복사뼈 앞 아래 상구를 지나, 경골 안쪽으로 삼음교 누곡 지기와 음릉천으로 오른다.

◦ 발목 안쪽으로부터 8촌 되는 곳에서 족궐음간경을 넘어 앞쪽으로 나와,

◦ 무릎을 거쳐 넓적다리 안쪽 앞으로 올라 가랑이 사이로 간다.

안으로 흐름

◦ 허벅지 안쪽을 따라 올라 가랑이의 충문혈을 거쳐 뱃속으로 들어간다.

◦ 뱃속에서 임맥(任脈)의 중극, 관원과 교회하고, 복결과

대횡을 지나
◦ 하완과 교회하며, 비(脾)에 속(屬)하고, 위(胃)에 락(絡)한다.
◦ 다시 복애를 거쳐 일월, 기문과 교회하고, 횡경막을 지나 흉부에 올라가
◦ 식두 천계 흉향을 거치고 주영에서 구부러져 대포에 락(絡)한다.

갈라짐
◦ 한 줄기는 주영에서 계속 올라가 수태음폐경의 중부와 교회한 후
◦ 인후를 따라 올라가 혀뿌리에 도달하여 혀 밑에서 넓게 퍼진다.
◦ 또 임맥의 하완에서 갈라진 분지는 명치를 지나
◦ 횡격막을 거쳐 심장으로 들어가며 수소음경과 이어진다.

(2) 작용

족태음비경의 습(濕)과 족양명위경의 조(燥)는 건강한 상태에서는 습한 기운은 위로 올라가고 조(燥)한 기운은 아래로 내려가게 된다. 비경의 기가 허해지고 위경의 기가 실해지는 병리적인 상태가 되면 습한 기운은 아래에 고여 있고, 메마른 기운은 위로 올라가는 상태가 되어서 질병을 유발하게 된다.

족태음비경의 기능에 이상이 생기면 혈중의 영양분의 양을 정상적으로 조절하지 못하게 되어 영양이 과잉되고 결과적으로 열이 많아지고 남는 영양분은 습(濕)으로 바뀌어 저장이 된다. 위(胃)에는 조열이 생겨서 식욕이 지나치게 많아져서 영양은 과잉되고, 그래서 쌓인 영양분은 습(濕)이 되어 모든 조직의 틈에 쌓여서 기혈순환을 방해함으로써 각종 질병의 원인이 된다.

비(脾)는 소화작용의 조절본부이며 인체에 양기를 공급하는 근원이라 할 수 있다. 동양의학에서 비는 단순히 비장, 췌장만을 지칭하는 것이 아니라 비장·췌장을 포함한 소화기능 전반을 의미한다.

비는 중앙 토(土)로서 사지(四肢)를 주관하는데, 사지는 비위(脾胃) 소화기계와 밀접한 관계가 있어서 소화에 장애가 있을 때에는 팔다리에 권태감이 온다. 어린이가 팔다리를 움직여서 소화를 촉진하는 것은 비가 위와 더불어 소화작용을 조절하고 있음을 나타내는 것이라 볼 수 있다. 비경에 이상이 생기면 소화기계통 질병(위장병)과 수분대사 장애, 비뇨생식기병, 신경병, 근육병이 생긴다.

입은 비가 외계에 뚫어놓은 구멍이므로 비 기능의 양상은 입과 입술에 나타나

고, 병적 반응은 혀에 나타난다.

[내경]에서는 "비자(脾者)는 간의지관(諫議之官)이요 지주출언(智周出焉)"이라 하였다. 즉 마음속에는 생각이 있는데 이것을 의(意)라 하고 의중에서 지(智)가 나오고 만사는 지로부터 이루어진다는 뜻이다. 소화기계가 생각, 즉 마음 씀씀이와 밀접한 관계가 있음을 나타내고 있다.

(3) 병증후

경락병증(시동병) 족태음비경에 사기가 침입하면 혀뿌리 부위가 굳어지고 먹으면 토한다. 위가 아프고 헛배가 부르며 트림을 자주하게 되며, 대변을 보거나 방귀를 뀌면 상쾌하여 병세가 가벼워진 것 같으나 몸이 무겁다.

장부병증(소생병) 족태음비경의 소생병은 비(脾)에 병이 생긴 것으로 혀뿌리가 아프고 몸을 움직일 수 없으며, 음식이 소화되지 않고 식욕이 없어지며, 가슴이 답답하고 명치 밑이 당기면서 아프다. 또 설사를 하고, 소변이 막히며 황달이 생기고, 바로 눕지 못하며, 억지로 서 있으면 넓적다리와 무릎 안쪽이 붓고 차가우며 엄지발가락을 사용할 수 없게 된다.

(4) 주치

족태음비경의 경혈들은 주로 소화기계통의 병과 대사장애의 치료에 쓰인다. 또 비뇨생식기계통의 병과 족태음경맥의 순행부위에 생긴 신경 및 근육의 병을 치료한다.

부위별 주치

은백~기문 : 소화기계 질환, 비뇨생식계질환 및 하지 안쪽 기슭의 병증

충문~복애 : 소화기계 질환 및 비뇨생식기계 질환

식두~대포 : 가슴과 폐(肺) 질환 및 소화기계 질환

(5) 교회혈

중극 · 관원 · 하완(이상 임맥), 일월(족소양담경), 기문(족궐음간경), 중부(수태음폐경)

주요혈		오수혈	
원혈	태백	정목혈	은백
낙혈	공손, 대포	형화혈	대도
극혈	지기	수토혈	태백
모혈	장문	경금혈	상구
배유혈	비유	합수혈	음릉천

족태음비경의 혈위

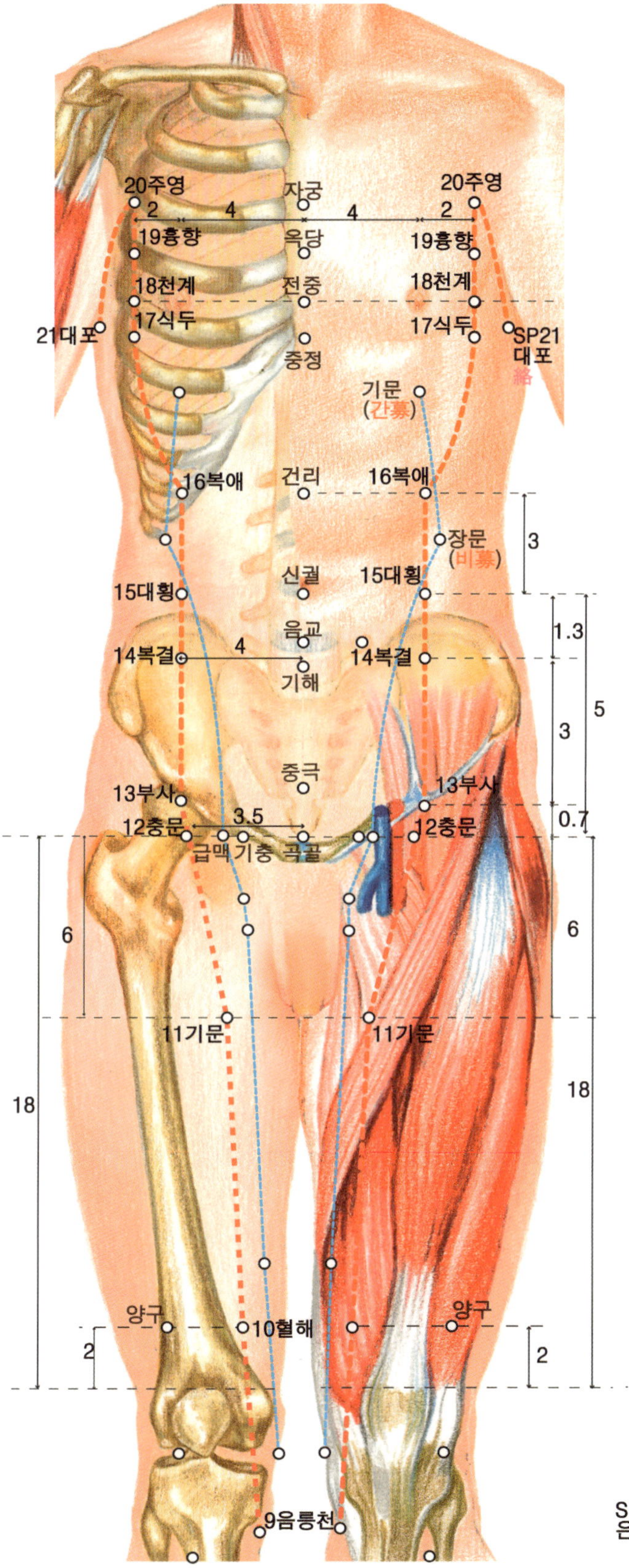
20주영
자궁
20주영
2
4
4
2
19흉향
옥당
19흉향
18천계
전중
18천계
21대포
17식두
17식두
SP21
대포
絡
중정
기문
(간募)
16복애
건리
16복애
장문
(비募)
3
15대횡
신궐
15대횡
음교
1.3
14복결
4
14복결
기해
3
5
중극
13부사
13부사
12충문
3.5
12충문
0.7
급맥
기충
곡골
6
6
11기문
11기문
18
18
양구
10혈해
양구
2
2
9음릉천

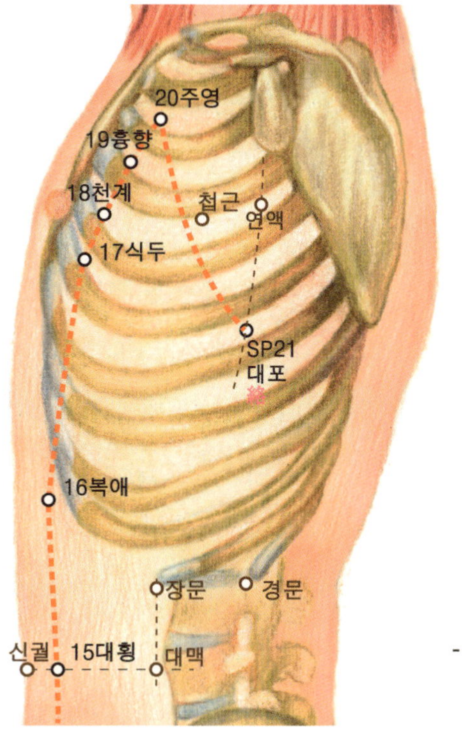
20주영
19흉향
18천계
첩근
연액
17식두
SP21
대포
絡
16복애
장문
경문
신궐
15대횡
대맥

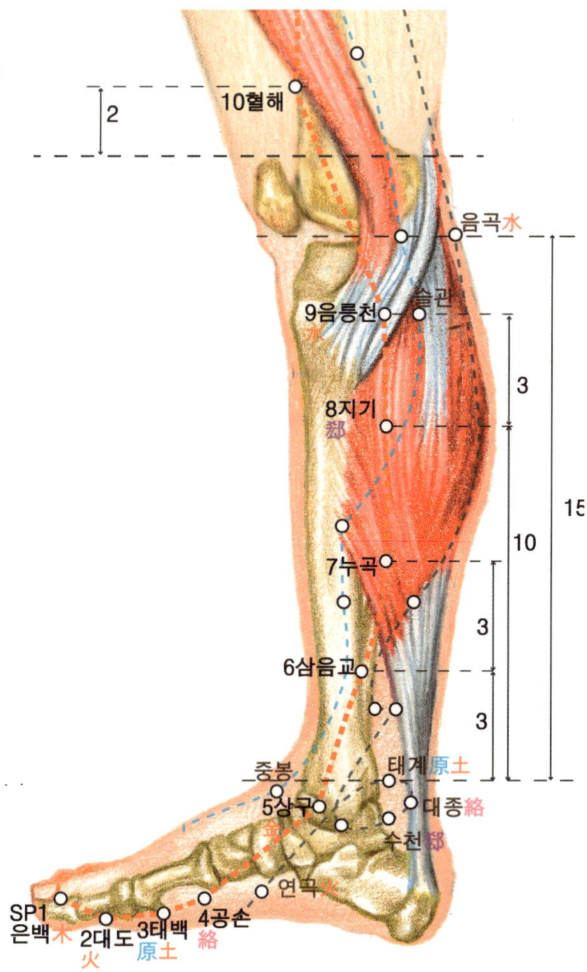
10혈해
2
음곡水
슬관
9음릉천
水
3
8지기
郄
10
15
7누곡
3
6삼음교
3
중봉
태계原土
5상구
金
대종絡
수천郄
연곡火
SP1
은백木
2대도
火
3태백
原土
4공손
絡

5) 수소음심경

수소음심경의 경혈은 겨드랑이 아래 극천(極泉)에서 시작하여 새끼손가락의 소충(少衝)에서 끝난다. 인체의 좌우로 각각 9개씩의 경혈이 분포되어 있다. 수소음심경은 음(陰)에 속하고 오행속성은 군화(君火)의 경맥이며, 심(心)에 속(屬)하고 소장에 락(絡)한다.

(1) 흐름

안으로 흐름

- 심장 안에서 시작해 심계(心系)에 속(屬)하고,
- 횡격막을 거쳐 소장에 락(絡)한다.

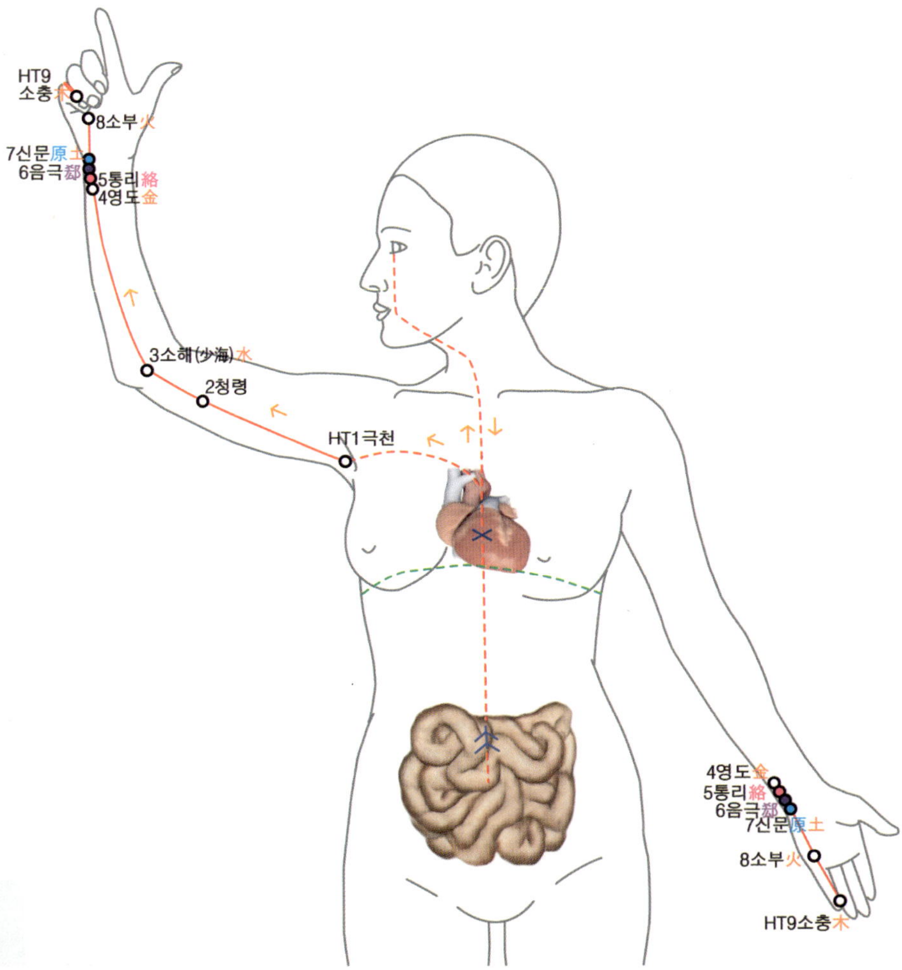

갈라짐

◦ 심계(心系)에서 갈라져 나와 식도를 끼고 상행하여 목계(目系)로 이어진다.

◦ 목계(目系)에서 내려와 직행한 경맥은 다시 심계를 거쳐 상행하여

◦ 폐를 지나 겨드랑 밑 극천(極泉)으로 간다.

밖으로 흐름

◦ 겨드랑 밑 극천(極泉)으로 나와 수궐음경 뒤로 팔 안쪽의 뒤 가장자리를 따라 가서

◦ 손바닥 가장자리로 들어가 소부를 거쳐 새끼손가락의 소충(少衝)으로 나와

◦ 수태양소장경과 이어진다.

(2) 작용

수소음심경은 심장에 관계되는 경맥이다.

고대 의서에서 심(心)은 오장육부의 왕이라고 표현하였다. 이것은 심이 오장육부를 주관하고 있음을 말한다. 심(心)은 장부나 각부 조직에 동맥(動脈) 정맥(靜脈)이 분포되어 있어 혈액이 순환되면서 소화기에서의 영양물질, 호흡기에서의 산소, 내분비계에서의 각종 호르몬을 혈액으로 화생(化生)시켜 공급하고, 물질대사의 보조, 항독 · 살균 등 생명유지에 필요불가결한 활동을 총괄하고 있다.

또 심은 신(神)이 깃들어 있는 곳이고 영(靈)이 쉬는 곳이며 모든 형질의 신기가 심에서 시작된다고 한다. 고전에 따르면 심이란 신(神)이 변화한 것으로 오정(五情 - 혼, 신, 의, 백, 지) 중 신기를 간직하고 있는 곳이다.

심은 혈액순환을 관장하는 현대의학적 생리 외에 혼, 백, 의, 지, 신 등 사려 판단하는 정신작용을 총괄하는 본부라고도 할 수 있다. 그렇기 때문에 심에 이상이 있으면 바로 오장에 그 영향이 미치게 된다.

그래서 번뇌, 망상(피해, 과대), 불안, 대인기피증, 희, 노, 애, 락의 급변, 전광(癲狂) 등 정신적 장애나 신경계통의 질환과 심장 자체의 변화에 다 같이 심경을 보사하여 조절한다.

심 기능의 상태는 안면(顏面)에 나타나며 혈맥에서 그 병증을 찾을 수 있다. 심은 군화(君火)로서 양(陽) 중의 태양(太陽)이므로 하절기에 통하여 여름철의 더위와 열[暑熱]에 약하고 땀이 많이 나며 견디기 힘들다.

또한 방위 소속은 남쪽이고 심의 병적 색채는 적색(赤色)이다. 상기되었거나 심장병을 가진 사람은 얼굴이 붉은 편이다. 반면 붉은 구슬을 엷은 비단으로 가렸을 때 은은하게 비치는 붉은 빛은 심이 건강한 색이라 하였다.

혀는 심이 뚫어놓은 구멍이다. 혀는 음식물을 입 속에서 섞는 작용, 미각 감별 작용도 하지만 마음을 표현하는 언어를 만들어내는 곳이므로 심기에 이상이 생기면 혀가 굳거나, 늘어지거나, 말려 들어가는 증세 등 언어장애가 온다. 이러한 때에는 언어중추나 설골근 자극도 중요하지만 심경맥 조절이 더욱 긴요하다.

또한 심은 신정(神精)을 간직하고 있기 때문에 심의 이상은 바로 오장에 미친다. 심화를 끓이면 입이 쓰고, 병이 깊어지면 몸에서 단내가 난다. 땀을 많이 흘리는 사람은 심허이며, 손바닥이나 발바닥이 뜨거워졌다 찼다 하는 것도 심과 연관이 있는 것으로 본다.

(4) 병증후

경락병증(시동병) 수소음심경에 사기가 침입하여 시동병이 발생하면 인후(咽喉)가 마르고, 가슴이 아프다.

장부병증(소생병) 수소음심경의 소생병은 심에서 생긴 병으로서 눈이 누렇게 되고, 옆구리가 아프며, 팔죽지와 팔뚝 안쪽 뒤편이 아프고 차며 손바닥에 열이 나면서 아프다.

(5) 주치

수소음심경 소속 경혈들은 주로 심장을 비롯한 순환기질환과 신경・정신질환 및 수소음심경이 지나는 팔안쪽 뒷기슭의 병, 흉부의 병을 다스리며, 혀와 입안의 병 등을 치료하는데 쓴다.

부위별 주치

극천~소충 : 흉심병(胸心病), 신지병(神志病), 발열병(發熱病), 팔의 경맥 순행부위 질환 등

주요혈		오수혈	
원혈	신문	정목혈	소충
락혈	통리	형화혈	소부
극혈	음극	수토혈	신문
모혈	거궐	경금혈	영도
배유혈	심유	합수혈	소해

수소음심경의 혈위

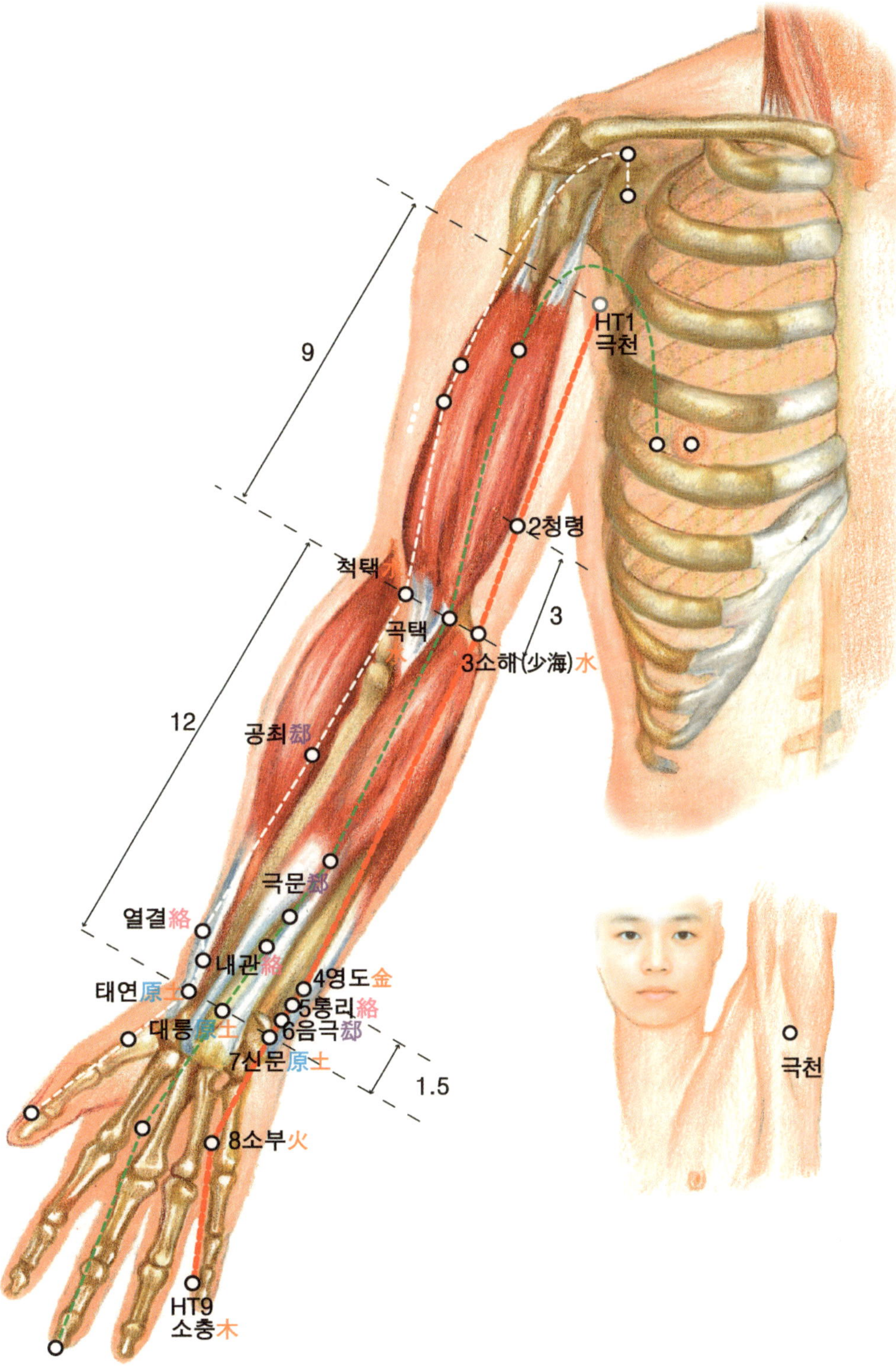
9
HT1
극천
2청령
척택
곡택
3
3소해(少海)水
12
공최郄
극문郄
열결絡
내관絡
4영도金
태연原土
5통리絡
대릉原土
6음극郄
7신문原土
1.5
8소부火
HT9
소충木
극천

6) 수태양소장경

수태양소장경의 경혈은 수소음심경의 소충혈에서 시작하여, 소택혈에서 교차되며 팔꿈치를 따라 위로 올라가 청궁혈에서 끝난다. 인체의 좌우로 각각 19개씩의 경혈이 분포되어 있다.

수태양소장경은 양(陽)에 속하고 오행속성은 군화(君火)의 경맥이고, 본경(本經)은 소장(小腸)에 속(屬)하고 심(心)에 락(絡)하며, 발주시간은 오후 1시부터 3시 즉 미시(未時)이다.

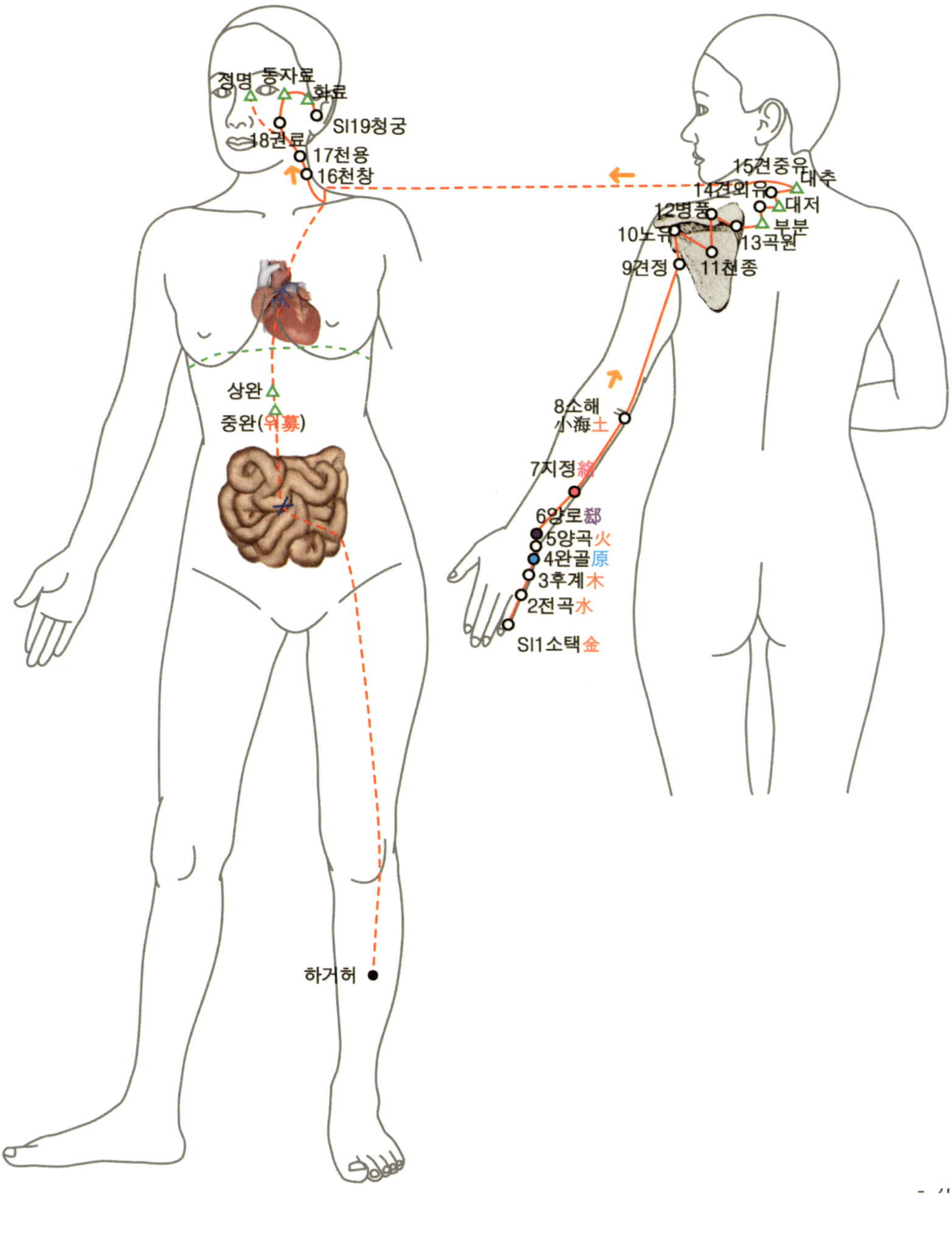

(1) 흐름

밖으로 흐름

◦ 새끼손가락 바깥쪽 끝 소택(少澤)에서 시작하여
◦ 손 바깥쪽 가장자리를 따라 올라가 손목의 양로를 거친 후,
◦ 소장경의 락혈인 지정을 지나고 팔꿈치 소해를 거쳐,
◦ 팔뚝 가장자리를 타고 흐른다.
◦ 팔 바깥쪽 위 어깨모서리를 거쳐 어깨부위를 두루 돌아 감싸고
◦ 제7경추 아래 대추(大椎)에서 만난 다음
◦ 앞으로 나와 쇄골 오목한 자리 결분으로 들어간다.

안으로 흐름

◦ 결분에서 체내로 들어가 심장에 락(絡)하고
◦ 식도를 따라 내려가 횡격막을 지나 위(胃)에 이른 후
◦ 상완, 중완혈 깊은 곳에서 임맥과 만나고 소장에 속(屬)한다.
◦ 소장의 기(氣)는 아래로 내려가 소장의 하합혈인 무릎 아래 하거허까지 미친다.

갈라짐

◦ 한 갈래는 결분에서 다시 목 위로 올라
◦ 흉쇄유돌근 뒤로 해서 뺨을 지나 눈 바깥쪽을 거쳐 귓속으로 들어간다.
◦ 또 한 갈래는 턱에서 갈라져 코 뿌리를 거쳐
◦ 눈 안쪽 모서리 정명(睛明)에서 족태양방광경과 이어진다.

(2) 작용

소장은 영양을 흡수해 인체에 공급하는 기관이다. 음식물을 위로부터 이어받아 흡수한 영양소를 혈관과 임파계를 통하여 우심방에 전달하는 생리작용을 한다.

동양의학에서 심과 소장은 같은 군화(君火)로 본다. 심은 장(臟)이고, 소장은 부(腑)로서 장은 음이며, 부는 양이므로 한 개의 장과 한 개의 부를 짝지어 군화(君火)라고 한다.

난경에 의하면 심과 폐는 양기(산소, 혈액 등)를 통하기 때문에 위쪽에 위치하고, 소장과 대장은 음기(땅의 기운인 음식물)를 전하므로 아래쪽에 있다 하여, 심 소장을 군화, 폐 대장은 금(金)으로 짝을 지어 본질적인 생리작용의 유사성을 밝

혀두었다.

소장경은 심경의 양경이므로 여러 가지 심장질환, 신경성증세, 정신충격, 열이 수반되는 증세, 혀의 이상이나 언어장애, 상기(上氣), 혈압 등에서 오는 뒷목강직, 신경성으로 오는 복부팽만, 류마티스성 관절염, 견비통, 소장의 흡수장애에서 오는 얼굴 창백함이나 머리카락의 탈모나 부서지는 증세 등이 소장경 활용의 영역이라 본다.

(3) 병증후

경락병증(시동병) 수태양소장경에 사기가 침입하면 인후가 아프며, 아래턱 부위가 부어 목이 잘 돌아가지 않고, 어깨가 빠지는 듯하며 팔죽지가 꺾어지는 것 같다.

장부병증(소생병) 소생병은 주로 진액에서 생긴 병인데 귀가 안 들리고, 눈이 누랗고, 뺨이 붓는다. 또 소장경맥을 따라 목 · 어깨 · 팔꿈치 · 팔 바깥쪽 뒤 변두리가 아프다.

(4) 주치

수태양소장경의 경혈은 이 경맥 경과부위에 해당하는 뒷목과 뒷머리, 어깨 및 팔의 뒷기슭에 나타난 통증을 치료하는데 주로 쓰이며, 열병을 다스린다.

또한 눈병 귓병 등에도 쓰이고, 소장경맥이 지나는 부위의 병증을 치료하며, 일부 경혈들은 진액의 병, 특히 젖이 나지 않는데도 쓴다.

부위별 주치

소택~소해 : 두(頭) 항(項) 이(耳) 목(目) 비(鼻) 인후의 병증, 뇌(腦)의 병, 발열, 경락 경혈 해당 부위의 병증

견정~견중유 : 견갑의 병증

천창~천용 : 인후 및 귀의 병

권료~청궁 : 입과 치아와 귀의 병

주요혈		오수혈(五腧穴)	
원혈	완골	정금혈	소택(小澤)
락혈	지정	형수혈	전곡
극혈	양로	수목혈	후계
모혈	관원	경화혈	양곡
배유혈	소장유	합토혈	소해(小海)

(5) 교회혈

대추(독맥), 상완(임맥), 정명 · 대저 · 부분(이상 족태양방광경), 화료(수소양삼초경), 동자료(족소양담경)

수태양소장경의 혈위

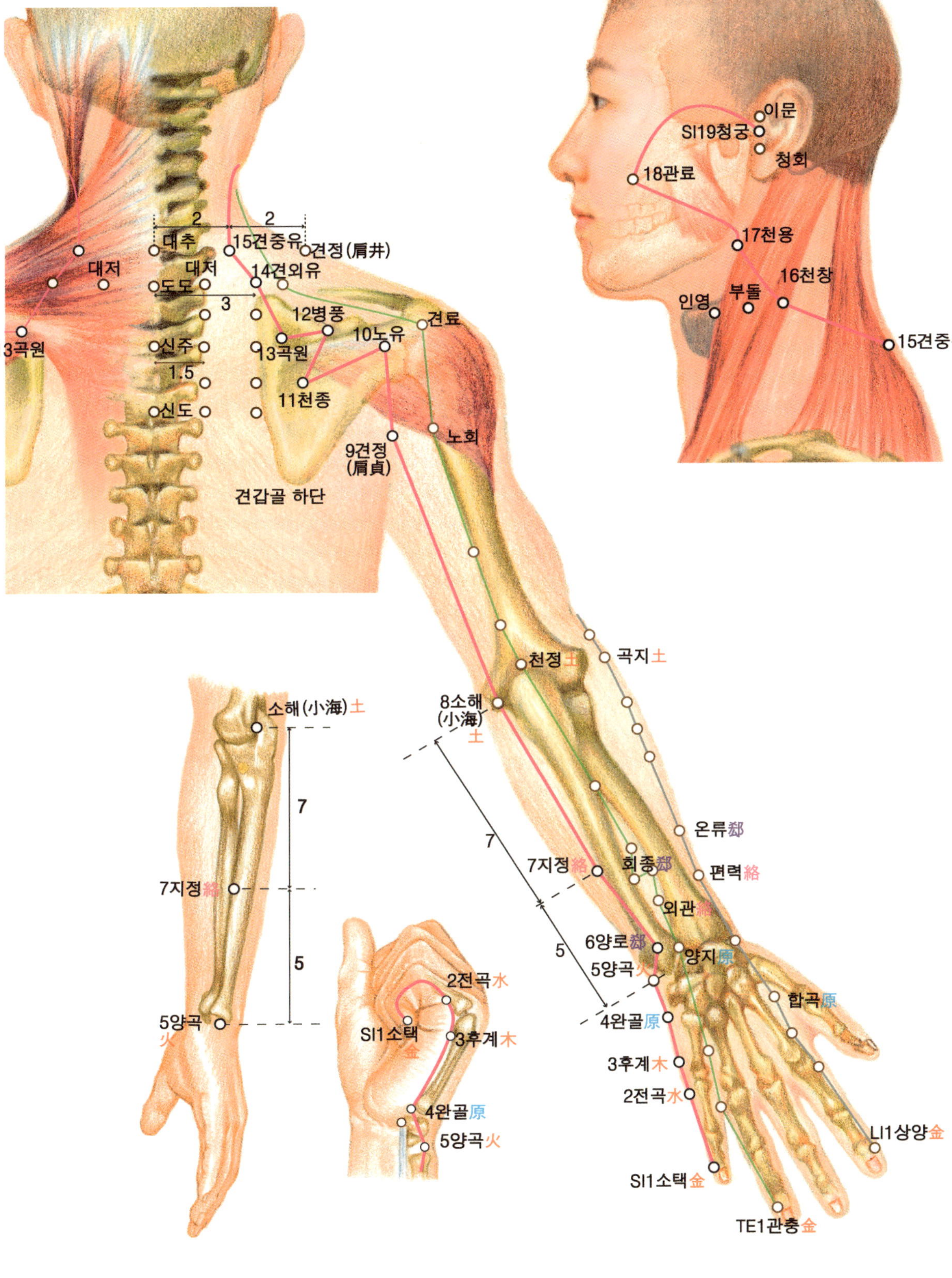
2
2
대추
15견중유
견정(肩井)
대저
대저
14견외유
도도
3
12병풍
견료
10노유
13곡원
신주
13곡원
1.5
11천종
신도
노회
9견정
(肩貞)
견갑골 하단
이문
SI19청궁
청회
18관료
17천용
16천창
인영
부돌
15견중유
천정土
곡지土
소해(小海)土
8소해
(小海)
土
7
7
온류郄
7지정絡
회종郄
편력絡
7지정絡
외관絡
6양로郄
5
양지原
5
5양곡火
2전곡水
합곡原
5양곡
火
4완골原
SI1소택
金
3후계木
3후계木
2전곡水
4완골原
5양곡火
LI1상양金
SI1소택金
TE1관충金

7) 족태양방광경

족태양방광경은 수태양소장경의 청궁혈에서 시작해, 정명혈에 연락하고 머리와 목을 따라 잔등, 허리, 엉덩이, 허벅다리를 지나 발의 지음혈에 이른다. 인체 좌우 각각 67개씩 경혈이 분포되어 있다. 양(陽)에 속하고 오행속성은 수경(水經). 방광에 속(屬)하고 신(腎)에 락(絡)하며, 발주시간은 오후 3시부터 5시 즉 신시(申時)이다.

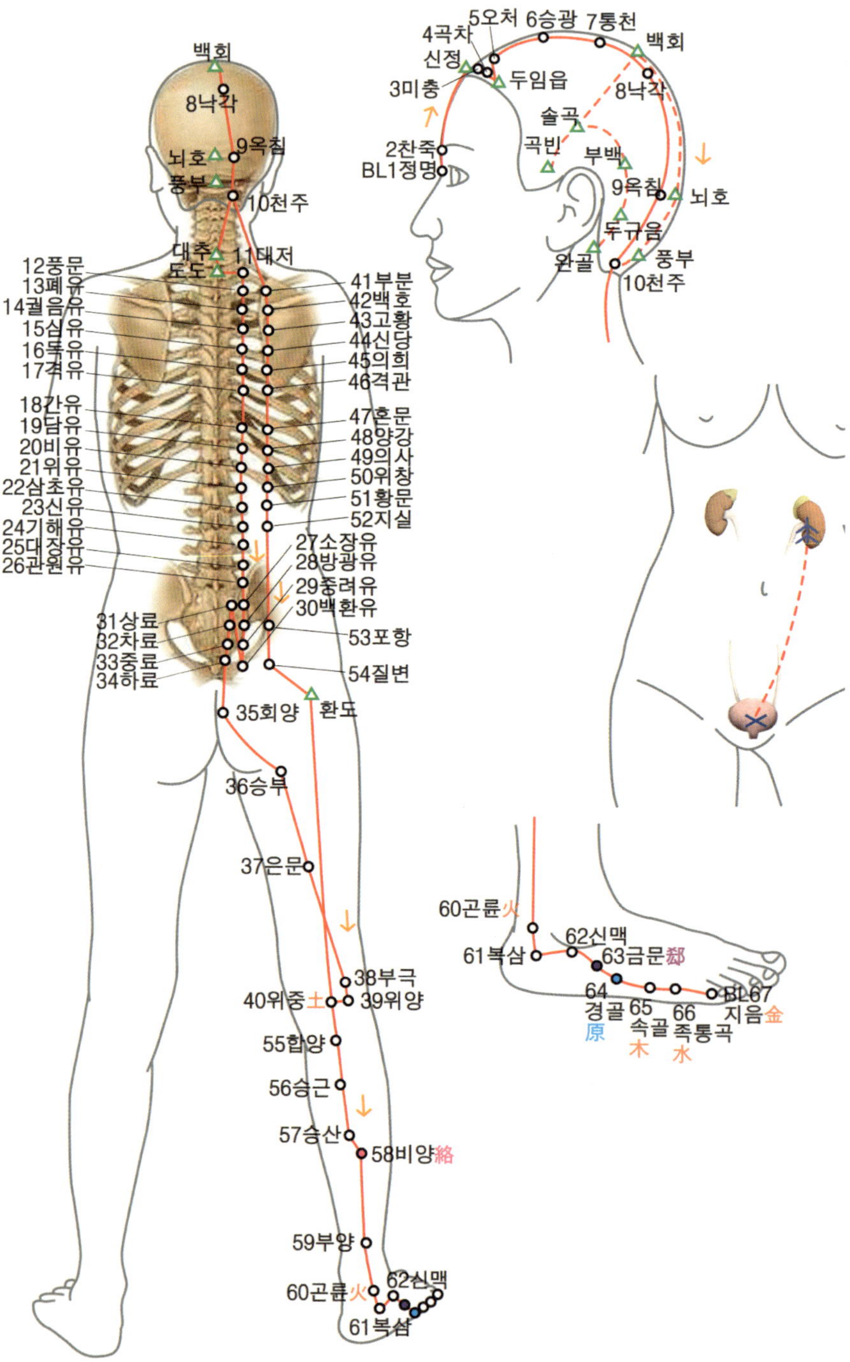

(1) 흐름

밖으로 흐름 ◦ 눈 안쪽 모서리 정명에서 일어나 이마로 올라가, 독맥의 신정과 담경의 두임읍에서 만난 후, 정수리에 있는 독맥의 백회에서 다시 만나 양쪽으로 갈라진다.

갈라짐 ◦ 한 갈래는 머리 정수리에서 나와 양쪽으로 갈라져 귀 윗부분 이상각(耳上角)으로 내려온다.

밖으로 흐름 ◦ 큰 분지는 독맥의 뇌호 풍부에서 만나, 뒷머리의 천주에서 두 갈래로 나뉘어 내려간다.

◦ 한 갈래는 계속해서 독맥의 대추와 도도에서 만나 어깨뼈 안쪽을 따라 내려가, ◦ 등뼈의 양옆 1.5

치로 나란히 내려간다.

안으로 흐름 ◦ 계속 내려가다 신유 대장유를 거쳐,

◦ 몸 속으로 들어가 방광에 속(屬)하고 신(腎)에 락(絡)한다.

밖으로 흐름 ◦ 다른 갈래는 허리에서 나와 척추를 따라 아래로 흐르다 엉덩이를 관통하여 승부를 지나서,

◦ 허벅지 뒤쪽을 지나 방광경의 하합혈인 오금 한가운데 위중으로 들어간다.
◦ 천주에서 갈라진 다른 한 줄기는 등뼈 양옆 3치 너비로 내려가다,
◦ 질변을 거쳐 엉치를 돌아 담경의 환도와 만난 후,
◦ 다리바깥쪽 뒷기슭을 지나, 오금의 위중에서 앞의 갈래와 만나고,
◦ 계속 종아리로 내려가 방광경의 락혈인 비양을 지난다.
◦ 바깥 복사뼈로 나와서 곤륜을 거쳐, 발 바깥 가장자리 경골을 지나,
◦ 새끼발가락 끝 지음으로 나와 족소음신경과 이어진다.

(2) 작용

방광(膀胱)은 진액(津液)을 저장하고 기화(氣化) 기능을 통해 소변을 체외로 배출한다. 의학고전에는 방광의 위치가 아랫배의 가장 낮은 곳에 있기 때문에 변방의 고을살이에 비유하였다. 소변은 진액으로 보는데, 방광은 소변을 저장하는 곳이다. 방광 단독으로 소변을 저장하거나 배출하는 것이 아니고 괄약근과 배뇨근 또는 교감신경과 부교감신경의 상호작용이 관여한다.

방광경은 안쪽 눈자위에서 시작하여 두부(頭部)와 척주(脊柱)의 양방을 각각 흐르고 있으며, 하지(下肢)의 뒤쪽 정중선을 거쳐 발뒤꿈치 외측을 지나 새끼발가락 바깥쪽 끝에 이르렀기 때문에 그 유주상에 발생되는 일체의 질환에 응용된다. 그 중에서도 특히 척주양방에 위치한 배유혈(背兪穴)인 폐유, 궐음유, 심유, 격유, 간유, 담유, 위유, 삼초유, 신유, 대장유, 소장유, 방광유 등은 오장육부의 이상 상태를 압통이나 색채 또는 형태의 기복(起伏) 등으로 나타내므로 진단과 치료에 많이 이용되고 있다.

방광경은 족소음신경의 양경으로서 북방한수(北方寒水)에 해당되므로 소변기능과 한냉한 증세가 많이 수반된다. 족태양경은 다혈소기한 경이며 신(腎)이 계수(癸水)인 반면 방광은 임수(壬水)의 부(腑)이고, 신시(오후3-5시)에 기혈 흐름의 주력이 방광경에 와 있다. 족태양방광경에 병사가 침범하면 신과 방광에 동시에 파

급된다고 하였다.

(3) 병증후

경락병증(시동병) 족태양방광경에 사기가 침입하여 소생병이 발생하면 기가 치밀어 머리가 찌르는 듯이 아프고, 눈이 튀어나올 듯하다. 또한 목덜미가 당기고 등골뼈가 아프며, 허리는 끊어질 듯 하고, 넓적다리를 돌리지 못하여 오금을 펴지 못하고, 종아리가 갈라지는 듯하다. 이것을 과궐(踝厥)이라 한다.

장부병증(소생병) 이것이 주관하는 근소생병(筋所生病)은 치질, 학질, 광병, 전병, 두신부와 두정부의 동통, 목황, 누출, 코가 막히고 코피가 나며 뒷목, 등, 허리, 꽁무니, 오금, 장딴지, 발이 모두 아프고 새끼발가락을 쓸 수가 없다.

(4) 주치

방광경은 허리와 등을 위주로 치료한다. 족태양방광경의 머리 부위 경혈은 주로 눈 코 귀 머리의 병을 치료하고, 척추 양쪽에 있는 경혈들은 내장 장기의 병증을 치료하는데 쓴다. 이 경맥의 제1선에 있는 배유혈은 직접 연계되어 있는 장부의 병과 해당 장부와 밀접한 다른 신체기관의 병도 치료한다. 간은 눈, 신은 귀, 심은 혀, 비는 입, 폐는 코 및 피부와 연계되어 있기 때문에 방광경의 배유혈은 각각 이러한 기관들의 병을 치료하는데도 쓴다. 특히 경맥 순행부위에 생긴 통증 마비 경련 등에 효과가 있다.

부위별 주치

정명~천주 : 두(頭) 항(項) 안(眼) 비(鼻) 뇌(腦)의 질환

대저~격유 : 가슴과 심폐의 질환 위주, 위장병

주요혈		오수혈	
원혈	경골	정금혈	지음
낙혈	비양	형수혈	족통곡
극혈	금문	수목혈	속골
모혈	중극	경화혈	곤륜
배유혈	방광유	합토혈	위중

간유~삼초유 : 위장질환, 간담질환 위주

신유~회양 : 장(腸) 및 생식(生殖) 비뇨, 전음과 후음의 병

승부~위중 : 허리 둔부 장(腸) 치질 및 하지 부위 병

부분~격관 : 흉부와 폐 질환 / 혼문~황문 : 위장질환

지실~질변 : 생식(生殖) 대소변 질환

합양~지음 : 두항(頭項) 눈과 코 등허리[背腰], 뇌의 질환과 발열 및 하지 뒤쪽 질환, 숫치질

(5) 교회혈 곡빈 · 솔곡 · 부백 · 두규음 · 두완골 · 두임읍(이상 족소양담경), 신정 · 백회 · 뇌호 · 대추 · 도도(이상 독맥)

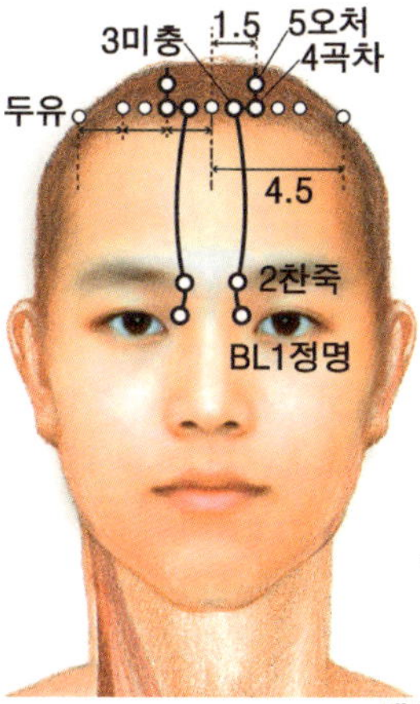
3미충
1.5
5오처
4곡차
두유
4.5
2찬죽
BL1정명

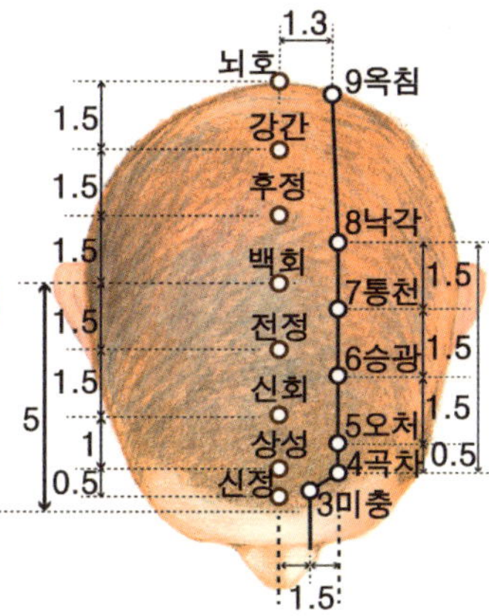
1.3
뇌호
9옥침
강간
후정
8낙각
백회
7통천
전정
6승광
신회
5오처
상성
4곡차
신정
3미충
1.5
1.5
1.5
1.5
1.5
1
0.5
5
1.5
1.5
1.5
0.5
5
1.5

1

족태양방광경의 혈위

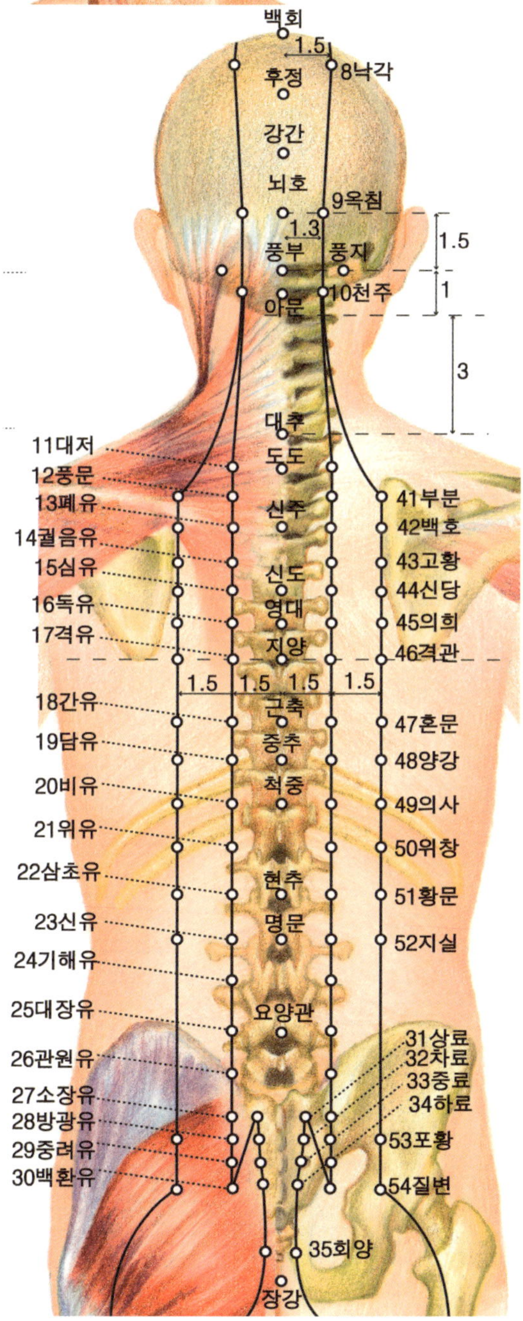
백회
1.5
8낙각
후정
강간
뇌호
9옥침
1.3
1.5
풍부
풍지
10천주
1
아문
3
대추
11대저
12풍문
13폐유
14궐음유
15심유
16독유
17격유
도도
신주
신도
영대
지양
41부분
42백호
43고황
44신당
45의희
46격관
1.5
1.5
1.5
1.5
18간유
19담유
20비유
21위유
22삼초유
23신유
24기해유
25대장유
26관원유
27소장유
28방광유
29중려유
30백환유
근축
중추
척중
현추
명문
요양관
47혼문
48양강
49의사
50위창
51황문
52지실
31상료
32차료
33중료
34하료
53포황
54질변
35회양
장강

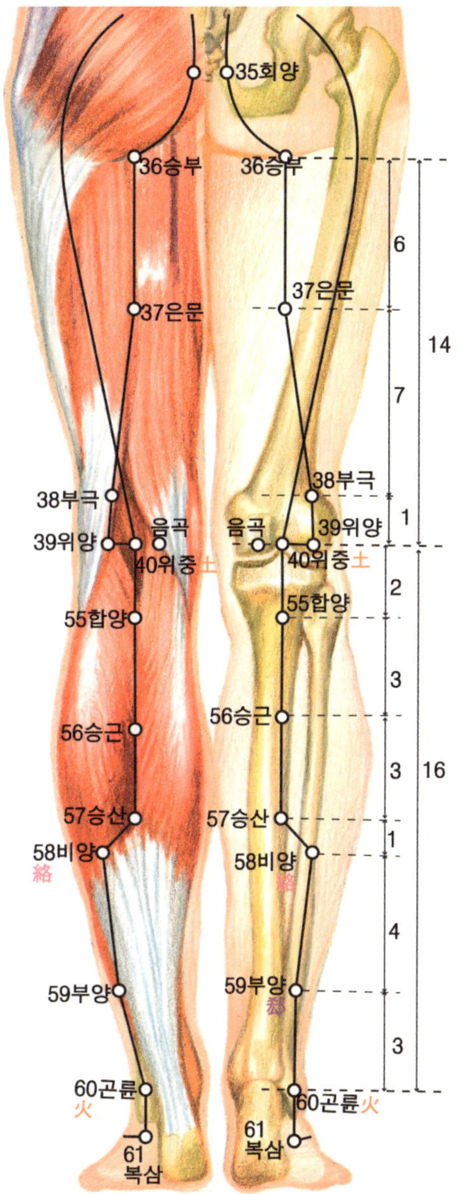
35회양
36승부
36승부
37은문
37은문
6
7
14
38부극
38부극
1
39위양
음곡
음곡
39위양
40위중土
40위중土
55합양
55합양
2
3
56승근
56승근
3
16
57승산
57승산
1
58비양
絡
58비양
絡
4
59부양
59부양
郄
3
60곤륜
火
60곤륜火
61
복삼
61
복삼

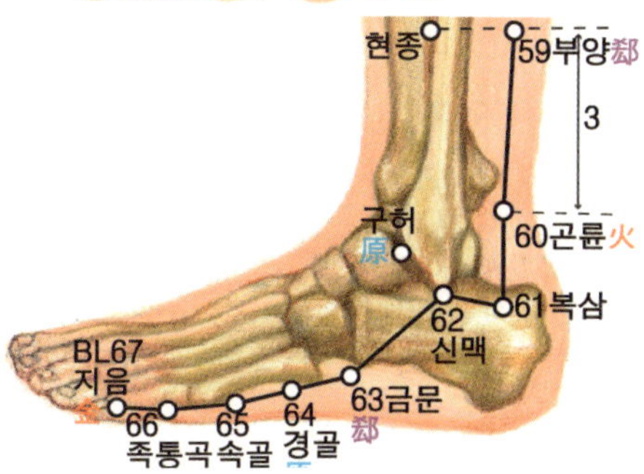
현종
59부양郄
3
구허
原
60곤륜火
61복삼
62
신맥
BL67
지음
63금문
郄
66
65
64
족통곡속골
경골

8) 족소음신경

족소음신경의 경혈은 족태양방광경의 지음혈에서 나와 용천혈에서 시작하여 무릎을 따라 위로 올라가 가슴의 유부혈에 이른다. 인체의 좌우로 각각 27개씩의 경혈이 분포되어 있다.

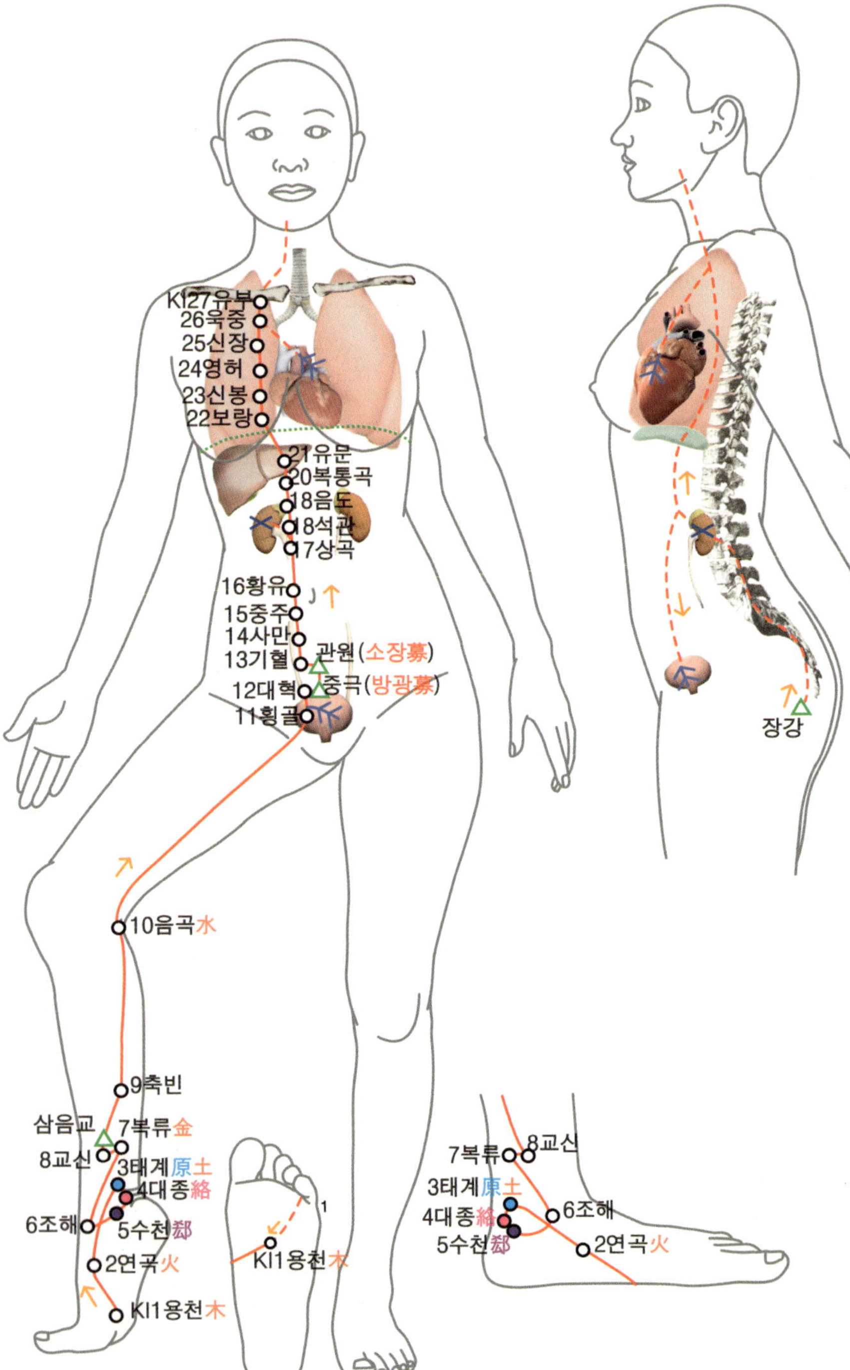

본경(本經)은 신(腎)에 속(屬)하고 방광(膀胱)에 락(絡)하며 색(色)은 흑(黑), 발주시간(發注時間)은 오후 5시부터 7시 즉 유시(酉時)이다.

(1) 흐름

밖으로 흐름 ◦ 새끼발가락 아래서 일어나 발바닥 한가운데로 비스듬히 흘러 발바닥 가운데 용천을 지나 연곡에 이르고,

◦ 안쪽 복사뼈 뒤 태계를 지나, 락혈인 대종으로 돌아나온다.

◦ 위로 올라 족태음비경의 삼음교에서 교회하고, 종아리 안쪽 기슭을 따라 오금부위 음곡(陰谷)에 이른 다음, 넓적다리로 올라간다.

◦ 꼬리뼈 아래 독맥의 장강(長强)에 이르러 몸 속으로 들어간다.

안으로 흐름 ◦ 장강에서 등뼈 속으로 들어가 신(腎)에 속(屬)하고, 방광에 락(絡)한 후, ◦ 임맥의 관원과 중극에서 교회한다.

밖으로 흐름 ◦ 한 갈래는 넓적다리 안쪽의 끝에서 나와

◦ 배꼽을 끼고 가슴을 따라 올라 쇄골 바로 밑의 유부(兪府)에 도달한다.

안으로 흐름 ◦ 직통하는 경맥은 신(腎)에서 간(肝)과 횡격막을 거쳐 올라가,

◦ 폐로 들어가고, 후두를 타고 올라가 혀에 분포된다.

갈라짐 ◦ 폐에서 갈라져 나온 지맥은 심장을 감싸 가슴 한가운데로 흘러

◦ 수궐음심포경으로 이어진다.

(2) 작용

신은 생명의 근원으로서 사람의 동작에 힘을 실어준다. 신기(腎氣)가 충만하여 정(精)과 수(髓)가 넉넉하면 정신이 맑고 민첩하여 영민할 뿐만 아니라 근골(筋骨)이 튼튼하고 동작에 힘이 있다.

신경은 물론 신장(腎臟)을 중심으로 한 경락이지만 신장을 단순한 비뇨기(泌尿器)로 보는 서양의학적 견해와는 달리 생명의 근원이라고 본다. 즉 신수(腎水)는 심화(心火)가 인체의 생명유지 작용을 계속할 수 있게 하는 기름 역할을 한다고 할 수 있다.

신(腎)은 좌양 · 우음으로 설명된다. 좌신은 남성에 작용하여 정기 · 정력 등을 소장하는 곳으로서 의욕이나 활동의 저력, 즉 원기의 근원이 되고, 우명문은 상화(相火)로서 여성의 생식계에 작용하여 형상조립의 기묘성을 관장하게 된다.

신기(腎氣)가 허비되면 족냉(足冷) · 슬냉(膝冷) · 빈뇨 · 요통 · 배꼽의 압통 등으로 나타나고, 배꼽 아래 아랫배 정중선의 기해 · 관원 등 단전부위를 신기(腎氣)의 반응처로 본다. 신의 허로(虛老)는 바로 인명의 장단 · 노쇠 촉진에 관계된다.

신경은 다기소혈이고, 계절은 겨울이므로 신허가 심해지면 북방 한수(寒水) 그대로 추위를 못 견디고, 배 · 허리 · 다리 · 발 등에 냉증이 온다. 또한 눈물 · 콧물 등의 이상배출이 오며, 체취는 썩은내 · 지린내를 풍긴다.

비뇨생식기계 전반 질환이 신경의 소관이며, 신장 · 수뇨관 · 방광 · 요도 · 자궁 · 허리 등이 신경소관이고, 특히 신허요통 · 족슬냉 · 하지의 이상, 복냉빈뇨 · 낭습 · 대하 · 월경불순 등과 부종 · 설사 · 시력 · 청력의 결핍, 치아의 동요나

탈락 등도 그 근원을 신경에서 찾는다.

(3) 병증후

경락병증(시동병) 족소음신경에 사기가 침입하면 배가 고프면서도 먹고 싶지 않고, 안색이 검으면서 광택이 없다. 또 기침하고 침을 뱉으면 피가 섞여 나오고, 목에서 가래 끓는 소리가 나고, 숨이 차다. 앉았다가 일어서면 눈앞이 캄캄해지면서 아무것도 보이지 않고, 가슴이 마치 허공에 매놓은 듯 하고, 배가 고파 굶주린 듯하다. 신기(腎氣)가 부족하면 잘 놀라고, 무서움을 잘 타며, 심이 두근거리고, 마치 다른 사람이 붙잡으러 오는 듯한데, 이것을 골궐(骨厥)이라 한다.

장부병증(소생병) 소생병은 주로 신에서 생긴 병인데 입안에 뜨거운 느낌이 생기고, 입안에 열이 있어서 혀가 마르며, 인후가 붓고, 숨을 헐떡이게 되며, 목구멍이 마르면서 아프다. 가슴이 답답하고 아프며, 황달과 설사 등이 생긴다. 신경맥을 따라 척주와 넓적다리 안쪽 뒤가 아프고, 다리가 힘이 없고 차며, 누워 있기를 좋아하고, 족심(足心)에 열이 나고 아프다.

(4) 족소음신경의 주치

족소음신경은 임신과 비뇨생식기질환에 효능이 있고, 또 위와 장 및 인후부를 치료한다. 특히 콩팥·방광의 병과 신음이 허한 증후와 경맥의 연계 부위인 폐의 병, 기관지와 인후의 병, 심장의 병, 다리의 안쪽 뒷기슭의 통증, 요통 등에 쓴다.

부위별 주치

용천~조해 : 생식기 비뇨기 신장의 질환 주치, 장(腸)의 병 및 폐의 병

복류~음곡 : 신장(腎臟), 비뇨생식 장(腸)의 질환 및 종아리 안쪽 기슭의 병

횡골~중주 : 비뇨생식 장 질환

황유~유문 : 위장 질환

보랑~유부 : 가슴 폐 질환, 식도 질환

주요혈		오수혈	
원혈	태계	정목혈	용천
낙혈	대종	형화혈	연곡
극혈	수천	수토혈	태계
모혈	경문	경금혈	복류
배유혈	신유	합수혈	음곡

(5) 교회혈

삼음교(족태음비경), 장강(독맥),

관원·중극(이상 임맥)

족소음신경의 혈위

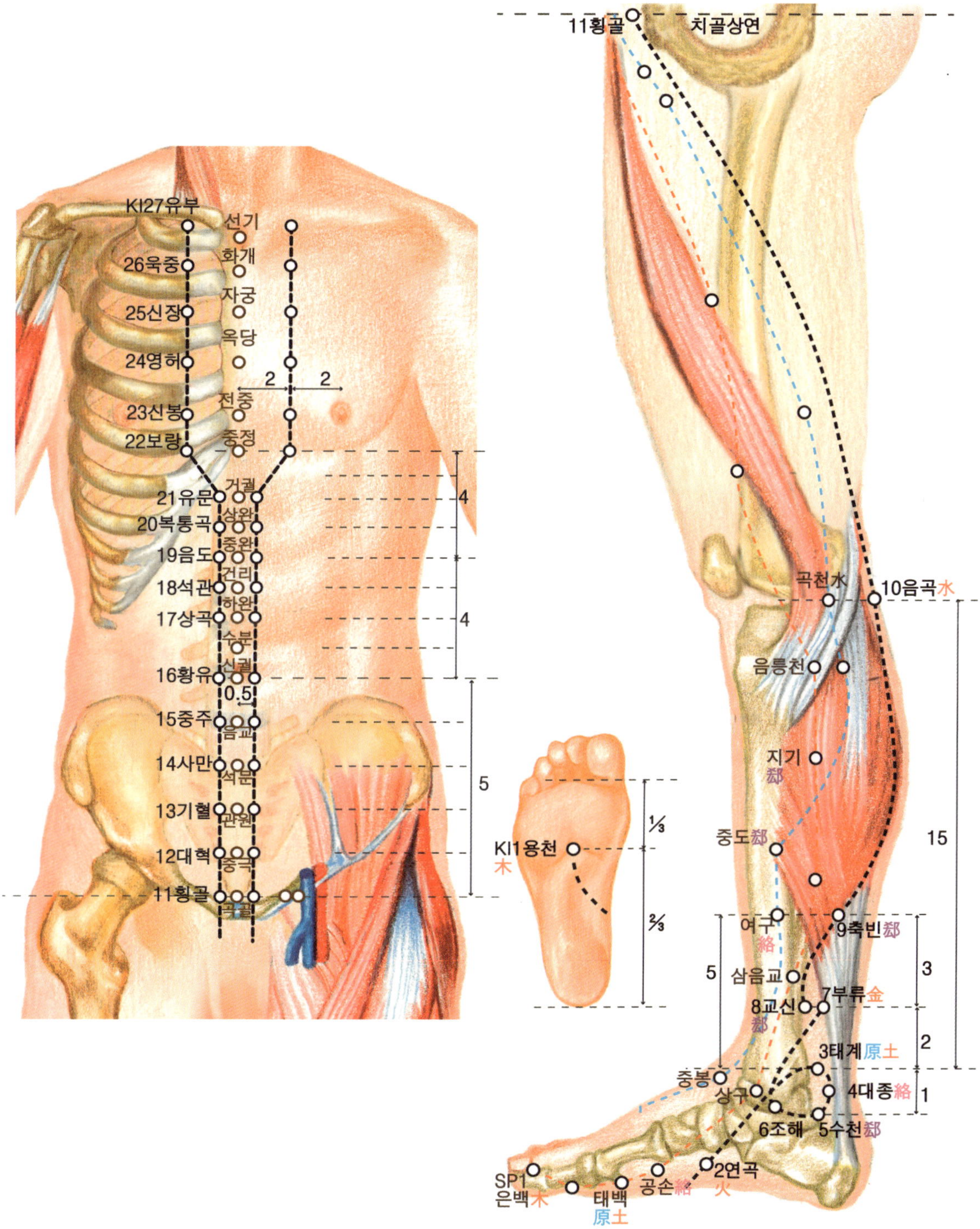
KI27유부
선기
26욱중
화개
25신장
자궁
옥당
24영허
2
2
23신봉
전중
22보랑
중정
거궐
21유문
4
20복통곡
상완
19음도
중완
18석관
건리
하완
17상곡
4
수분
16황유
신궐
0.5
15중주
음교
14사만
5
석문
13기혈
관원
12대혁
중극
11횡골
곡골
KI1용천
木
1/3
2/3
11횡골
치골상연
곡천水
10음곡水
15
음릉천
지기
郄
중도郄
여구
絡
9축빈郄
5
3
삼음교
7부류金
8교신
郄
3태계原土
2
충봉
상구
4대종絡
1
6조해
5수천郄
2연곡
火
SP1
은백木
태백
原土
공손絡

9) 수궐음심포경

수궐음심포경은 족소음신경의 유부혈에서 시작하여 천지혈에서 교체되어 팔과 손을 따라서 아래로 내려가 중충혈에서 끝났다. 인체의 좌우로 각각 9개씩의 경혈이 분포되어 있다.

음(陰)에 속하고 오행속성은 상화(相火)의 경이다.

심포경(心包經)은 심포(心包)에 속(屬)하고 삼초(三焦)에 락(絡)하며, 발주시간(發注時間)은 오후 7시부터 9시 즉 술시(戌時)이다.

(1) 흐름

안으로 흐름

- 심장부위에서 시작하여 심포(心包)에 속(屬)하고, 횡격막을 지나 내려오면서,
- 상초 중초 하초까지 삼초에 두루 락(絡)한다.

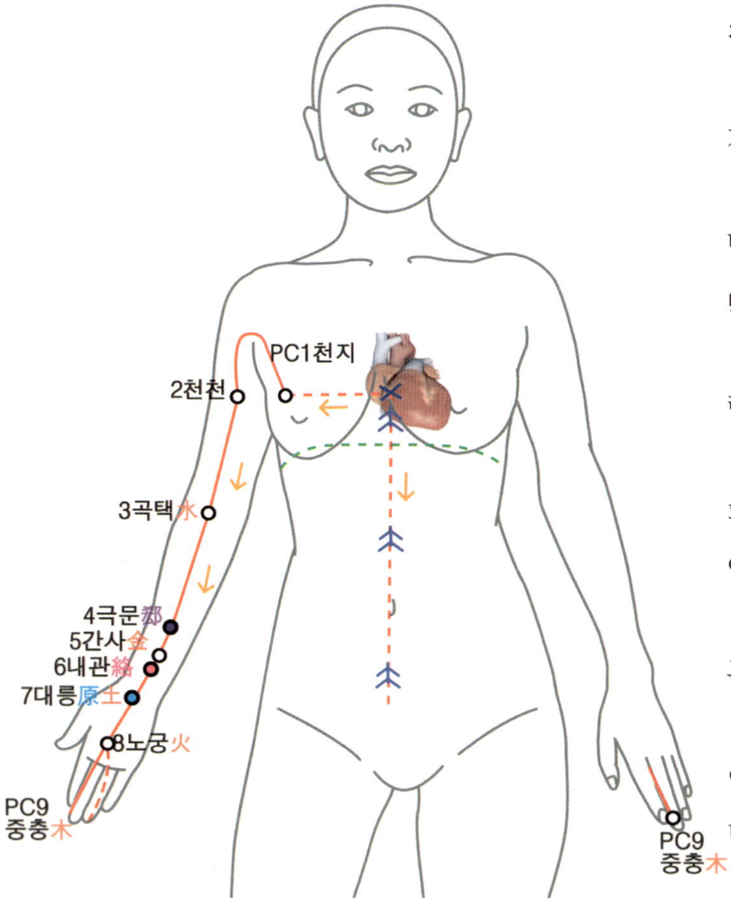

갈라짐

- 심포에서 갈라진 한 지맥은 가슴에 넓게 퍼져,
- 겨드랑이 아래 3촌, 유두 외방 1촌 천지로 이어진다.

밖으로 흐름

- 천지에서 체표로 나와 겨드랑이를 거쳐,
- 팔 안쪽 중앙을 따라 수태음폐경과 수소음심경 두 경맥 사이로 내려온다.
- 팔꿈치 안쪽 주름 중앙에 있는 곡택을 지나서,
- 극문을 거쳐 심포경의 락혈인 내관을 들러, 손목 중앙의 대릉에 도달하고,

◦ 손바닥의 노궁에 들어가서 가운데 손가락 끝 중충에 이른다.

갈라짐

◦ 그 중 하나의 지맥은 손바닥 노궁에서 갈라져,

◦ 넷째손가락 끝 관충으로 가서 수소양삼초경과 만난다.

(2) 작용

심포인 상화(相火)가 전신에 미치는 영향은 광범위하다. 비는 상화의 힘을 얻어 소화작용을 수행하고, 폐는 상화의 힘을 얻어 기의 순환을 원활히 하며, 신은 상화의 힘을 얻어 정력·정기·정수 등 원기를 생성하고, 간은 상화의 힘을 얻어 힘줄과 근육 등 운동기계의 작용을 건전하게 한다.

동양학에서는 물을 만물의 시원으로 보고 만상이 물에서부터 생성 변화하지만 내재적 활동력은 불의 힘이라 하였다.

심포인 상화(相火)는 오장에 작용하여 상초 양열(陽熱)의 연소를 막고, 음한(陰寒)의 빙결을 수승화강(水昇火降)으로 전신조절을 하고 있는 것이라고 풀이할 수 있다.

심포의 역할에 대하여 심포는 심장의 일부요, 마음의 장기이므로 의식현상이 이루어지는 곳이다. 즉 대뇌의 역할인 지각, 기억, 사고, 수의운동, 감정, 의지 등이 심장의 기능이라고 한다면, 심포는 이 같은 고등작용에는 관여하지 않고, 생물의 생리기능에 관여하여 연수나 척수 등 하등의 중추작용에 의하여 이루어지는 반사운동과 자율신경계에 의한 여러 종류의 생리작용에 관여하는 것으로 풀이된다. 또한 심포는 삼초와 협력하여 생명체를 존속시킨다.

심포는 군화(君火)인 심(心)의 대행기관으로서 전신조절에 관여하며, 심을 보호하므로 다른 장기와 연관성이 있는 경우, 즉 오행보사상 화경(火經)을 인용해야 할 경우에는 상화인 심포경을 쓴다. 화경에 사기가 침입된 것은 방어선인 심포에 사기가 침입된 것으로 보기 때문이다.

군화[心 심]에 사기가 적중되었다고 하면 인간은 사망한다고 고전은 밝히고 있다. 또한 고전은 심포는 '몸을 편안히 하고 생명을 지키는 곳'이니 자상하게 살피고 잘 익혀서 그릇됨이 없도록 신중히 할 것을 경고하고 있다.

심포경은 다혈소기인 경으로서 가슴이 뛰거나 숨이 찬 증세, 언어장애, 가슴이 답답한 흉고증(胸高症), 배가 더부룩한 증상에 관여하고 있다. 또 손바닥 열, 혈압이나 신경성 환자에게서 볼 수 있는 가운데 손가락의 통증과 굴신이상 등과 횡격막이나 근막 · 혈관 · 고막 · 식도 · 기관 · 장 · 요도 · 항문 · 비강 등의 여러 점막에도 관여하고 있다. 가슴에 담이 붙은 경우라든가 구안와사에도 심포경이 연관이 있는 것으로 보고 있다.

(3) 병증후

경락병증(시동병) 심포경에 사기가 침입하면 손바닥이 뜨겁고, 팔꿈치 관절이 저리고 당기며, 겨드랑이가 붓는다. 심하면 가슴과 옆구리가 그득한 감이 있으며, 가슴이 두근거리고, 얼굴이 벌겋고, 눈이 누렇고, 까닭 없이 웃음이 그치지 않는다.

장부병증(소생병) 소생병은 주로 맥에서 생긴 병인데 가슴이 답답하면서 아프고, 손바닥에서 열이 난다.

(4) 주치

수궐음심포경은 심장과 위의 질환을 주로 다스린다. 이 경맥의 경혈들은 흉부의 병과 발열성 질환, 정신질환, 팔 안쪽 중간의 병을 치료하는데 쓴다.

부위별 주치

천지~천천 : 가슴 옆구리 겨드랑이의 병과 심(心) 질환

곡택~중충 : 가슴과 심(心) 위(胃)의 병, 신지(神志)의 병, 발열, 경락 경혈 해당 부위 병증.

주요혈		오수혈	
원혈	대릉	정목혈	중충
락혈	내관	형화혈	노궁
극혈	극문	수토혈	대릉
모혈	전중	경금혈	간사
배유혈	궐음유	합수혈	곡택

수궐음심포경의 혈위

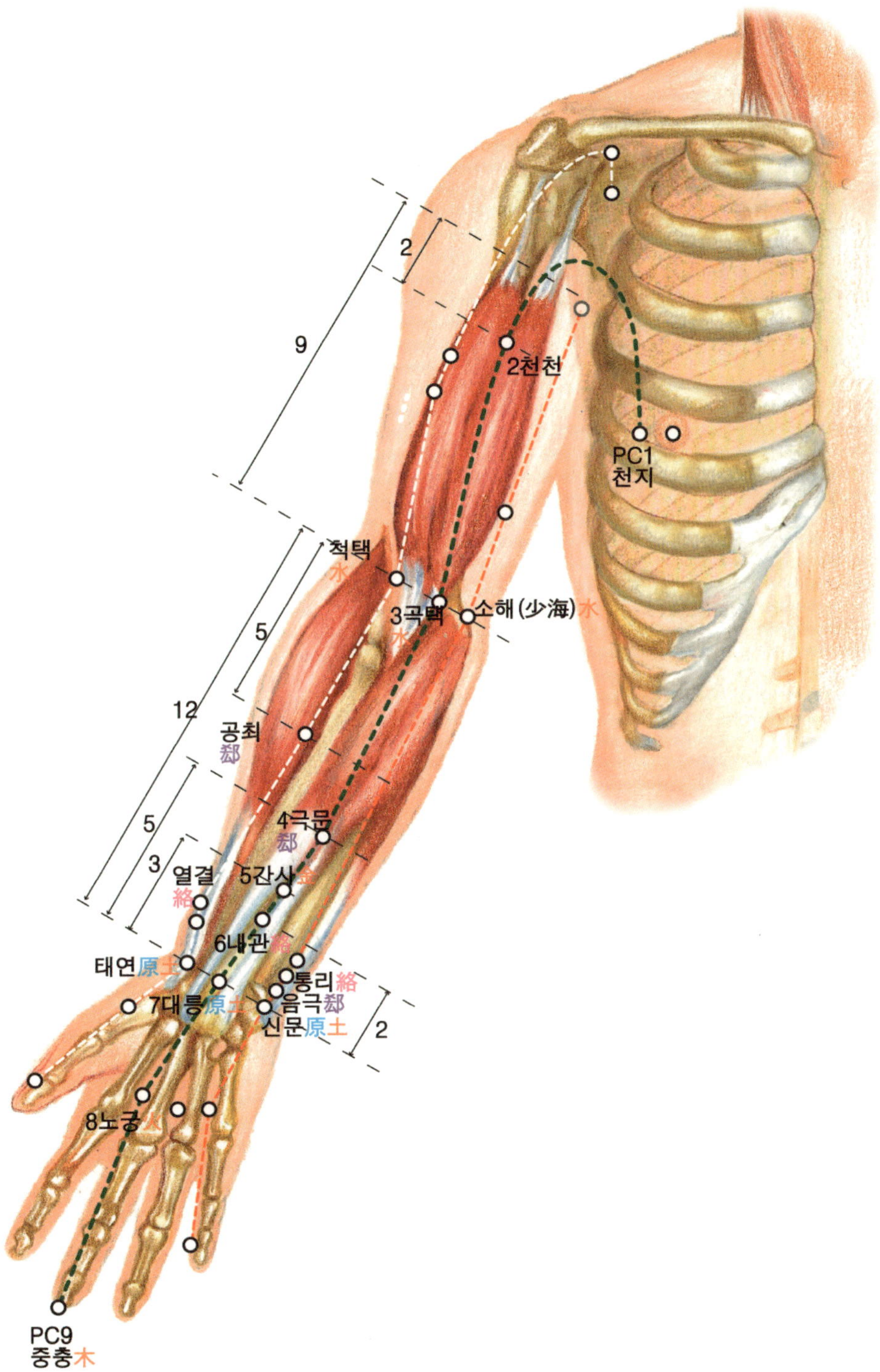

2
9
2천천
PC1
천지
척택
水
5
3곡택
水
소해(少海)水
12
공최
郄
5
4극문
郄
3
열결
絡
5간사
金
6내관
絡
태연原土
통리絡
7대릉原土
음극郄
신문原土
2
8노궁
PC9
중충木

10) 수소양삼초경

수소양삼초경의 경기는 수궐음심포경의 노궁혈에서 나와, 관충혈에서 시작하여 팔을 따라 위로 올라가 사죽공에서 끝난다. 인체의 좌우로 각각 23개씩의 경혈이 분포되어 있다. 양(陽)에 속하고 오행속성은 상화(相火)이다. 본경은 삼초에 속(屬)하고 심포에 락(絡)하며, 발주시간은 오후 9시부터 11시 즉 해시(亥時)이다.

(1) 흐름

밖으로 흐름 ◦ 넷째손가락 끝 관충에서 시작하여 ◦ 새끼손가락과 무명지 사이 액문으로 나와, 손등의 중저를 지난다. ◦ 손목에 있는 양지를 지나 외관을 거쳐 두 뼈 사이로 나와 지구 회종 삼양락 사독을 지난다.

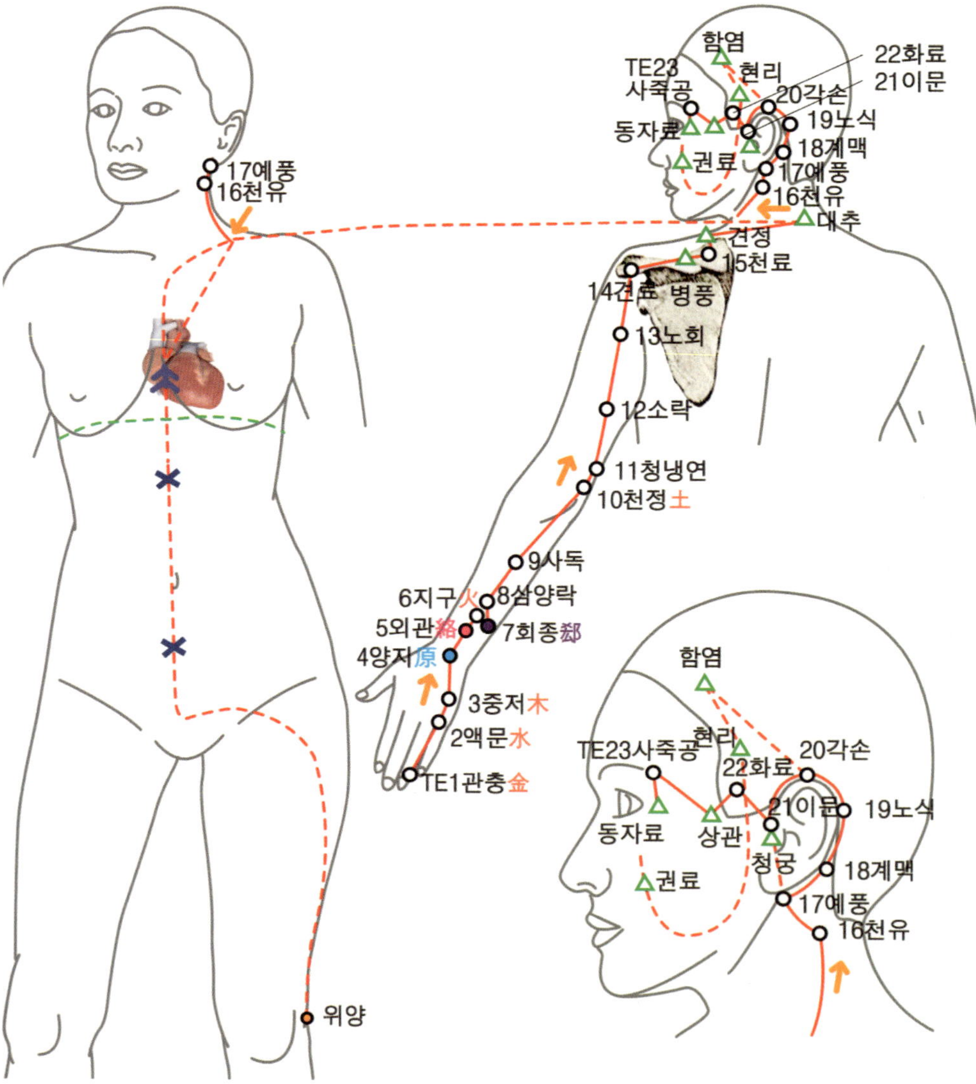

◦ 팔꿈치 위의 천정을 지나, 윗팔 바깥쪽을 따라 올라, ◦ 어깨 모서리의 견료에 다다르고, 소장경의 병풍에 이른다.

◦ 천료를 지나서 족소양담경의 견정과 만나고 다시 독맥의 대추에서 교회한 후, ◦ 족양명위경의 결분으로 들어간다.

안으로 흐름 ◦ 결분에서 임맥의 전중으로 가서

◦ 심포에 락(絡)하고, 횡격막을 지나서 중초, 하초에까지 두루 삼초에 속(屬)하고,
◦ 삼초의 하합혈인 위양까지 그 기(氣)가 미친다.

갈라짐

◦ 한 지맥은 임맥 전중에서 갈라져 올라가고, 결분으로 다시 나와 목으로 간다.
◦ 목의 천유를 지나 귀 뒤의 예풍에서 귓바퀴 뒤를 끼고 올라간다.
◦ 귀 꼭대기[耳尖 이첨]의 각손에 이르러 아래로 내려오고,
◦ 한 갈래는 족소양담경의 함염, 현리를 지나, 수태양소장경의 권료에 닿는다.
◦ 또 한 지맥은 예풍에서 귓속으로 들어갔다 귀 앞 청궁으로 다시 나와
◦ 현리에서 내려오는 족소양담경과 빰에서 만나, 이어 상관과 교회하고,
◦ 눈꼬리 부위에 있는 동자료에서 족소양담경과 연결된다.

(2) 작용

수소양경은 수궐음경과 표리관계인 경맥으로서, 삼초와 심포 두 장부는 해부학적 조직이 없는 기능상의 장부이다. 두 경맥은 모두 전신 조절작용을 하는 것이 특징이다.

『소문』에 삼초는 음식물의 소화흡수·잔재배설과 수분대사가 그 기능이라 하였다. 『난경 삼십일난』에서는 구강으로부터 음식물을 섭취하여 식도로 연하(嚥下)시키고, 비위(脾胃)에서 이를 소화하고 부숙(腐熟)시키며, 소장에서 영양소인 음식의 정미를 흡수하고, 대장과 방광에서 그 잔재(殘滓)를 배설하는 전체 계통을 삼초라 보았으며, 기의 시발점임과 동시에 종지처(終止處)라고도 했다.

삼초(三焦)의 '焦(초)'는 물체의 연소에서 생기는 동력을 뜻한다. 삼초란 체내에서 흡수된 영양소가 산소와 결합되어 이루어지는 인체 생리적 가동력을 뜻하는 것으로 볼 수 있다.

삼초란 기의 총칭(總稱)이라고 할 수 있다. 음식물의 기화과정에서 탁한 것이 위기(衛氣)가 되고 맑은 것이 영기(營氣)가 되는 것이라든가, 위기가 외표(外表)를 순환함이 원칙이지만 야간에는 안쪽으로 흐르고 영기가 야간에는 안쪽에서 외표로 이행되는 것 등은 삼초의 변화무상한 음양교역의 묘한 기능이기도 하다.

『난경 삼십일난』에 의하면 상초(上焦)는 그 형상이 안개와 같고, 위치는 횡격막 아래에 있는 위(胃)의 상부이지만 작용은 납입(納入)만 하고 배출하지 않는다 하였으며, 치료점은 전중(膻中)이다. 중초(中焦)는 그 형상이 물거품과 같다 하였고, 중완(中脘)에 위치하여 음식물을 소화시키고 영양을 흡수한다고 하였으며, 치료점은

천추(天樞)이다. 하초(下焦)는 그 형상이 도랑과 같다 하였고, 위치는 배꼽 아래 방광의 상구(上口)로 청탁을 분별하여 체외로 배출시키고, 다시 받아들이지 않는다고 하였으며, 치료점은 음교(陰交)다. 임상에서 이 세 곳은 공히 상·중·하 삼초 병변치료에 상용하는 혈위다.

삼초 병증은 복부가 갑자기 부풀어 오르는데, 특히 하복부가 단단해지면서 배뇨가 잘 안되어 배가 붓게 된다 하였고, 그 치료점은 삼초경의 하합혈인 방광경의 위양혈이라 하였다. 또한 어지럼증과 전신권태 및 손발 가운데가 화끈거리는 증세를 삼초열(三焦熱)이라 하며, 대 · 소변이 같이 막히는 증세나 아랫배가 붓고 아프며 요폐(尿閉)가 되는 것을 삼초약(三焦約)이라 하고, 오래된 해수가 잘 낫지 않고 기침을 하게 되면 배가 붓고 식욕이 떨어지는 증세를 삼초해(三焦咳)라 하였다.

삼초경의 기능은 음양의 기를 이끌어서 열고 통하게 하거나, 닫고 막히게 하는 역할을 하는 것이니 그 응용에 신중하라고 고전에서 가르치고 있다.

삼초경은 심(心)과 신(腎)의 수화(水火) 조절로써의 혈압강하, 자궁(子宮) · 위(胃) · 표층(表層) 근육의 이완 · 수축 작용, 췌장(膵臟) · 부신(副腎) · 간샘(肝腺) · 뇌하수체의 길항 형평작용, 중풍의 예방과 자율신경계의 작용이나 내분비계의 역할, 미주신경계와 교감신경계의 항상성 유지 등 전신 조절기능을 한다.

(3) 병증후

경락병증(시동병) 수소양삼초경에 병사가 침범하면 귀가 잘 들리지 않으며 목이 붓고 후비증이 생긴다.

장부병증(소생병) 이것이 주관하는 기소생병(氣所生病)은 땀이 나고 목예자가 아프며 빰이 아프고 귀 뒤, 어깨, 상박, 팔꿈치, 하박외측이 모두 아프며 무명지를 쓰지 못한다.

(4) 주치

수소양삼초경은 주로 귀의 여러 질환과 눈 · 인후 · 가슴과 옆구리의 병, 옆머리 통증을 치료한다. 또 팔 바깥쪽 중간의 통증 및 운동기능장애와 열병을 다스린다.

부위별 경혈의 주치

관충~천정 : 귀 질환, 머리 눈 후(喉)의 질환, 발열 및 팔 해당부위 병증

청냉연~천료 : 어깨와 팔의 해당부위 질환

천유~사죽공 : 귀 부위 질환, 눈의 질환, 옆머리 질환

(5) 교회혈 병풍 · 권료 · 청궁(이상 수태양소장경), 동자료 · 상관 · 함염 · 현리 · 견정(이상 족소양담경), 대추(독맥)

주요혈		오수혈	
원혈	양지	정금혈	관충
낙혈	외관	형수혈	액문
극혈	회종	수목혈	중저
모혈	석문	경화혈	지구
배유혈	삼초유	합토혈	천정

수소양삼초경의 혈위

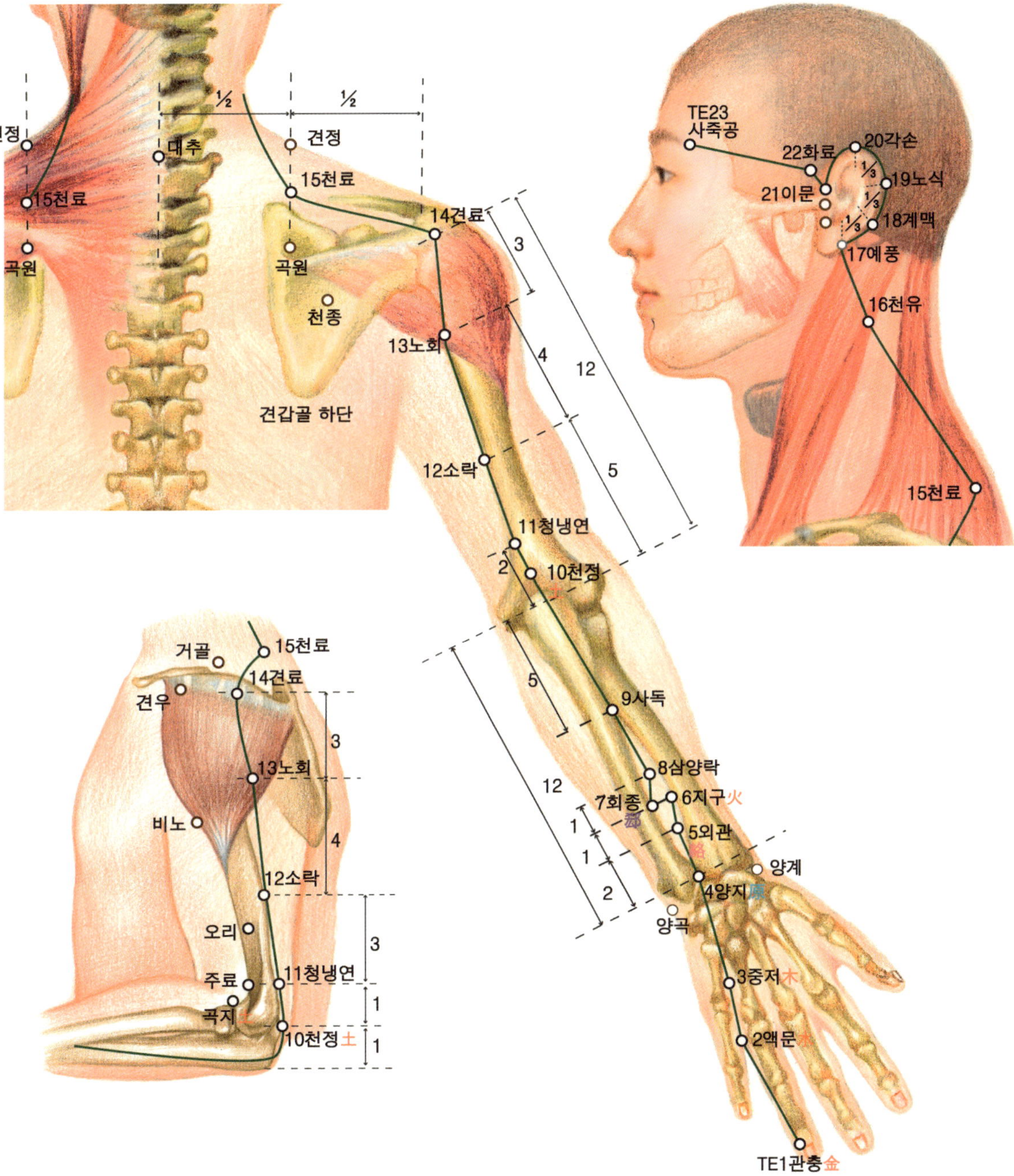

11) 족소양담경

족소양담경은 수소양삼초경의 이문혈에서 시작하여 동자료혈에서 교체되고 머리와 귀, 옆구리를 따라 내려가서 발끝에 있는 규음혈에서 끝난다. 좌우 각각 44개씩 경혈이 분포되어 있다.

양(陽)에 속하고 오행속성은 목경(木經). 담(膽)에 속(屬)하고 간(肝)에 락(絡)하며, 발주시간은 밤 11시부터 새벽 1시 즉 자시(子時)이다.

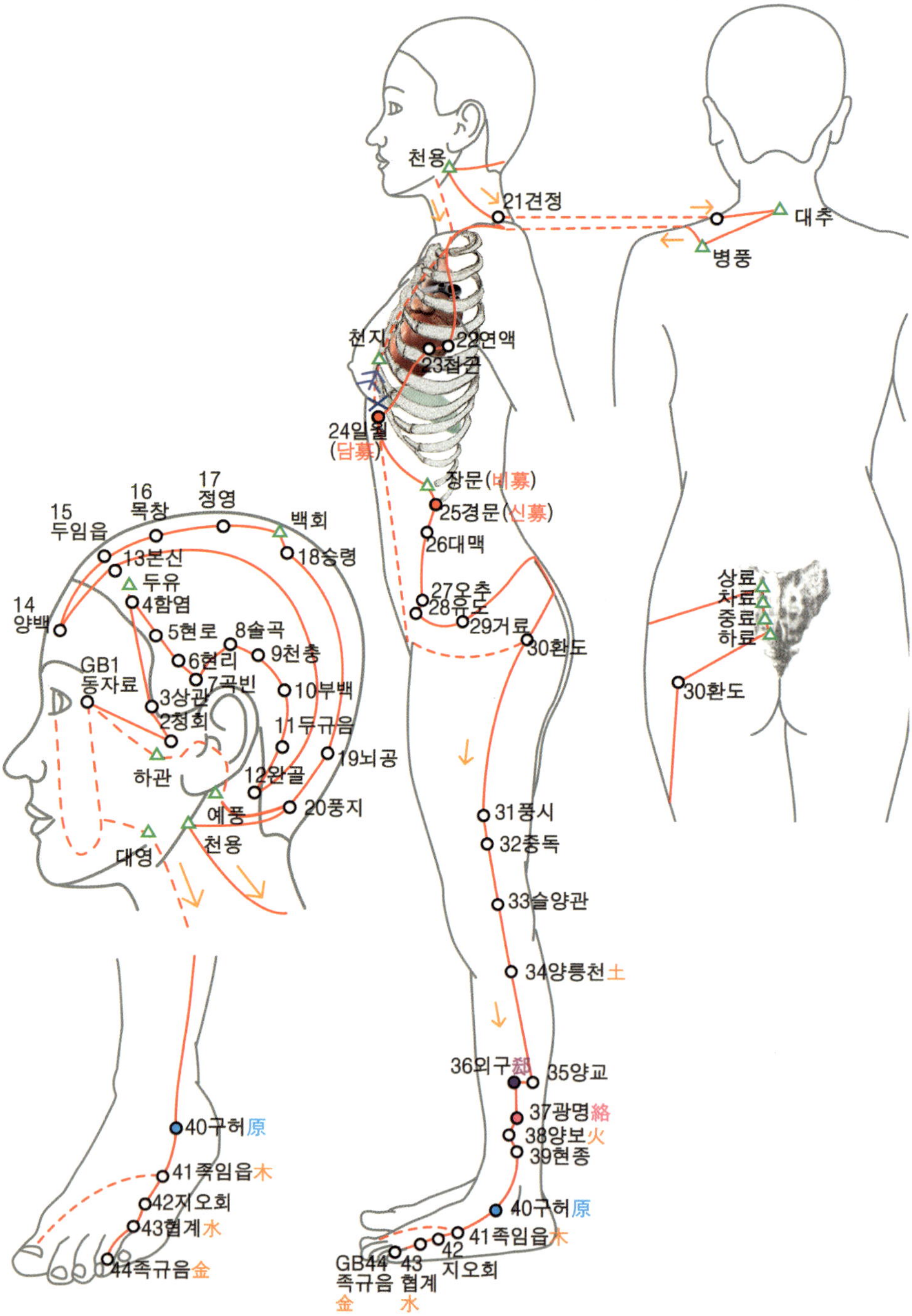

(1) 흐름

밖으로 흐름 ◦ 눈꼬리의 동자료에서 일어나, 귀 앞의 청회와 상관을 거쳐,

◦ 위로 올라가 이마모서리 족양명위경의 두유와 교회한다.

◦ 옆머리 함염, 곡빈을 거쳐 귀 꼭대기의 솔곡에 이르고, 귓바퀴를 끼고 귀 뒤 완골까지 이른다. ◦ 다시 옆머리를 돌아 이마의 양백까지 이르렀다가 또 다시 뒤쪽으로 간다.

◦ 정수리에서 백회와 교회한 후 계속 뒤로 내려가 풍지에 이른다.◦ 풍

지에서 어깨로 나와 대추에서 교회하고, 다시 앞으로 나와 결분으로 들어간다.

갈라짐 ◦ 지맥은 귀 뒤의 예풍에서 귓속으로 들어갔다 다시 귀 앞 하관으로 나와 눈꼬리에서 끝난다.

◦ 한 갈래는 눈꼬리에서 갈라져, 뺨에서 수소양경과 만난 후, 눈밑으로 이어진다.

◦ 눈꼬리서 내려온 또 한 갈래는 족양명경 대영에서 만나고, 결분으로 들어간다.

안으로 흐름 ◦ 결분에서 가슴과 명치를 지나 심포경의 천지에서 만나, 담에 속(屬)하고, 간에 락(絡)한다. ◦ 일월을 지나서 옆구리를 따라 아래로 내려가다 족양명위경의 기충에서 교회하고,

◦ 음모(陰毛) 부위를 돌아, 고관절 부위의 환도에 이른다.

밖으로 흐름 ◦ 결분에서 갈라진 분지는 겨드랑이로 내려와 ◦ 옆구리를 따라 지나온 일월에서 다른 분지와 합한 후, 족궐음간경의 장문과 만나고 경문을 거쳐서 상전장골극(上前腸骨棘)까지 내려온다.

◦ 거료를 지나 엉덩이 바깥쪽 선골(仙骨)부위의 팔료혈과 만나고, 환도에 이른다.

◦ 환도에서 앞에서 온 지맥과 합한 다음, ◦ 허벅지 바깥쪽으로 따라 내려가, 무릎 바깥쪽 양릉천에 이른다.

◦ 종아리 바깥쪽으로 내려와 극혈인 외구를 지나고, 락혈인 광명을 지나서, ◦ 양보 현종을 거쳐서 바깥 복사뼈 앞 구허로 나온다. ◦ 구허에서 발등을 따라 넷째발가락 바깥 족규음에 이른다.

갈라짐 ◦ 분지는 발등에서 갈라져 엄지와 검지 사이로 들어가 엄지 안쪽을 순행하여 끝으로 나와 조갑을 뚫고 들어가 삼모(三毛)로 나온다.

(2) 작용

담경(膽經)은 머리에서 발까지 거의가 인체의 측면을 흐르고 있다.

『소문』에서 담(膽)은 가장 청허(淸虛)한 장기로서 어느 쪽에도 치우치지 않는 중정(中正)의 역할을 하며, 또한 모든 결단이 담으로부터 이루어진다고 하였다. 그래서 담(膽)은 언어, 행동을 바로잡고 결단력이나 과단성을 발휘하는 것으로 풀이된다. 이를 생리적인 면과 대비하면 담즙은 약알칼리성으로서 산성인 위액을 중화시키고, 장 내용물의 부패방지, 여러 독소의 해독작용, 췌장에서 분비하는 소화효소의 작용을 도와주는 일에 관여한다.

또 귀나 머리에 있는 평형장치 역할을 담이 맡아, 담경으로 어지러운 현훈증이 교정되고, 정신을 안정시켜 잠을 자게 하는데 이러한 것들이 바로 고전에서 말하는 담의 중정(中正) 역할이다. 오장육부의 올바른 생리는 담이 주도하는 담기의 무

형적인 작용이라 볼 수 있는 것이다.

담경으로 치료될 수 있는 병증은 운동신경장애인 풍증 · 반신불수를 비롯하여 인체 측면에 발생하는 모든 증세에 적용된다.

편두통, 귀 · 인후 · 경항부의 이상, 겨드랑이의 임파선염 · 근막염 · 근간신경통, 고관절 이상, 자궁 · 난소 · 고환에서 오는 측복부(側腹部)의 근육이 땅기는 통증, 다리의 외측 통증, 불인(不仁) 등에 응용된다. 또한 감정이나 의지에 연관되는 신경쇠약, 히스테리, 간질, 어지러운 현훈증(眩暈症)을 치료한다거나 정신을 안정시켜 수면(睡眠)을 돕는 중요한 경락이다. 인체 측면에 생기는 모든 증세에는 일단 담경을 응용한다.

(3) 병증후

경락병증(시동병) 족소양담경에 사기가 침입하면 입이 쓰고, 한숨을 자주 쉬며, 가슴과 옆구리가 아파서 몸을 돌리지 못하고, 심하면 얼굴에 약간 때가 낀 것 같고, 피부에 윤기가 없고, 다리 바깥쪽으로 열이 난다. 이를 양궐(陽厥)이라 한다.

장부병증(소생병) 소생병(所生病)은 머리가 아프고, 턱 바깥쪽과 눈초리가 다 아프며 결분 속이 붓고 아프다. 겨드랑이와 목의 임파절이 붓고, 땀이 나며 몸시 떨린다. 또한 경락을 따라 가슴, 옆구리, 대퇴관절, 무릎, 정강이 바깥쪽, 외측 복사뼈 및 여러 관절이 모두 아프고, 넷째 발가락을 쓸 수 없게 된다.

(4) 족소양담경의 주치

옆머리·귀·눈·옆구리 등 몸의 측면에 생긴 병과 다리 바깥쪽 중간의 병을 치료하는데 쓴다. 이밖에 온몸의 열증과 풍증(경련증후군)에도 효과가 있다.

부위별 경혈의 주치

동자료~뇌공 : 머리 부위의 국소(局所) 및 머리부분 경혈 인근부위 병증
풍지~견정 : 뇌(腦) 뒤목 어깨와 등 쪽의 질환
연액~일월 : 흉협부 질환 / 경문~유도 비뇨생식기 질환
거료~양관 : 넓적다리 바깥쪽 해당부위 및 인근부위 질환
양릉천~족규음 : 옆머리 눈 귀 목덜미 가슴 갈비뼈 부위 질환, 하지 해당부위 질환

(5) 교회혈 두유 · 하관(이상 족양명위경), 예풍 · 각손 · 화료(이상 수소양삼초경), 청궁 · 병풍 · 천용(이상 수태양소장경), 대추(독맥), 장문(족궐음간경), 상료 · 하료(이상 족태양방광경), 천지(수궐음심포경)

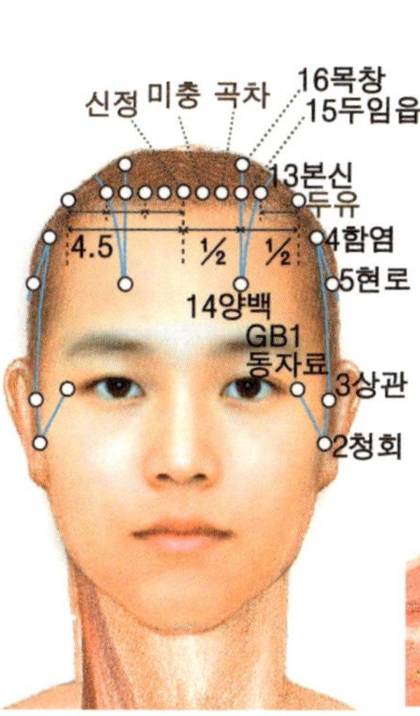

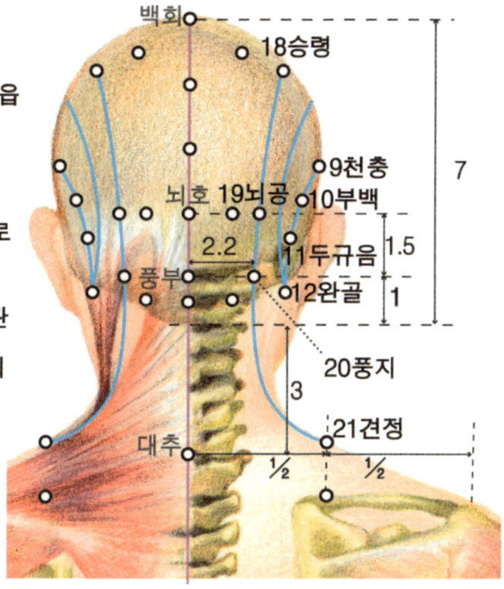

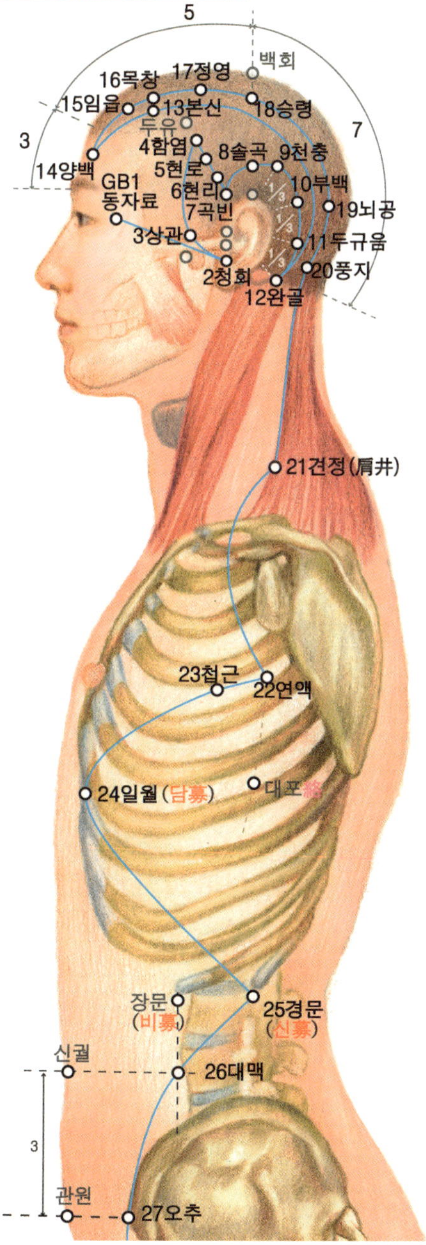

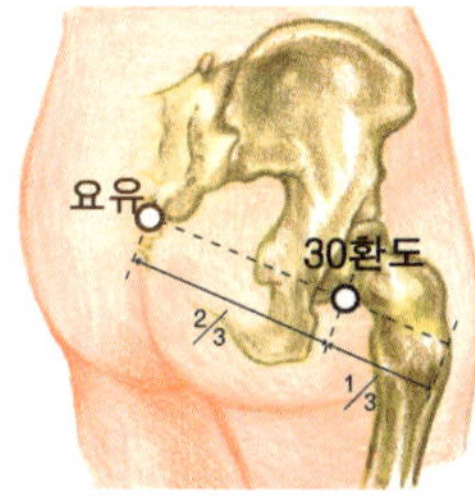

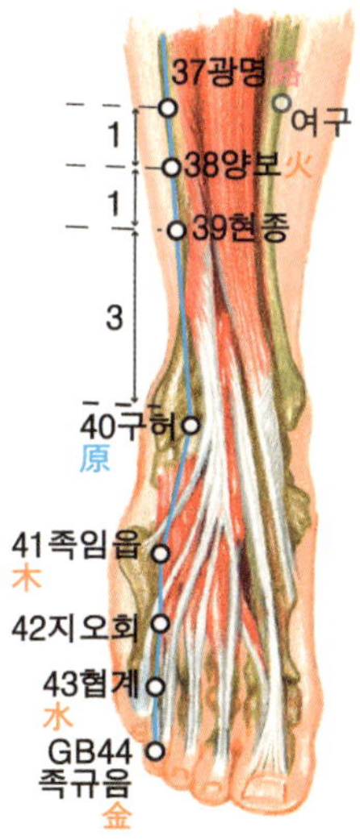

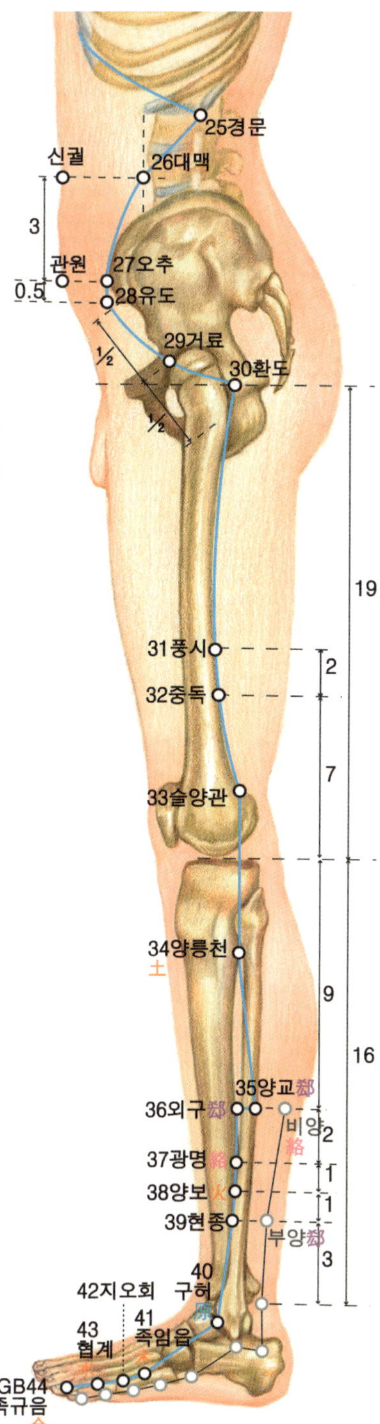

주요혈		오수혈	
원혈	구허	정금혈	족규음
낙혈	광명	형수혈	협계
극혈	외구	수목혈	족임읍
모혈	일월	경화혈	양보
배유혈	담유	합토혈	양릉천

12) 족궐음간경

족궐음간경의 경혈은 족소양담경의 족임읍에서 시작하여 대돈에서 교체되며 무릎과 허벅지를 따라서 올라가 기문혈에서 끝난다.

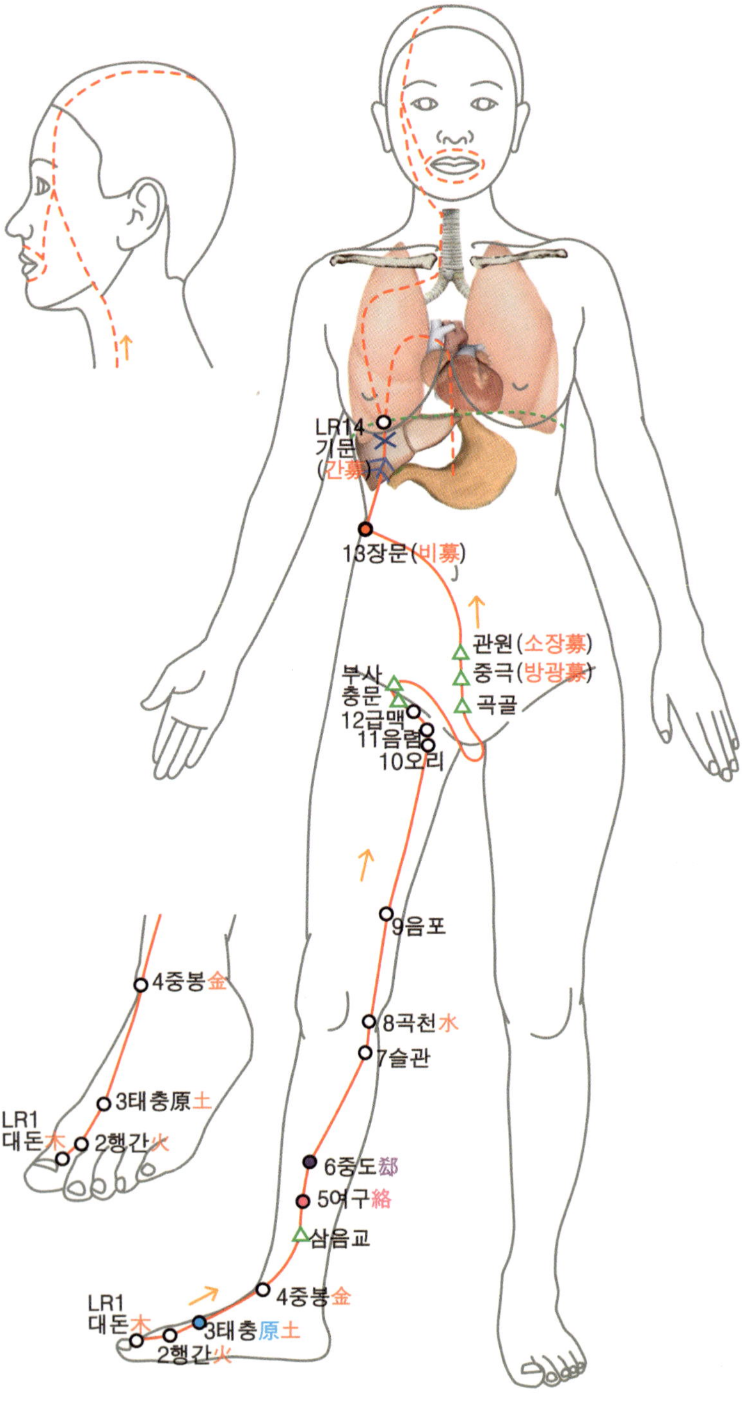

(1) 흐름

밖으로 흐름

◦ 엄지발가락 털난 부위의 경계(대돈)에서 일어나,

◦ 행간 태충을 거쳐 올라가 안쪽 복사뼈 앞 중봉을 지나 여구 중도를 거쳐,

◦ 안쪽 복사뼈 8촌 되는 곳에서 족태음비경과 교차하여 족태음비경의 뒤로 나온다.

◦ 슬관을 지나 무릎 안쪽의 곡천을 거쳐 허벅지 안쪽을 따라 계속 올라가,

◦ 족태음비경의 충문, 부사와 교회한 후,

◦ 음모(陰毛) 부위로 들어가 생식기를 돌아 아랫배로 올라간다.

안으로 흐름

◦ 임맥의 곡골, 중극, 관원을 교회하며 올라가,

◦ 장문을 따라 기문에 이르러 위(胃)를 끼고 간에 속(屬)하고 담에 락(絡)한다.

◦ 횡격막을 지나 옆구리를 거쳐,

기관(氣管)의 뒤쪽으로 따라가 인후로 들어간다.

◦ 콧구멍 뒤의 후비도(後鼻道)로 들어가 목계(目系)로 이어져

◦ 위로 이마로 나와서 독맥과 정수리에서 만난다.

갈라짐

◦ 한 갈래는 목계(目系)에서 갈라져 뺨으로 내려와서, 입술 안쪽을 순환한다.

◦ 다른 한 분지는 간(肝)에서 갈라져 횡격막을 뚫고 올라가, 폐로 주행하고 내려가

◦ 중완에서 다시 십이경맥의 유주(流注)에서 첫 시작인 수태음폐경으로 이어져 흐른다.

(2) 작용

『내경』에 의하면 간(肝)의 기상(氣像)은 용맹스럽고 과단성이 있기 때문에 장군지관(將軍之官)이라고 하였다. 여러 가지 치밀한 계략(計略)이 간의 기상(氣像)에서 연유되기 때문에 아직 피어나지 않은 꽃봉오리 속에서 꽃이 피는 것에 비유하여 모려출언(謨慮出焉)이라 하였으며, 감정과 의지의 주체 장부로 본다. 또 영양의 수급, 저장, 공급 등을 간이 맡고 있으며 심신 양면에서 오는 모든 자극을 중화시키는 해독작용을 하는 화학공장 역할을 한다. 또한 간은 혼(魂)을 저장하고 있다.

손톱과 발톱에는 간 기능의 정도가 반영된다. 간병을 심히 앓는 사람의 엄지발가락 발톱이 변형됨을 볼 수 있다. 손톱 등의 색깔로 혈액의 응체, 알콜의 농도 등을 엿볼 수도 있다.

인체의 모든 근육과 힘줄은 그 힘이 간에서 얻어지는 것으로, 혈액에 영양을 공급하는 간의 생혈(生血)작용이 그 원천이다.

간은 음중(陰中)의 양(陽)으로서 춘기(春氣)와 통하며 방위는 동쪽이다. 병적 색채는 청색이고, 외계와의 소통기구는 눈인데 눈은 간의 정기가 나타나는 곳이다.

병적인 양상은 놀래는 증상이다. 오미(五味) 중 간과 친화성이 있는 맛은 신맛인데 적량이면 간에 도움이 되지만 과하면 간에도 좋지 않을 뿐더러 비위에도 나쁘다. 입안에 신맛이 감도는 것도 간의 병적 증상이다.

오행분류는 목(木)인데 나무나 풀의 줄기에 해당되며 이것은 인체의 근육과 힘줄의 역할로 비유된다. 간목(肝木)이라는 것은 봄에 새싹이 돋아나오는 것과 약동하는 기상을 동방의 일출, 봄의 생동력, 양기가 움트는 움직임 등으로 비유하는데

이것이 나무[木]의 본질적 의미이다.

몸에서 고기 누린내가 나면 간과 심에 이상이 있다는 것이고, 눈물, 콧물, 군침, 땀 등의 액체가 과하게 분비되는 것 또한 장부의 이상 신호로 보는데 그 중 눈물이 많이 나오면 간과 신의 이상으로 볼 수 있다.

요약하면 과단성, 권모술수, 해독과 중화, 혼(魂), 손톱, 근육, 힘줄, 생혈작용, 다혈소기, 음중지양, 춘기, 동방, 청색, 안목, 분노, 놀람, 신맛, 초목지기, 고기누린내, 눈물 등이 사진법을 통한 간의 경락별 허실판정에 소재가 된다.

(4) 병증후

경락병증(시동병) 족궐음간경에 사기가 침입하면 허리가 아파서 굽혔다 폈다 하지 못하게 되며, 남자는 고환(睾丸)이 붓고 땡기거나 쥐어짜듯이 아픈 퇴산(癩疝)이 생기고, 여자는 아랫배가 붓는다. 심하게 되면 목구멍이 마르고, 얼굴이 때가 낀 것처럼 되고 윤기가 없어진다.

장부병증(소생병) 소생병은 주로 간(肝)에서 생긴 병인데 가슴이 그들먹하고, 구역질이 나며, 설사가 심해서 장 내용물이 거의 없는 상태인 호산(狐疝)이 나타나기도 하고, 소변을 지리는 유뇨(遺尿)나 오줌이 막히는 소변불통이 발생한다.

(4) 주치

족궐음간경의 경혈은 간과 담의 병, 눈질환, 혈액관련 질환, 신경계병증, 정신질환 등에 쓰는데, 특히 임신과 비뇨생식기질환에 효험이 있어 주로 쓰이고, 여러 가지 원인에 의한 경련증상과 근육질환이나 혈액관련 병도 치료한다. 가슴과 옆구리질환, 다리안쪽 중간의 병 등 족궐음간경 경과부위의 병증에 활용한다.

부위별 주치

대돈~곡천 : 생식기 · 대소변 · 간(肝) 질환, 장(腸) 질환

음포~급맥 : 허벅지 안쪽 및 사타구니 병증, 아랫배 통증, 비뇨생식기계 병증

급맥~기문 : 위와 장의 질환, 가슴 옆구리 질환, 생식기 질환

(5) 교회혈

삼음교 · 충문 · 부사(이상 족태음비경), 곡골 · 중극 · 관원(이상 임맥)

족궐음간경의 혈위

주요혈		오수혈	
원혈	태충	정목혈	대돈
낙혈	여구	형화혈	행간
극혈	중도	수토혈	태충
모혈	기문	경금혈	중봉
배유혈	간유	합수혈	곡천

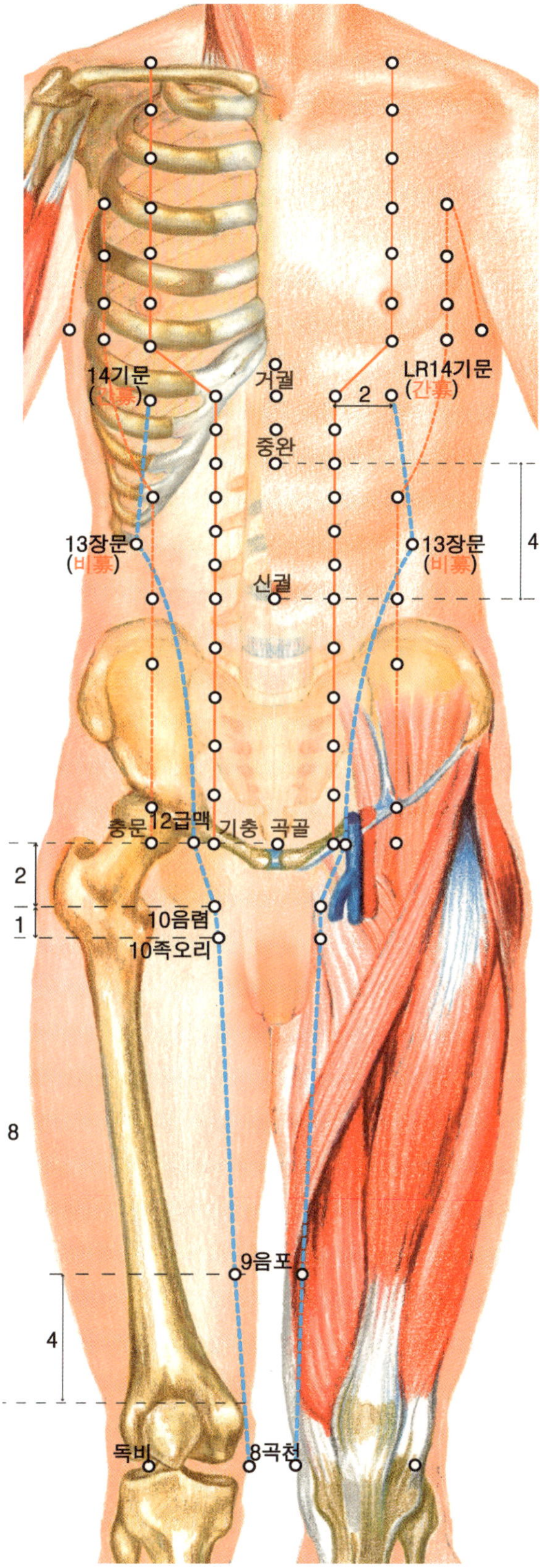

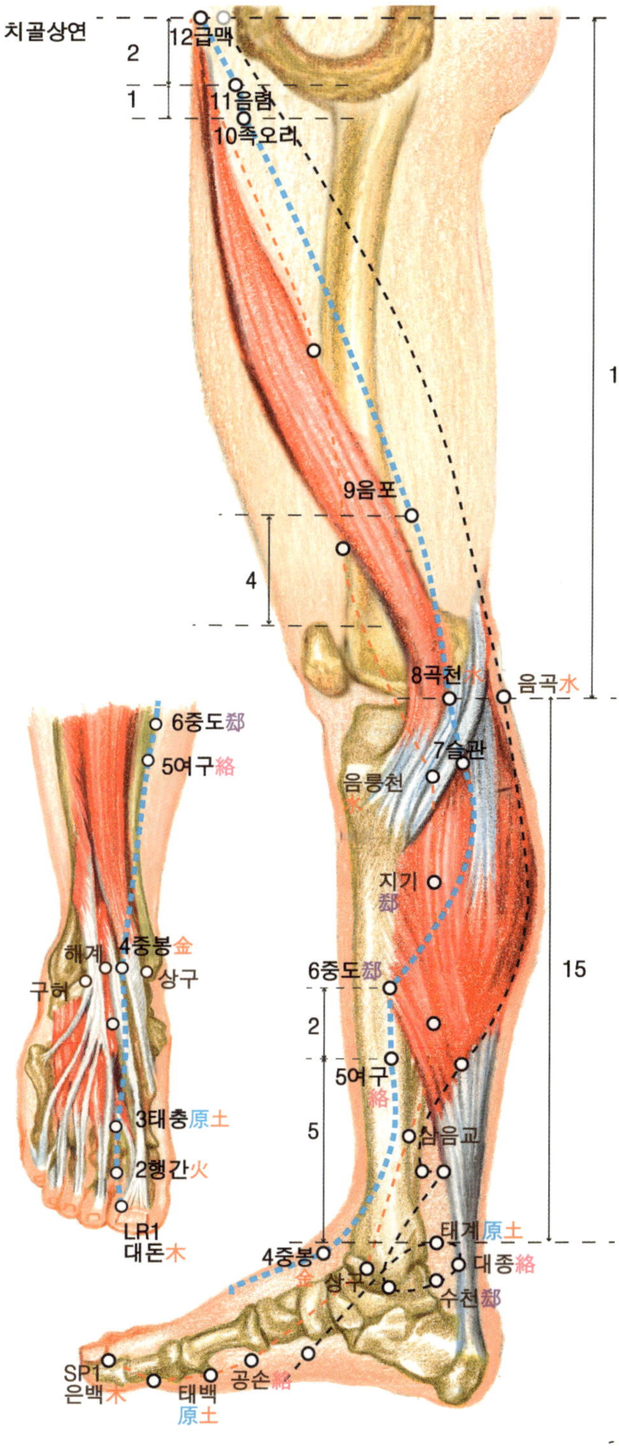

제4절 십이경별 십이경근 십이피부

1. 십이경별

십이경별(十二經別)은 십이경맥에서 별도로 나온 경맥으로, 십이경맥의 범주에 속한다. 십이경맥을 표리관계에 따라 2개씩 묶어 6개의 쌍으로 나눈 것을 십이경별의 '육합(六合)'이라고 한다. 십이경별의 육합 구성은 각각의 한 쌍이 표(表)와 리(裏)의 관계이면서 동시에 음(陰)과 양(陽), 장(臟)과 부(腑)의 관계이기도 하다.

십이경별의 기능은 몸에 영양(營養)을 공급해 주는 정경(正經)이다. 그래서 십이경별을 '별도로 행하는 정경(別行正經)'이라고도 부른다.

1) 십이경별의 육합

십이경별은 십이경맥의 흐름과 뚜렷하게 차이가 나며 전신을 수직으로 흐른다. 십이경별을 경맥의 표리 관계로 분류하면 6개의 짝을 이루는데, 이를 육합(六合)이라고 한다. 그 흐름은 '이입출합(離入出合)' 하는 규칙성을 가진다.

팔다리에 있는 본경(本經)으로부터 갈라져[離], 몸통으로 들어가[入], 몸의 겉으로 나와서[出], 머리와 목으로 올라간 다음, 본경에 합류한다[合].

합[合]할 때 음경(陰經)의 경별(經別)은 그와 표리(表裏)가 되는 양경(陽經)에 합하고, 양경의 경별은 그대로 본경에 합류된다.

십이경별의 육합(六合)

육합	경별
일합	족태양 경별
	족소음 경별
이합	족소양 경별
	족궐음 경별
삼합	족양명 경별
	족태음 경별
사합	수태양 경별
	수소음 경별
오합	수소양 경별
	수궐음 경별
육합	수양명 경별
	수태음 경별

즉 사지(四肢)에서 별도로 나오는 이(離),
내장으로 들어가 퍼지는 입(入),

흐르다가 얕은 부위(목 근처)로 나오는 출(出),
머리에서 음경은 양경으로, 양경은 해당 경맥과 합류하는 합(合)을 이룬다.

이(離) : 십이경맥에서 갈라져 나왔으며 별(別)이라 칭하고
입(入) : 흉(胸), 복강내(腹腔內)에 들어가 상관되는 장부와 연결하고
출(出) : 흉(胸), 복강(腹腔)에서 항(項), 두(頭)로 상행하여 체표로 나오고
합(合) : 표리경맥의 회합(會合). 즉 양경 경별은 본경에 귀입(歸入)하고, 음경 경별은 상호 표리관계인 양경에 합입(合入)한다.

십이경별의 이입출합

구분	의미	주요 내용
이(離)	분리	본경(本經)으로부터 갈라져 나와 별(別)이라 함.
입(入)	진입	몸통(흉부, 복부)으로 들어가 장부와 연결됨.
출(出)	출현	몸 속에서 두부(頭部), 항부(項部)로 상행하여 체표로 나옴.
합(合)	합류	음경은 표리 양경과 합류, 양경은 본경에 귀입.

경별은 경맥에서부터 갈라져 나온 것이지만 락맥(絡脈)과는 그 기능이 다르다. 경별은 몸 속에서 표리경(表裏經) 사이의 관계를 강화시켜 주고, 락맥은 대체로 얕은 데 자리하여 몸의 겉에서 표리경의 관계를 맺어 준다.

(1) 일합(一合) : 족태양경별과 족소음경별

족태양경별과 족소음경별은
오금에서 갈라져 나온 후[離], 방광과 신장에 들어가며[入],
다시 상행하여 뒷목에 나와서[出], 족태양방광경에 합[合]한다.

족태양방광경에서 별행(別行)하는 정경은 본경에서 갈라져 슬곽 중으로 들어가 위중에서 상행하여 1경맥은 고부(꽁무니) 아래 5촌 되는 곳에 있는 승부에 이른다.

또 다른 1맥은 여기서 항문으로 들어가서 방광에 분포되고 신장에 달하여 등의 양측을 돌아서 심장으로 들어가 산포한다.

또한 직행하는 것은 등의 양측을 상행하여 항부(목덜미)에 이르러 족태양방광경의 본경과 합류한다.

이것은 본경 외 별행하는 정경이다.

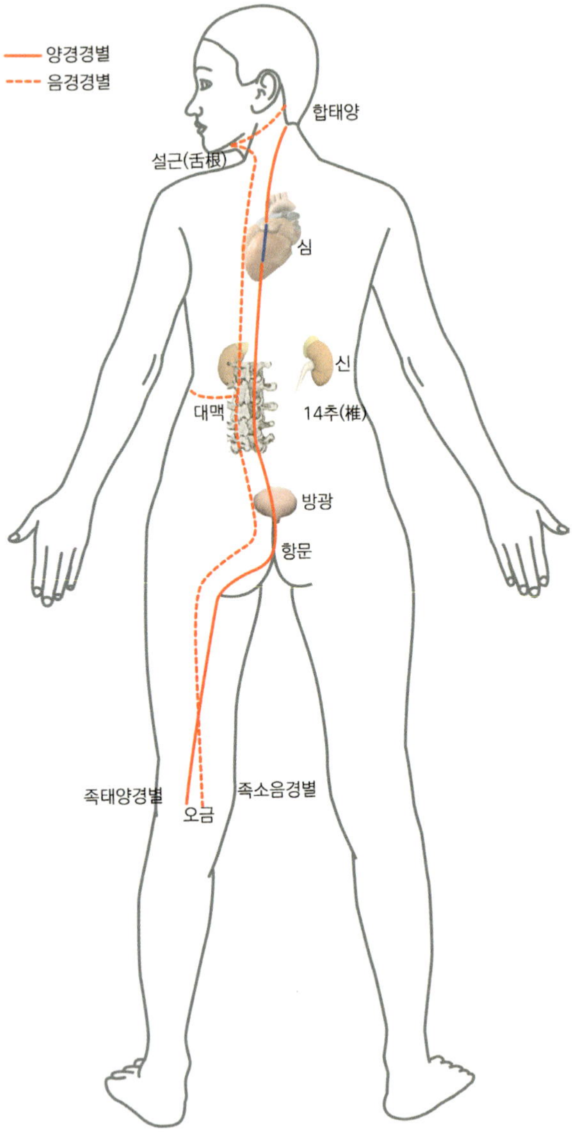

족소음신경에 별행하는 정경은 본경에서 갈라져서 슬곽 중으로 들어가서 다른 1맥은 족태양방광경과 합쳐서 상행하여 신장을 거쳐 제14추 양방의 신유에서 나와 대맥과 연계된다.

또한 별도로 직행하는 것은 상행하여 설근으로 이어져서 다시 항부(목덜미)로 나와 족태양방광경과 합쳐진다.

이를 족태양방광경과 족소음신경이 표리를 이루는 경맥의 회합으로, 일합이라 일컫는다.

(2) 이합(二合) : 족소양경별과 족궐음경별

족소양경별과 족궐음경별은 각각 대퇴 외측과 발등에서 나온 후(離),
음모발제까지 행하며 담(膽)과 간(肝)에 들어간 뒤(入),
다시 상행하여 아래 뺨에서 나와서(出), 족소양담경과 눈꼬리에서 합한다.

족소양담경에서 별행하는 정경은 본경에서 갈라져서 대퇴를 감싸고 음모 발제로 들어가 족궐음간경과 합쳐진다.

다른 1맥은 계협(옆구리 아래)으로 들어가, 흉중을 순환하여 담낭에 이르러 흩어져서, 간으로 상행하여 심장을 꿰뚫고 인후를 끼고 인두결절의 위로 나와 안면을 산행하여 목계(目系)로 이어져서 족소양 담경의 본경과 눈초리 부위에서 합류한다.

족궐음간경에 별행하는 정경은 발등에서 갈라져서 상행하여 음모발제에 이르러 족소양담경과 합하여 담경에 별행하는 정경과 함께 상행한다.

이를 족소양담경과 족궐음간경이 표리를 이루는 경맥의 회합으로써 이합이라 일컫는다.

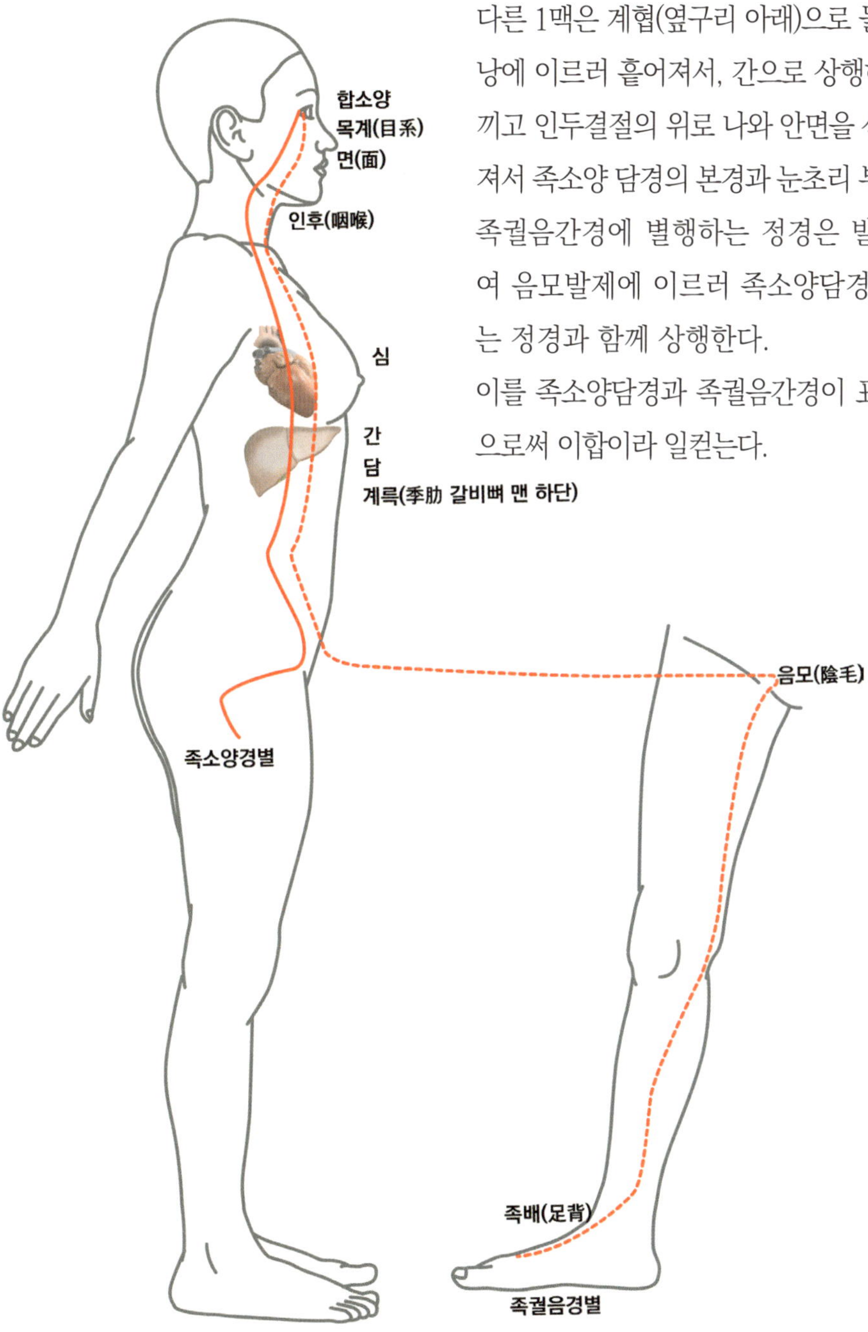

(3) 삼합(三合) : 족양명경별과 족태음경별

족양명경별과 족태음경별은
넓적다리에서 갈라져 나와(離),
위(胃)와 비(脾)에 들어가(入),
상행한 후 입으로 나와서(出),
족양명위경에 합(合)한다.

족양명위경에서 별행하는 정경은 본경에서 갈라져서 상행하여 넓적다리를 거쳐 복중으로 들어가, 위(胃)에 이르러 비(脾)로 흩어져, 위로 심(心)과 통하고, 목구멍을 지나 입으로 나와 콧마루로 올라가 돌아서 목계에 맺혀졌다가 족양명위경의 본경과 합류한다.

족태음비경에서 별행하는 정경은 상행하여 넓적다리에 이르러 족양명위경에서 별행하는 정경과 합하여 표리가 되어 함께 상행하고, 인후에서 합쳐 혀 속을 지난다.

이를 족양명위경과 족태음비경이 표리를 이루는 경맥의 회합으로써 삼합이라 일컫는다.

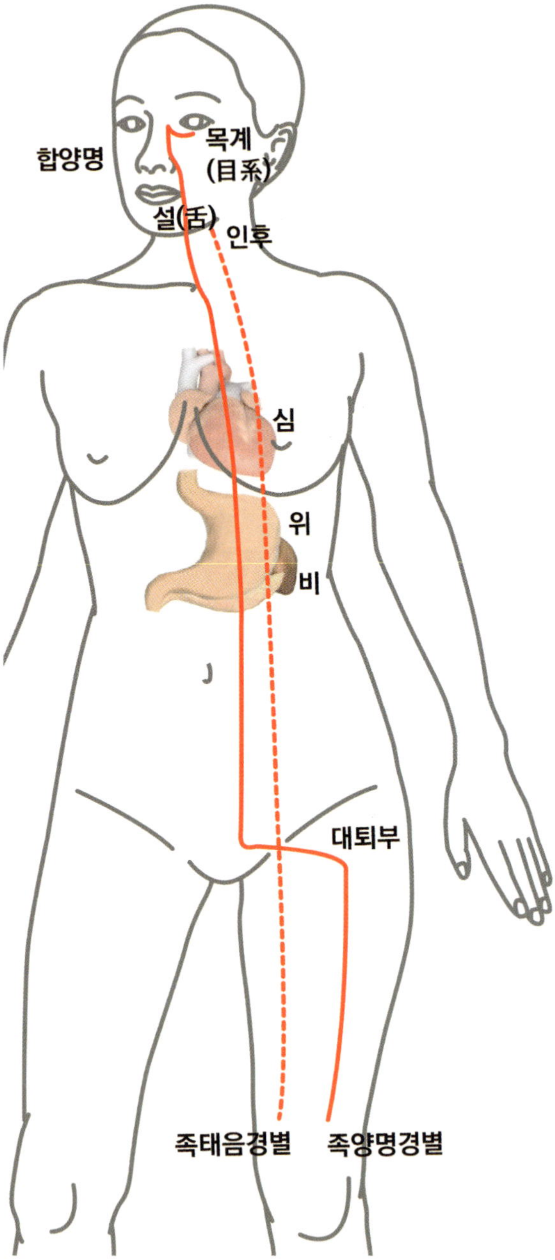

(4) 사합(四合) : 수태양경별과 수소음경별

수태양경별과 수소음경별은
각각 어깨부위와 겨드랑이에서 갈라져(離),
심(心)과 소장(小腸)에 들어간 후(入),
상행하여 얼굴에서 나와서(出),
수태양소장경에 합(合)한다.

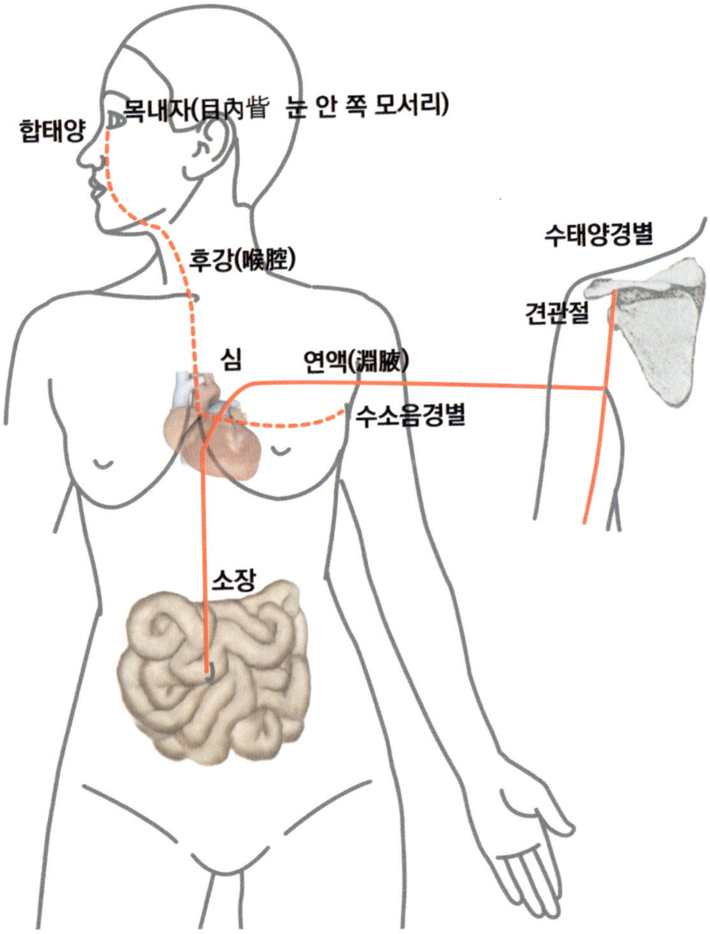

수태양소장경에 별행하는 정경은 본경의 주행을 따라서 상행하여 견봉돌기 외단 하측부근에서 갈라져 겨드랑이로 들어가서 심장으로 주행하여 소장에 분포된다.

수소음심경에 별행하는 정경은 액하 3촌되는 곳에 있는 연액의 두 힘줄 사이에 들어가서 심장에 속하고, 후롱(喉嚨 목구멍)으로 상행하여 안면으로 나와 목내자(目內眥 눈 안쪽 모서리)에서 수태양소장경과 합류한다.

이를 수태양소장경과 수소음심경이 표리를 이루는 경맥 회합으로 사합이라 한다.

(5) 오합(五合) : 수소양경별과 수궐음경별

수소양경별과 수궐음경별은
소속 정경(正經)에서 갈라져 나와(離),
가슴에 들어가 삼초(三焦)에 들어간 후(入),
상행하여 귀 뒤로 나와(出),
수소양삼초경에 합(合)한다.

수소양삼초경에서 별행하는 정경은 정수리에서 갈라져 하행하여 결분으로 들어가서 다시 삼초에 이르러 흉중에 산포된다.

수궐음심포경에 별행하는 정경은 연액혈 아래 3촌 되는 곳에서 갈라져 들어가고, 따로 주행하는 것은 삼초에 속하고, 상행하여 후롱(喉嚨 목구멍)을 돌아서 귀 뒤로 나와 완골 아래에 이르러 수소양삼초경과 합류한다.

이를 수소양삼초경과 수궐음심포경이 표리를 이루는 경맥의 회합으로써 오합이라 일컫는다.

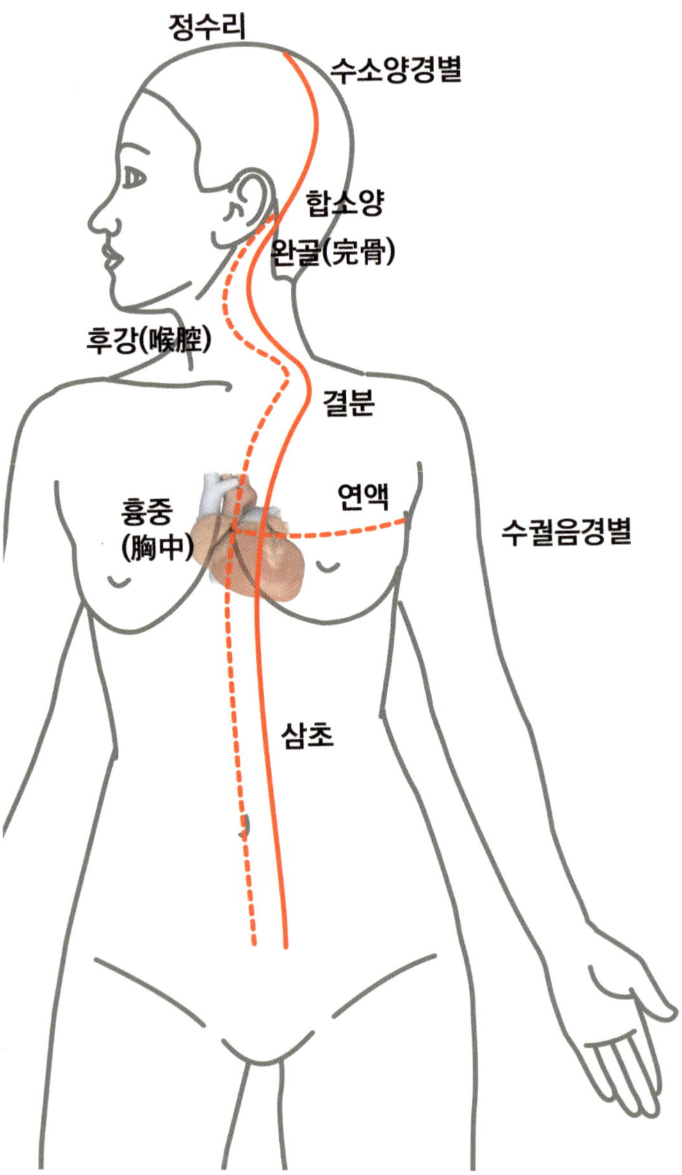

(6) 육합(六合) : 수양명경별과 수태음경별

수양명경별과 수태음경별은
소속된 정경에서 갈라져 나와(離),
폐(肺)와 대장(大腸)에 들어간 후(入),
상행하여 결분혈(缺盆穴)로 나와서(出),
수양명대장경에 합(合)한다.

수양명대장경에 별행하는 정경은 손에서 가슴과 유방 부위를 순환하며, 별행 하는 것은 견우(肩髃)에서 상행하여 주골(柱骨 제7경추)로 들어가 다시 하행하여 대장으로 달려가고, 폐에 속하고 상행하여 후롱을 돌아 결분혈로 나와 수양명대장경과 합류한다.

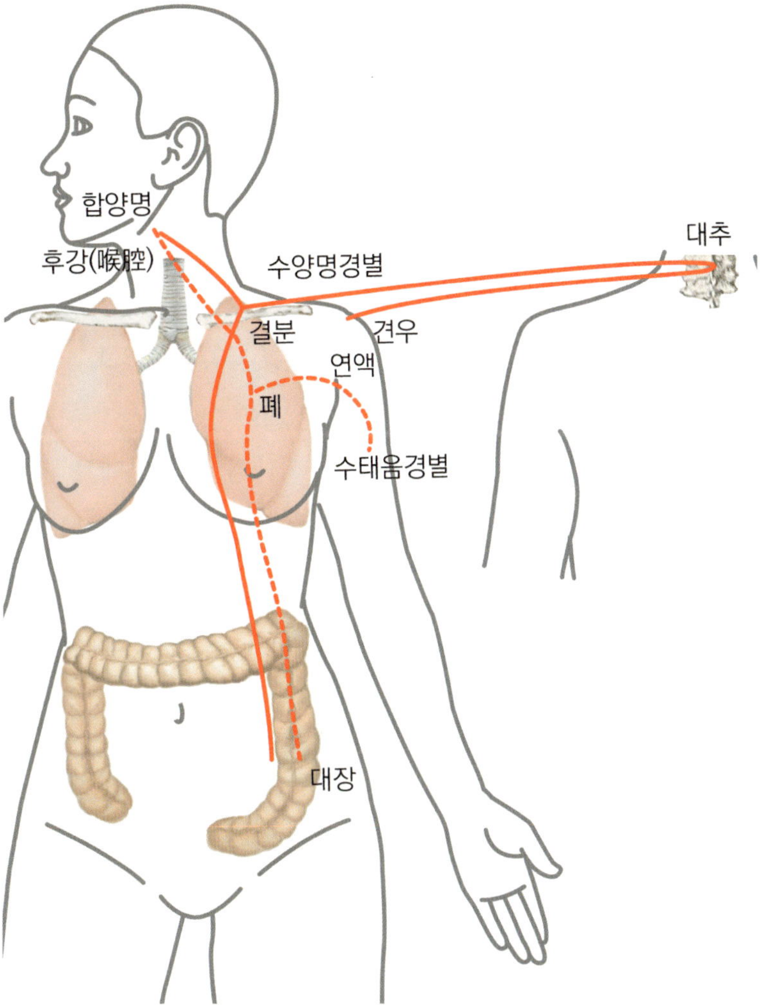

수태음폐경에 별행하는 정경은 연액의 수소음심경 전방에서 갈라져, 폐로 들어가서 대장에 분포되고, 다시 상행하여 결분으로 나와 후롱을 돌아 수양명대장경과 합류한다.

이를 수양명대장경과 수태음폐경이 표리를 이루는 경맥의 회합으로 육합이라 일컫는다.

2) 십이경별의 기능

(1) 십이경맥 관계 강화

표리(表裏)의 경별은 서로 나란히 흐르면서 십이경맥의 표리 양경(兩經)의 체내 관계를 강화한다. 체표 가까이에서는 음경(陰經) 경별은 양경(陽經) 경별에 합하여 들어가 사지의 표리 양경(兩經) 사이 관계를 강화한다. 동시에 십이경별은 체강으로 들어가 해당 경별의 락속 장부를 순행한다.

(2) 십이경맥의 분포범위 확대

십이경맥이 도달하지 못하는 부위가 있을 때는 십이경별이 통과하여 그것의 부족함을 보충한다. 예를 들면 두면부에서 십이경맥은 수족삼양경 여섯 개만 도달하지만, 십이경별은 양경의 경별 외에 수족삼음경의 경별도 함께 두면부를 순행한다. 즉 족삼음경의 경별은 양경과 합해진 후 합을 이루는 수삼양경별과 두면부에서 만난다.

(3) 체표 · 체내와 사지 · 몸통 사이 연계 강화

십이경별은 대부분 십이경맥의 사지부에서 분출하여 인체 내강으로 들어간다. 이는 경락의 연계를 확대하고, 외부에서 내부로 정보를 전달하는 기능을 강화하는 작용을 한다.

3) 활용

십이경별은 임상에서 음양, 표리를 배합하여 활용할 수 있게 한다.

표경(表經)의 병에는 이경(裏經)의 경혈을 선택하고, 이경의 병에는 표경의 경혈을 취한다. 예를 들면, 폐경(肺經: 리경)의 질병에 열이 나고 기침할 때는 합곡과 곡지(大腸經: 표경)를 취해 치료한다.

음경(陰經)의 병에는 양경(陽經)을, 양경의 병에는 음경의 경혈을 취한다. 예를 들면, 십이경맥 중 여섯 음경(陰經)은 거의 머리와 얼굴로 흐르지 않는데도, 얼굴이나 머리 치료 시에 음경(陰經)을 취혈해 치료한다.

2. 십이경근

경근은 경락계통이 체표에 연속된 부분이다. 그 분포 부위 및 그 병후가 근육계통을 중심으로 나타나므로 경근이라고 한다.

십이경근(十二經筋)은 십이경맥의 기(氣)가 뭉치고[結 결], 모이고[聚 취], 퍼지고[散 산], 얽힌(絡 락) 12부분으로 나뉜 근육으로, 십이경맥과 분포는 같으나 작용은 다르다. 십이경근은 인체의 모든 근육·관절을 연결하고 전신운동을 총괄한다.

십이경근의 특징은 근육 사이를 순행하며 모두 기육(肌肉)이 풍만한 곳을 지나 관절과 뼈에 모이고, 어떤 경근은 흉(胸)과 복부(腹部)로 들어가기도 한다.

경근에 병이 생기면 해당 경근의 순행 부위에 압통점이 생기면서 사지관절의 통증, 마비, 당김, 경련, 강직, 이완, 뒤틀림, 오그라짐 등의 증상이 나타난다.

1) 경근의 분포와 생리

십이경근이 분포하는 부위는 비록 십이경맥과 대체적으로 같으나 그 작용이 다르다. 십이경맥은 기혈을 운행시키고 전신을 순행하며 장부에 드나들지만, 십이경근은 근육 사이를 순행하고, 인체의 백해(百骸=骨格)를 연결시킨다.

십이경근은 모두 사지말단에서 시작하여 두부(頭部)와 몸체에서 끝나며, 수족삼음삼양경을 반영한다. 즉 족삼양경근은 면부의 협부(頰部=뺨)에서 합쳐지고, 족삼음경근은 복부의 음기(陰器)에서 합쳐지며, 수삼양경은 두부(頭部)의 액각(額角)에서 합쳐지고, 수삼음경은 흉격부(胸膈部)에서 합쳐진다.

(1) 경근의 분포

경근(經筋)은 십이경맥의 연속(連屬) 부분으로 사지·관절 부위와 근육이 풍부한 곳에 주로 집중되어 있으며, 사지와 관절의 운동을 지배한다.

근에는 단단한 것과 부드러운 것으로 나눌 수 있는데, 수족과 항배(項背 목과 등)로 직행하면서 세로로 뼈에 붙어 있는 근은 단단하면서 굵고, 흉복부와 두면부를 가로로 이어 주는 근은 부드러우면서 가늘다. 수족삼양경근은 바깥쪽으로 뻗어 나가며 대부분 굵고 강하며, 수족삼음경의 근은 대부분 가늘고 유연하다.

이밖에도 각 경근의 순행경로를 살펴보면 비록 경맥・경별과 대체적으로 일치하나, 이들이 지나는 구체적인 부위 중에 일부는 경맥이나 경별이 미치지 않는 곳이 있다.

(2) 경근의 생리

경근의 주요한 역할은 사지의 모든 뼈를 연결하고 전신 관절의 정상적인 운동을 유지하도록 한다. 경근은 골격을 튼튼히 하고 관절의 굴신운동(屈伸運動)을 자유롭게 하는 것이다.

경근은 음양의 구분이 있어서 양경근은 배부(背部)나 미단부(尾端部) 쪽으로의 동작에 관여하는 양적 동작을 하고, 음경근은 흉복부(胸腹部)나 체간부(體幹部) 쪽으로의 동작에 관여하는 음적 동작을 한다.

강근(强筋)과 유근(柔筋)의 구별이 있어 강근은 강하고 유력하며, 유근은 유연하고 완만하다.

하나의 경근은 여러 개의 근육, 건, 그리고 인대 등으로 복합적으로 이루어져 있어서 각 골격의 결합을 주관하여 관절의 굴신운동에 관여한다. 하나의 해부학적 근육은 여러개의 경근에 해당 될 수 있다. 경근은 경맥과 대체로 비슷한 분포를 갖지만 일부는 경맥과 다른 분포를 가진 것도 있다.[39]

족삼음과 양명경의 근은 모두 음기(陰器)로 모여들므로 전음은 종근이 모여드는 곳이라고 한다.

(3) 경근의 병리와 치료

경근의 병후(病候)는 주로 관절운동 방면에서 발생한다. 예를 들어 졸아드는 것, 느슨한 것, 뻣뻣한 것, 경련(痙攣) 등은 경근의 기능장애이다.

십이경근의 병은 주로 한(寒)・열(熱) 두 종류의 사기(邪氣)로 인해 발생한다. 한사로 인한 병증은 근에 구급경련(拘急痙攣)이 발생하고, 열사로 인한 병증은 근이 이완되어 수축되지 않는다는 점으로 구별한다.

풍한습(風寒濕)으로 인해 발생한 구급경련과 동통(疼痛)은 모두 근비(筋痹)라고 하며, 이들을 치료할 때는 화침(火針)을 사용하지만 열사(熱邪)로 인한 경우는 화

---

39 經筋과 筋肉과의 關係에 대한 연구. 대한경락경혈학회지 v.20 no.2 , 2003년, pp.137 – 153 심원보, 김용득, 안영남, 김경식, 손인철

침(火針)을 사용해서는 안 되고 내복약(內服藥)을 사용해야 한다.[40]

이 밖에 피비(皮痹) · 육비(肉痹) · 맥비(脈痹) · 골비(骨痹)를 치료할 때는 증상에 따라서 침(鍼)과 약(藥)을 함께 사용한다.

경근의 병을 치료할 때의 취혈법은 외부의 사기가 주리(腠理)를 통해 들어올 때는 사기가 침입한 경근을 위주로 치료하고, 환부가 고정적이지 않을 때는 동통(疼痛)이 있는 국부를 따라서 혈을 취해야 하며, 각 경의 혈을 치료할 필요는 없다. 이러한 치료법은 후세에서 말하는 천응혈(天應穴) 혹은 아시혈(阿是穴)에 대한 최초의 기록이다.

2) 십이경근의 순행과 병증

십이경근은 모두 사지말단에서 시작하여 머리와 몸을 향하여 올라간다.

족삼양경근은 얼굴의 뺨에서, 족삼음경근은 복부의 음기(陰器)에서, 수삼양경근은 머리의 이마모서리 부위에서, 수삼음경근은 흉격(胸膈)에서 합쳐진다.

또 태양 · 소음의 경근은 후면에, 소양 · 궐음은 측면에, 양명 · 태음은 전면에 분포된다.

각 경근의 순행 경로를 살펴보면 해당 경맥 · 경별과 대체적으로 일치하나, 이들이 지나는 부위 중에 일부는 경맥이나 경별이 미치지 않는 곳도 있다.

---

40 今釋 黃帝內經《靈樞》190-191. 1995.11.15 발행 裵秉哲 譯. 成輔社 부설 傳統醫學硏究所

(1) 수삼양경근

수삼양경근은 손가락에서 시작, 팔 외측으로 상행하여 머리(頭角)에서 끝난다.

① 수태양경근

기시부 새끼손가락 위 / **결합부** 완배부(腕背部), 주부예골(肘部銳骨), 액하(腋下), 완골(完骨), 턱, 두각(頭角),

순행 ◦ 수태양경근은 새끼손가락에서 시작하여 (손등 외측을 따라 올라가) 손목[腕部]에 이어지고, ◦ 팔 안쪽을 따라 올라가 팔꿈치 내측의 예골(銳骨) 뒤쪽에 이어지는데 이를 퉁기면 새끼손가락에 저린 감이 느껴지며, 다시 겨드랑이 아래로 들어가 이어진다. ◦ 여기서 갈라진 지근은 별도로 겨드랑이 뒤쪽으로 주행한 다음, 올라가 견갑을 둘러싸고 경부(頸部)를 따라 족태양경근의 앞쪽으로 나와서 귀 뒤에 있는 완골에 이어진다.
◦ 이곳에서 갈라진 지근은 귓속(耳中)으로 들어가며, 직행하는 근은 귀(耳) 위쪽으로 나와서 아래로 내려가 턱에 이어진 후 다시 올라가 눈 바깥쪽 모서리〔外眼角〕에 이어진다.

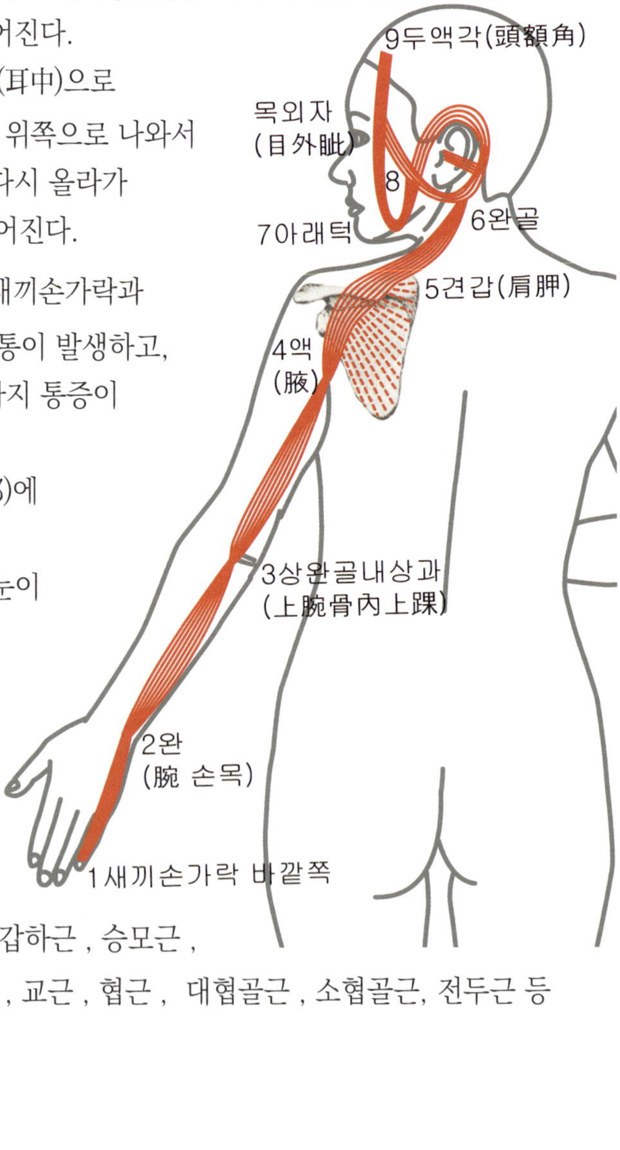

주요병증 수태양경의 근이 병들면 새끼손가락과 팔꿈치 안쪽 예골(銳骨) 뒤에 동통이 발생하고, 팔 안쪽을 따라 겨드랑 아래쪽까지 통증이 오며, 겨드랑이 뒤쪽이 아프고 견갑부 주위가 땅기며 경부(頸部)에 통증이 발생함과 아울러 귓속이 울리면서 아프고, 턱이 땅기고 눈이 가물가물하여 오랜 시간이 지나야 보이며, 목부위[頸部]의 근에 경련이 일어나면 나력(瘰癧)의 일종이다.

해부학적 근육 소지외전근 , 척측수근굴근, 삼각근, 상완삼두근, 소원근, 극하근, 견갑하근 , 승모근 , 극상근 , 견갑거근 , 흉쇄유돌근 , 교근 , 협근 , 대협골근 , 소협골근, 전두근 등

② 수소양경근

기시부 넷째손가락 끝

결합부 완배(腕背), 주첨(肘尖), 두각(頭角)

순행

- 수소양경근은 넷째 손가락 끝에서 시작하여 손목에 이어지고,
- 팔을 따라 올라가 팔꿈치에 이어진 다음 올라가 상완(上腕) 외측을 돌며,
- 어깨로 올라가 목 부위[頸部]를 지나 수태양소장경의 근과 합해집니다.
- 그 지근은 하악골각(下顎骨角)으로 들어가 설본(舌本)에 이어지고,
- 또 다른 지근은 곡아(曲牙=협거혈 부위)로 올라가 귀 앞쪽을 순행하여 눈 바깥쪽 모서리[外眼角]에 이어지며,
- 이마로 올라가 액각(額角)에 이어진다.

주요병증 수소양경의 근이 병들면 경근이 지나는 부위에 땅김・경련・설권(舌卷) 등의 증상이 나타난다. 치료 시에는 화침을 사용하여 신속하게 찌르고 신속하게 뽑되, 효과가 나타날 때까지 침을 놓고 아픈 곳을 혈위로 삼는데, 이를 계하비(季夏痹)라 한다.

해부학적 근육 장측골간근, 배측골간근, 장모지신근, 장모지외전근, 시지신근, 팔꿈치근, 상완삼두근, 삼각근, 승모근, 흉쇄유돌근, 측두근 등

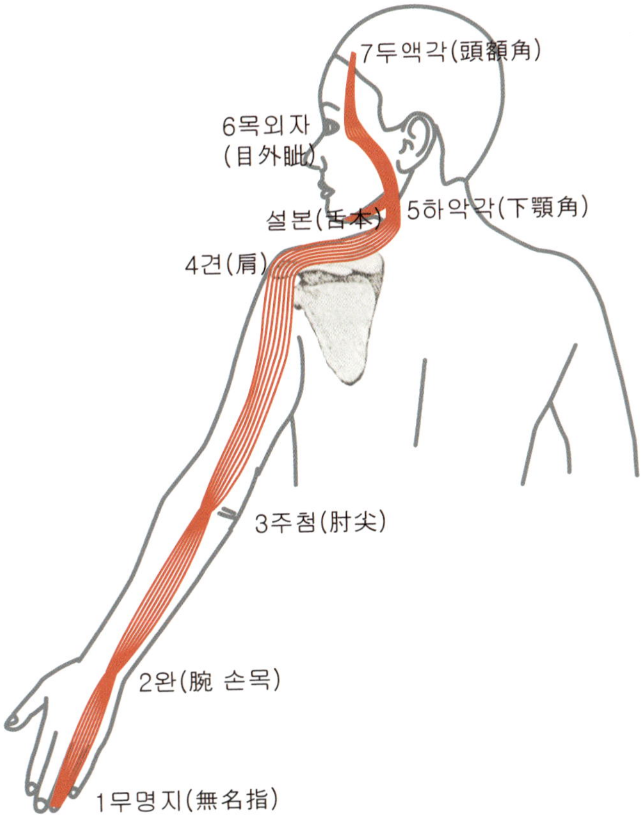

③ 수양명경근

기시부 둘째손가락 말단

결합부 완배(腕背), 주부외측(肘部外側), 견우(肩髃), 코 옆

순행 ◦ 수양명경근은 둘째 손가락 끝에서 시작하여 손목에 이어지고,

- ◦ 팔을 따라 올라가 팔꿈치 바깥쪽에 이어진 다음
- ◦ 상완으로 올라가 견우(肩髃)에 이어진다.
- ◦ 이곳에서 갈라진 지근은 견갑골을 돌아 척(脊)에 이어진다.
- ◦ 견우에서 직행하는 근은 견우에서 목 부위[頸部]로 올라간다.
- ◦ 이곳에서 갈라진 지근은 뺨으로 올라가 광대뼈에 이어진다.
- ◦ 목 부위에서 직행하는 근은 올라가 수태양소장경근의 앞으로 나온 다음,
- ◦ 좌우 액각으로 올라가 두부에 이어지며, 내려가 좌우 턱으로 이어진다.

주요병증 수양명경근이 병들면 본경의 근이 지나는 부위에 땅김·동통 및 경련이 발생하고, 어깨를 움직이지 못하며, 목을 돌려 좌우를 보지 못한다.

해부학적 근육

단모지신근,
장모지외전근,
회외근,
완요골근,
상완삼두근,
삼각근,
극하근,
교근 등

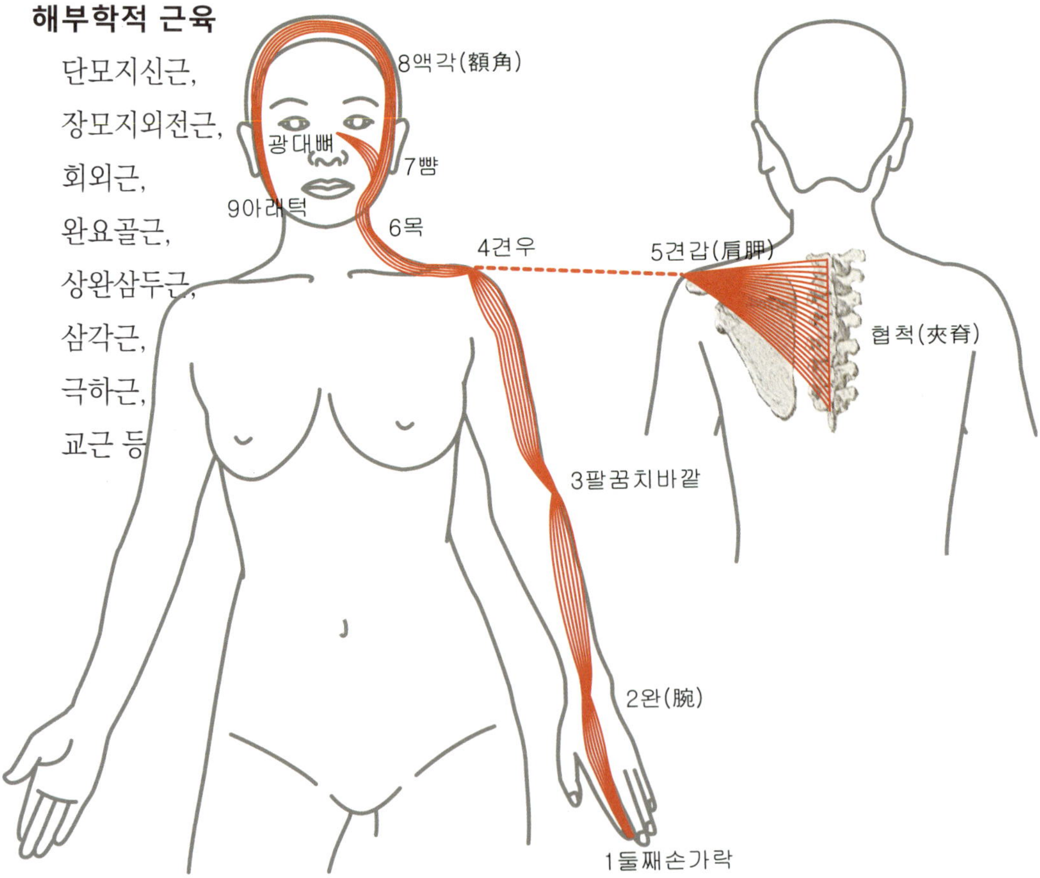

(2) 수삼음경근

수삼음경근은 손가락에서 시작하여 팔 내측으로 상행하여 가슴에서 끝난다. 수삼음의 경근은 가슴에서 퍼지며, 그 중 수태음의 근은 복부에 이르고, 수소음의 근은 배꼽에까지 이른다.

① 수태음경근

기시부 엄지손가락 위

결합부 어제(魚際) 뒤, 주중(肘中), 견우(肩髃) 앞, 결분(缺盆), 흉중(胸中)

순행 ◦ 수태음경근은 엄지손가락에서 시작하여 ◦ 손가락을 따라 올라가 수어부(手魚部)의 뒤쪽에 이어지고,
◦ 촌구(寸口)의 외측을 지나서 팔 내측을 따라 올라가 팔꿈치에 이어진 다음,
◦ 팔 안쪽을 따라 올라가 겨드랑이 아래로 들어가며,
◦ 결분으로 나와 어깨 앞쪽 우골(髃骨)에 이어지는데,
◦ 여기서 올라가는 지근은 결분에 이어지고,
◦ 내려가는 지근은 가슴 속에 이어져 흉격(胸膈)에 퍼진 다음
◦ 수궐음경근과 흉격(胸膈)에서 합쳐져 아래로 내려가 계협부(季脇部)에 이른다.

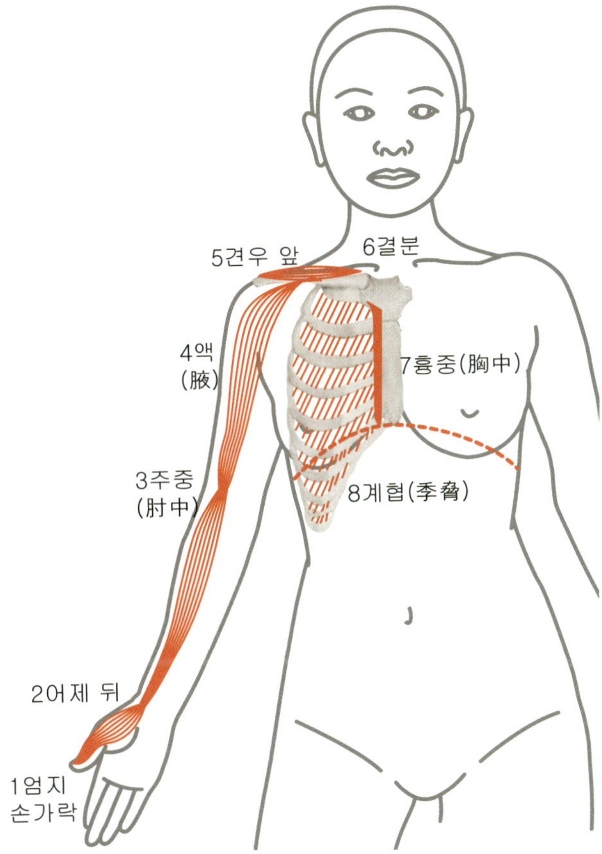

주요병증 수태음경의 근이 병들면 본경의 근이 지나가는 부위에 땅김・경련・동통이 발생하며, 심하면 식분증(息賁證)이 발생하여 협하(脇下)가 땅기고 토혈(吐血)이 발생한다.

해부학적 근육 단모지외전근, 모지대립근, 원회내근 , 완요골근, 상완이두근 , 견갑하근 , 소흉근, 대흉근, 내외늑간근 등

② 수소음경근

기시부 새끼손가락 내측

결합부 장후예골(掌後銳骨), 주부내측(肘部內側), 흉중(胸中)

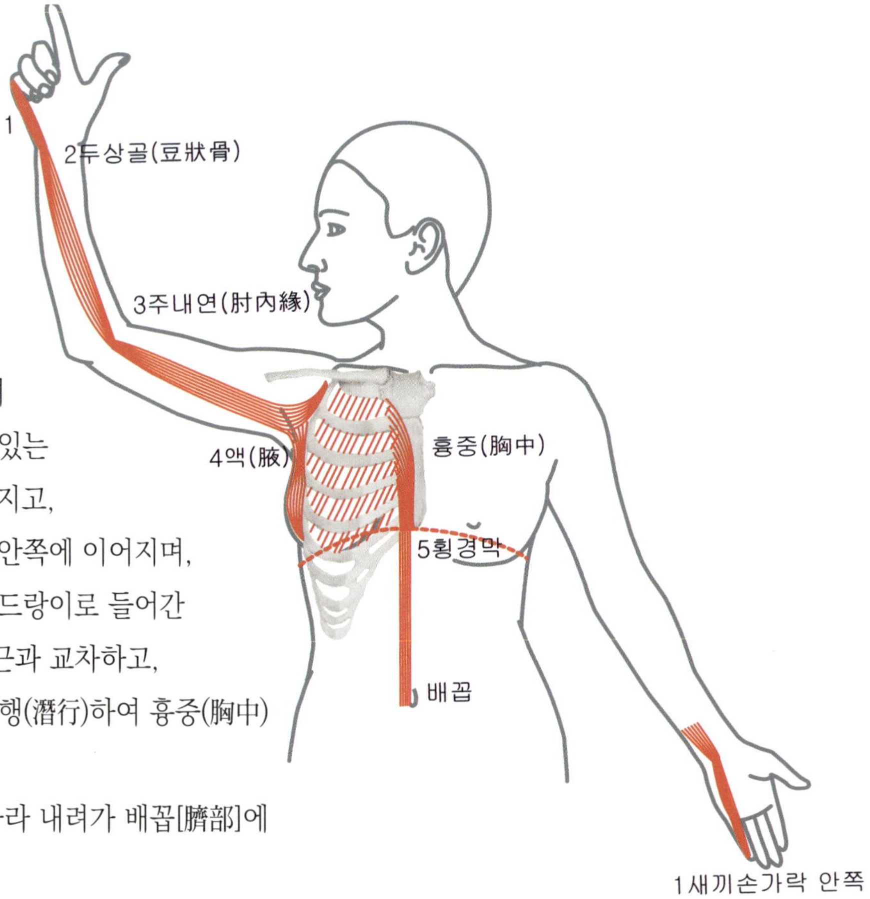

순행

- 수소음경근은 새끼손가락 안쪽에서 시작하여
- 손목 바깥쪽에 있는 예골(銳骨)에 이어지고,
- 올라가 팔꿈치 안쪽에 이어지며,
- 다시 올라가 겨드랑이로 들어간 다음 수태음경의 근과 교차하고,
- 유방 속으로 잠행(潛行)하여 흉중(胸中)에 이어지며,
- 흉격(胸膈)을 따라 내려가 배꼽[臍部]에 이어진다.

주요병증 수소음경의 근이 병들면 흉격(胸膈) 내부에서 경련이 일어나고, 심하(心下)에 복량(伏粱)이 이어지며, 아래의 팔꿈치 부위가 땅긴다. 수소음경의 근이 지나는 부위에 병이 들면 땅김・경련・근육통이 발생한다.

해부학적 근육 소지대립근, 심지굴근장장근, 내늑간근, 외늑간근, 복직근 등

③ 수궐음경근

기시부 가운데손가락

결합부 주부내측(肘部內側)

액하(腋下), 흉격부(胸膈部)

순행

- 수궐음경근은 가운데 손가락에서 시작하여
- 수태음경의 근과 함께 올라가 팔꿈치 안쪽에 이어지고,
- 팔 안쪽으로 올라가 겨드랑이 아래에 이어진 다음 옆구리의 앞뒤 쪽에 퍼진다.
- 그 支筋은 겨드랑이 속으로 들어가 흉중에 퍼진 다음, 흉격(胸膈)에 이어진다.

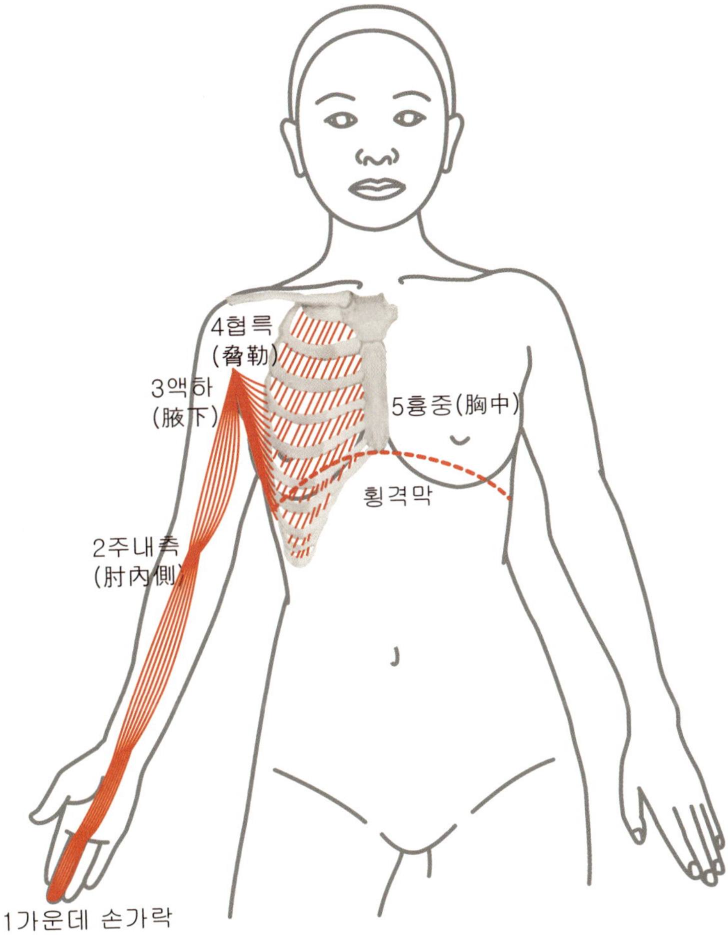

주요병증

수궐음경의 근이 병들면 본경의 근이 지나는 부위에 땅김 · 경련 및 흉통 · 식분증(息賁證)이 발생합니다.

해부학적 근육 충양근, 상완이두근, 원회내근, 흉횡근 등

(3) 족삼양경근

족삼양경근은 발가락에서 시작하여 다리 외측으로 상행하여 얼굴 부위에 이른다.

① 족태양경근

기시부 새끼발가락

결합부 외과(外踝), 발꿈치, 무릎, 오금, 종아리, 엉덩이, 설본(舌本), 침골(枕骨), 코, 견우(肩髃), 완골(完骨)

순행 ◦ 족태양경근은 새끼발가락(至陰穴)에서 시작하여 바깥쪽 복사뼈에 이어지고, 비스듬히 올라가 무릎(委陽穴 부위)에 이어진다.

◦ 그 아래의 지근(支筋)은 족 외측을 따라가서 뒤꿈치(着地部)에 이어지고, 다시 뒤꿈치(突起部)로 올라가 오금에 이어진다.

◦ 별도의 지근(支筋)은 장딴지 외측에 이어졌다가 오금 안쪽으로 올라가서 (뒤꿈치에서 올라와서) 오금 중에 있는 근과 함께 올라가 둔부(臀部)에 이어진 다음, 척추의 양측을 따라 목(大杼穴 부위)으로 올라간다.

◦ 그 지근(支筋)은 별도로 들어가 설근(舌根)에 이어진다.

◦ 목에서 직행하는 근은 침골(玉枕穴 부위)에 이어지며, 다시 정수리〔頭頂〕를 넘어서 안면으로 내려가 코에 이어진다.

◦ 이곳에서 갈라진 지근(支筋)은 윗눈꺼풀을 그물처럼 에워싼 후에 내려가 광대뼈(顴骨)에 이어진다.

◦ (척추에서 갈라진) 지근(支筋)은 겨드랑 뒤 바깥쪽에서 견갑골에 이어지고,

◦ (척추에서 갈라진) 다른 지근(支筋)은 겨드랑이 아래로 들어가 결분(缺盆)으로 나온 다음 완골에 이어진다.

◦ 그 지근은 결분에서 갈라져 나온 다음, 비스듬히 올라가 광대뼈로 들어간다.

주요병증 족태양경근이 병들면 새끼발가락과 외측 복사뼈에 동통(疼痛)이 발생하고, 오금에 경련이 일어나며, 척배(脊背)가 뒤로 활처럼 젖혀지고 뒷목의 근이 땅기며, 어깨를 들지 못하고 겨드랑이와 결분(缺盆) 부위에 뒤틀리는 듯한 통증이 발생하여 좌우로 움직이지 못한다.

해부학적 근육 장지신근, 장・단비골근 , 비복근, 대퇴 이두근 , 대둔근, 전두근, 후두근 , 안륜근, 광배근, 승모근 등

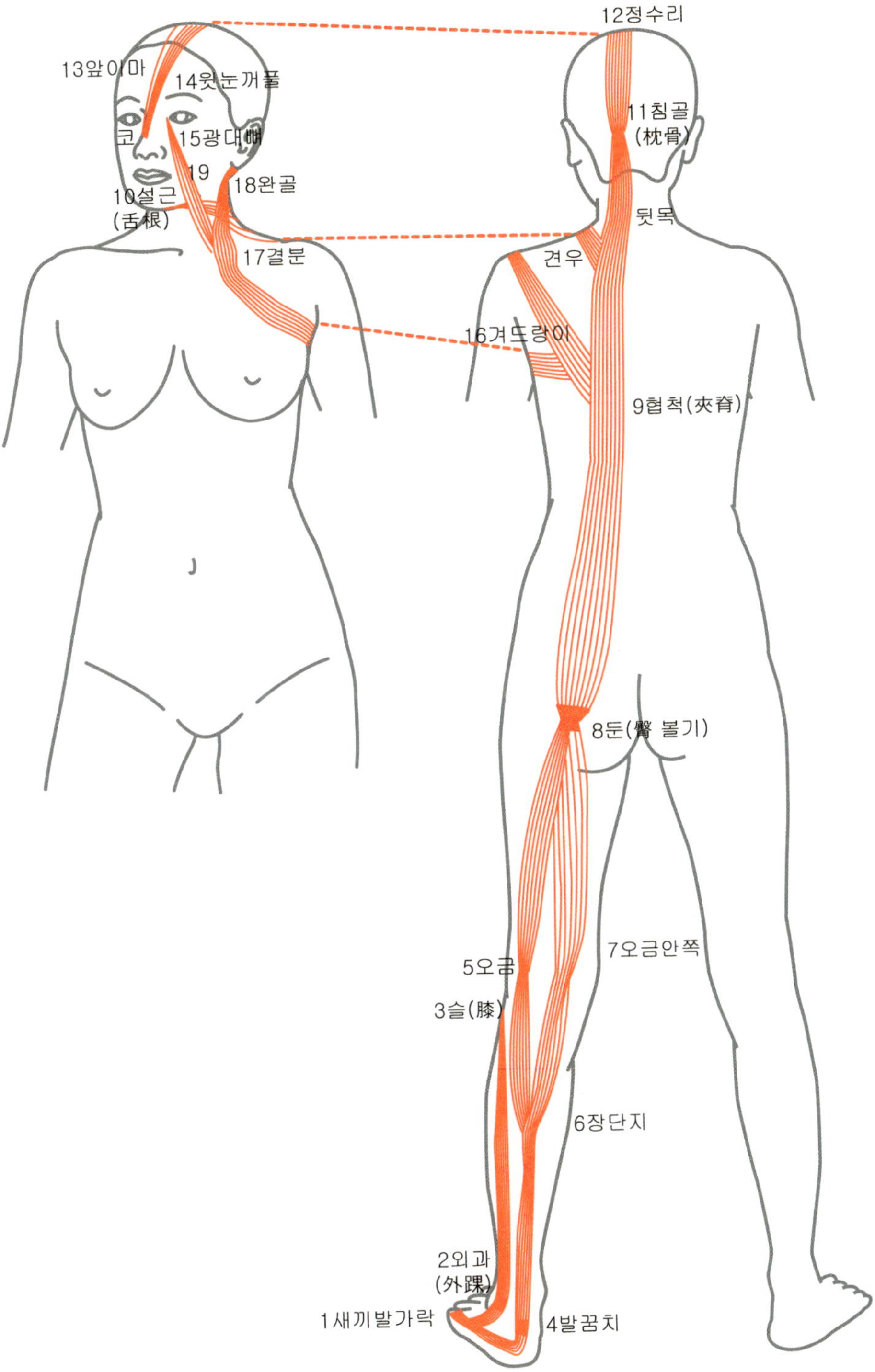
12정수리
13앞이마
14윗눈꺼풀
코
15광대뼈
19
18완골
10설근
(舌根)
17결분
11침골
(枕骨)
뒷목
견우
16겨드랑이
9협척(夾脊)
8둔(臀 볼기)
7오금안쪽
5오금
3슬(膝)
6장단지
2외과
(外踝)
1새끼발가락
4발꿈치

② 족소양경근

기시부 넷째 발가락

결합부 발등, 무릎외측, 고관절, 음부(陰部), 결분(缺盆), 코옆, 귀앞

순행

◦ 족소양경근은 넷째 발가락 끝(足竅陰 부위)에서 시작하여 올라가 바깥쪽 복사뼈에 이어지고,

◦ 정강이[脛骨] 바깥쪽을 따라 올라가 무릎 바깥쪽에 이어진다.

◦ 그 지근은 별도로 비골[腓骨] 바깥쪽에서 시작해 넓적다리로 올라가는데,

◦ 앞쪽으로 올라온 지근(支筋)은 복토혈[41] 부위에 이어지고,

◦ 뒤쪽으로 올라온 지근(支筋)은 꽁무니[尻部]에 이어진다.

◦ 직행하는 근은 올라가 허구리[眇部][42]와 계협(季脇)에 이른 다음, 겨드랑이 앞쪽으로 올라가 양쪽 유방을 끼고서 결분에 이어진다.

◦ (넓적다리에서) 직행하는 근은 겨드랑이로 나와 결분을 뚫고 족태양경근의 앞으로 나와 귀 뒤쪽을 따라 액각으로 올라간 후 정수리에서 서로 만나며,

◦ 아래턱 부위로 내려온 다음 올라가 광대뼈에 이어진다.

◦ (여기서 갈라진) 지근은 눈 바깥쪽 모서리에 이어져 눈의 바깥쪽을 둘러싼다.

주요병증

족소양경근이 병들면 넷째 발가락에 경련이 발생하고, 무릎 외측에도 경련이 발생하여 무릎을 굴신(屈伸)하지 못하며, 오금 부위의 근(筋)에 경련이 발생하고 앞쪽으로는 넓적다리가 땅기고 뒤쪽으로는 꽁무니 부위가 땅기며, 상부의 허구리(眇部)와 계협(季脇) 부위에 통증이 오고, 위로는 결분・젖가슴・앞목[頸部]이 땅겨 이들과 연결된 근에 경련이 온다.

좌우의 경근은 서로 교차하여 면부(面部)로 올라가므로 좌측에서 우측으로 이어진 근에 경련이 발생하면 오른쪽 눈을 뜨지 못한다. 족소양근은 상부의 우액각(右額角)을 지나 음양의 교맥과 함께 순행하여 좌측의 근이 우측의 근에 이어지므로 좌측액각(左側額角)의 근이 손상되면 우족(右足)을 쓰지 못하는데, 이를

41 복토(伏免) : 다리를 폈을 때 大腿部 전면에 가장 높이 솟은 肌肉을 말한다. 복토(伏免)

42 허구리(眇部) : 복부 양쪽에 위치하는 것으로 第12肋軟骨 아래쪽, 腸骨稜線(crista iliaca) 위쪽에 있는 연조직 부분을 가리킨다.

유근상교(維筋相交)라고 한다.

해부학적 근육 장지신근 , 장경인대, 외측광근,, 이상근, 내복사근, 외복사근, 대흉근 , 측두근 등

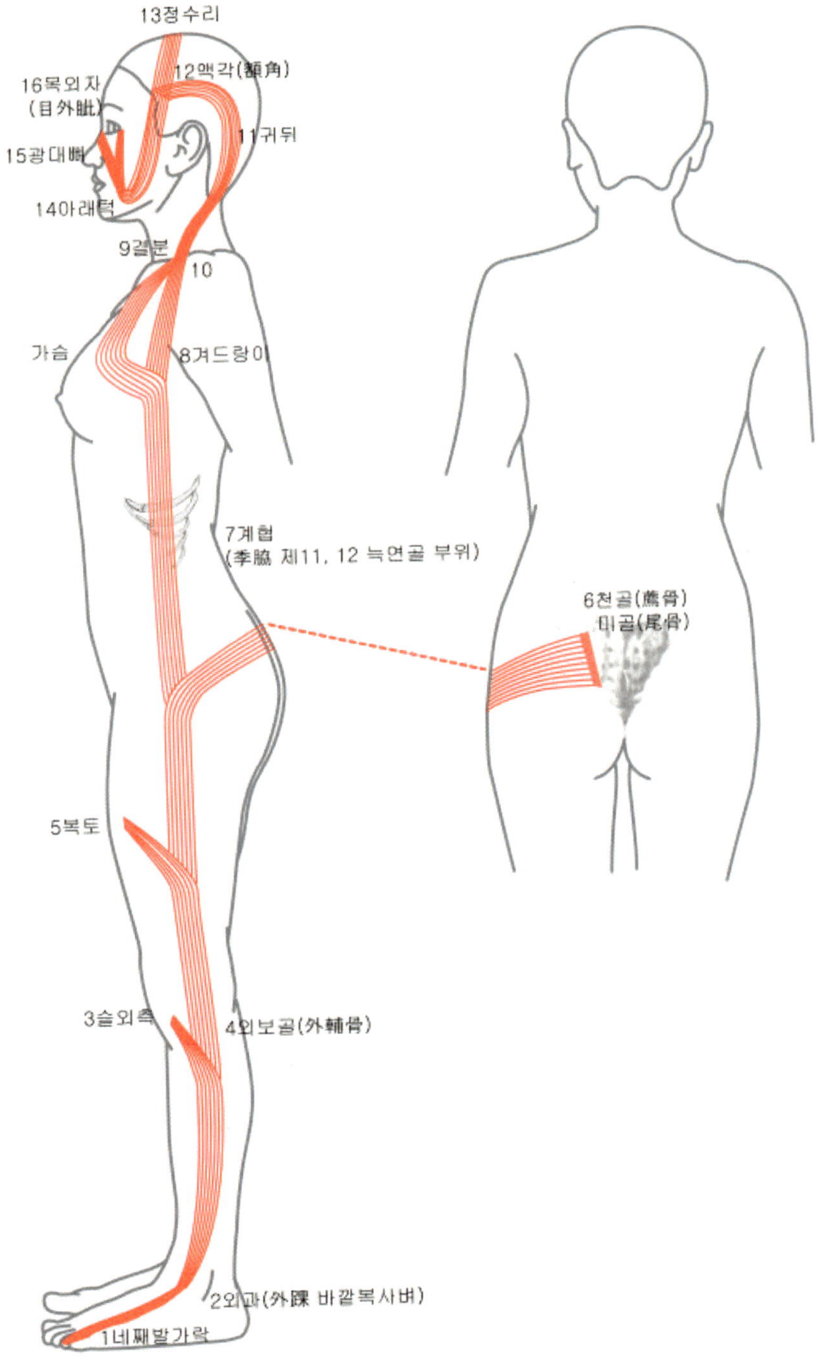

③ 족양명경근

기시부 제2 · 3 · 4발가락

결합부 발등, 무릎외측, 고관절, 음부(陰部), 결분(缺盆), 코옆, 귀앞

순행

◦ 족양명경근은 둘째 발가락(여태 부위)에서 시작하여 발등에 이어지며,

◦ 비스듬히 바깥쪽으로 올라가 보골(輔骨)에 이어지고

◦ 다시 올라가 무릎 외측(슬양관 부위)에 이어지며,

◦ 곧바로 올라가 비추(髀樞)에 이어지고 협부를 따라 올라가 척주에 이어진다.

◦ (발등에서) 곧바로 올라가는 근은 정강이를 따라 올라가 무릎에 이어진다.

◦ 그 지근(支筋)은 외보골(外輔骨)에 이어져서 족소양경의 근과 만난다.

◦ (무릎에서) 직행하는 근은 복토(伏兎)를 거처 올라가 대퇴부[髀部]에 이어진 다음 음기(陰器)로 모여들고

◦ 다시 올라가 복부에 펴졌다가 결분(缺盆)에 이어지며, 목으로 올라간 다음

◦ 입[口] 양쪽을 따라 올라가서 광대뼈 부위에서 합해지고, 내려가 코[鼻]에 이어지고 다시 올라가 족태양경의 근과 결합하는데,

◦ 족태양경의 근은 위쪽 눈꺼풀을 둘러싸며, 족양명의 근은 아랫 눈꺼풀을 둘러싸고 있다.

◦ 광대뼈 부위에서 갈라진 지근(支筋)은 뺨에서 귀 앞쪽으로 이어진다.

주요병증

족양명경의 근이 병들면 둘째 발가락 및 정강이에 경련이 발생하고 다리 근육이 요동하면서 뻣뻣해지며, 복토 부위에 경련이 오고 대퇴부 앞쪽이 부으며, 음낭이 붓고 복부에 경련이 오며, 결분(缺盆) 및 협부(頰部)가 땅기며, 갑자기 입이 돌아가고, 한사(寒邪)를 감수하여 한쪽 근육이 땅길 경우는 눈을 감지 못하며, 열사(熱邪)를 감수하면 근육이 이완되어 눈을 뜨지 못한다.

협부(頰部)의 근에 한사(寒邪)가 있으면 협부가 땅겨 입이 벌어지며, 협부의 근에 열사가 있으면 근육이 이완되므로 입이 비뚤어진다.

해부학적 근육 장비골근, 단비골근 , 대퇴직근 , 봉공근 , 장늑근 , 극근, 복직근, 대흉근, 흉쇄유돌근 등

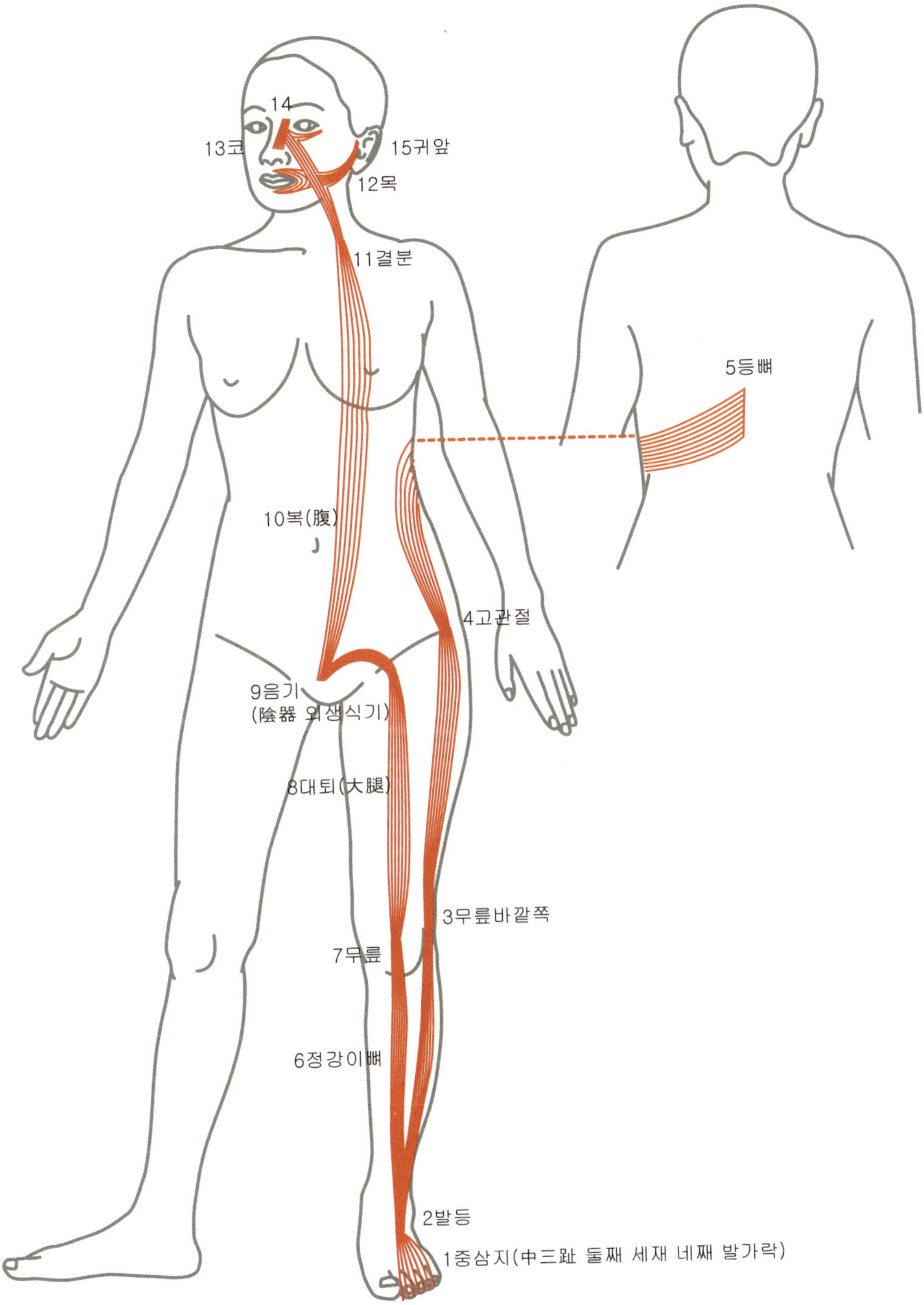
14
13코
15귀앞
12목
11결분
5등뼈
10복(腹)
4고관절
9음기
(陰器 외생식기)
8대퇴(大腿)
3무릎바깥쪽
7무릎
6정강이뼈
2발등
1중삼지(中三趾 둘째 세재 네째 발가락)

(2) 족삼음경근

족삼음경근은 발가락에서 시작하여 다리 내측으로 상행하여 복부(腹部)에서 끝난다. 족삼음의 근은 족양명의 근과 생식기 부위에 모인다. 그래서 『소문. 궐론(厥論)』에서 "전음은 종근이 모이는 부위이다"라고 하였다.

① 족태음경근

기시부 엄지발가락 내측

결합부 내과(內踝), 무릎안쪽, 보골(輔骨), 대퇴, 음부(陰部), 제(臍), 늑부(肋部)

순행

- 족태음경근은 엄지발가락 끝 안쪽에서 시작하여 올라가 안쪽 복사뼈[內踝]에 이어진다.
- 그 직행하는 근은 슬(膝) 내측의 輔骨에 이어지고,
- 넓적다리 안쪽을 따라 올라가 비부(髀部)에 이어지며,
- 음기(陰器)에 모였다가 복부로 올라가 배꼽부위에 이어지고
- 복부 안쪽을 따라 올라가 협부(脇部)에 이어진 후 흉중(胸中)에 펴진다.
- 내부의 지근은 척주(脊柱)에 붙어 있다.

주요병증

족태음경근이 병들면 엄지발가락과 안쪽 복사뼈에 통증이 오고 경련이 일어나며, 무릎 내측의 보골(輔骨)에 동통이 발생하고, 넓적다리 안쪽이 땅기고 비부(髀部)에 동통이 오며, 음기(陰器)가 뒤틀리는 듯이 아프고, 상부의 배꼽 부위가 땅기고 옆구리가 아프며, 양측 흉부와 척부(脊部) 안쪽이 땅기고 아프다.

해부학적 근육 전경골근 , 장지굴근 , 봉공근, 장골근 등

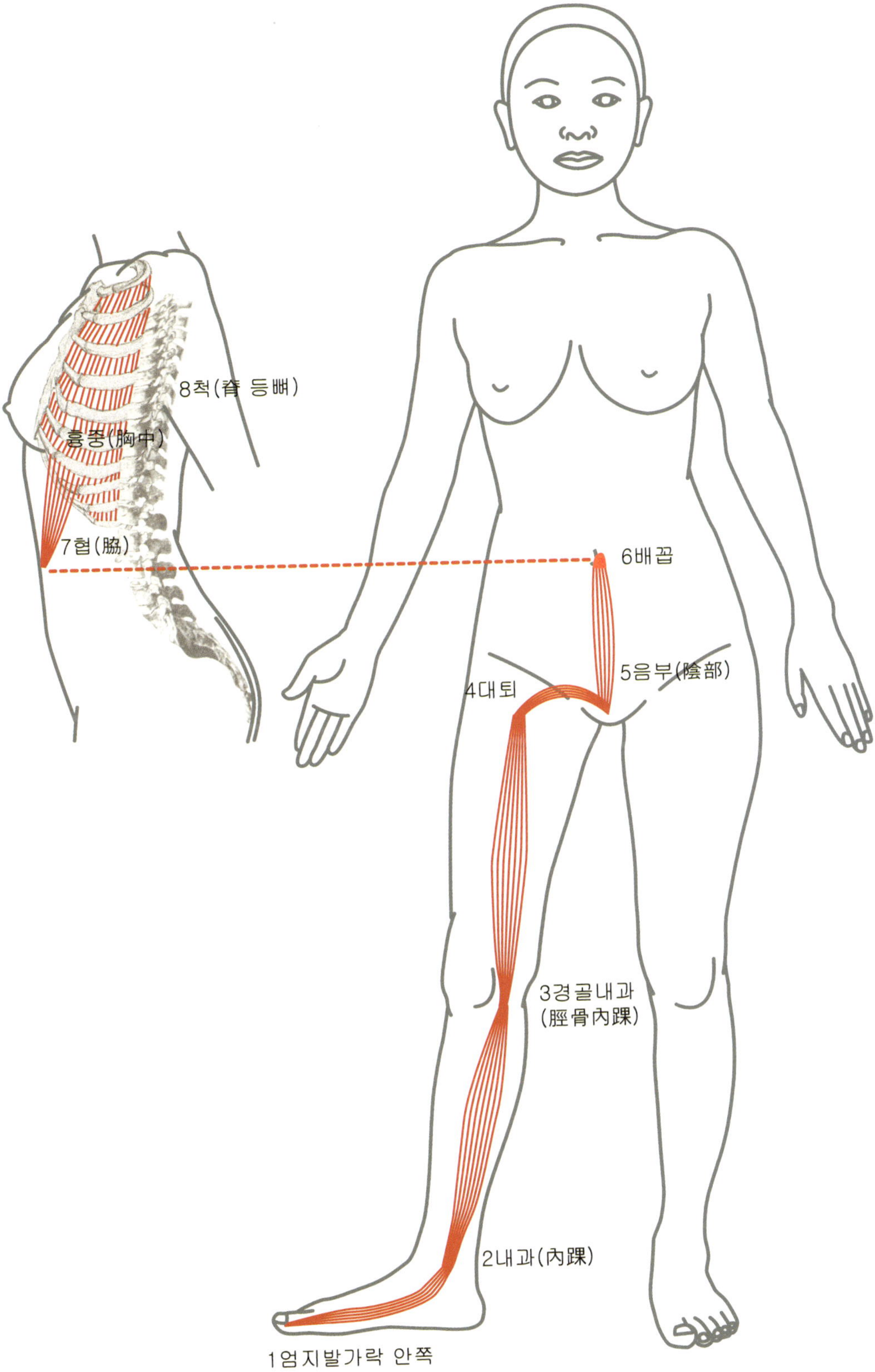
8척(脊 등뼈)
흉중(胸中)
7협(脇)
6배꼽
5음부(陰部)
4대퇴
3경골내과
(脛骨內踝)
2내과(內踝)
1엄지발가락 안쪽

② 족소음경근

기시부 새끼발가락 아래

결합부 족근(足跟), 내보골하(內輔骨下), 음부(陰部), 침골(枕骨)

순행

◦ 족소음경근은 새끼발가락 아래에서 시작하여

◦ 족태음경근과 함께 안쪽 복사뼈 아래로 비스듬히 순행하여 종골(踵骨)에 이어지고,

◦ 족태양경근과 결합하여 올라가 안쪽 보골(輔骨) 아래로 이어지며,

◦ 여기서 족태음경근과 함께 넓적다리 안쪽을 따라 올라가 음기(陰器)에 이어진 다음,

◦ 척주 안쪽의 등골을 끼고 올라가 목[項部]에 이르러서 침골(枕骨)에 이어지고, 족태양경의 근과 합해진다.

주요병증

족소음경의 근이 병들면 발바닥에 경련이 일어나고, 근이 지나는 부위와 이어진 부위에 모두 통증과 경련이 발생한다.

본경의 근에 발생하는 병증은 주로 간증(癎證)・경련・경증(痙證)[43]인데, 병사가 배부(背部)에 있으면 앞으로 구부리지 못하며, 흉부(胸腹)에 있으면 몸을 뒤로 젖히지 못한다.

그러므로 양병(陽病)에 걸린 경우는 요부(腰部)가 뒤로 꺾여져 앞으로 구부리지 못하며, 음병(陰病)에 걸린 경우는 복부(腹部)가 땅겨 몸을 뒤로 젖히지 못한다.

해부학적 근육 장모지굴근 , 장지굴근, 반건양근 등

---

43 경증(痙證) : 口噤┌項背部强直┌四肢痙攣┌角弓反張을 주증으로 하는 병증이다. 대부분 外邪가 肝을 손상하여 筋脈에 경련이 발생하거나, 氣血不足으로 筋脈을 濡養하지 못하여 발생한다.

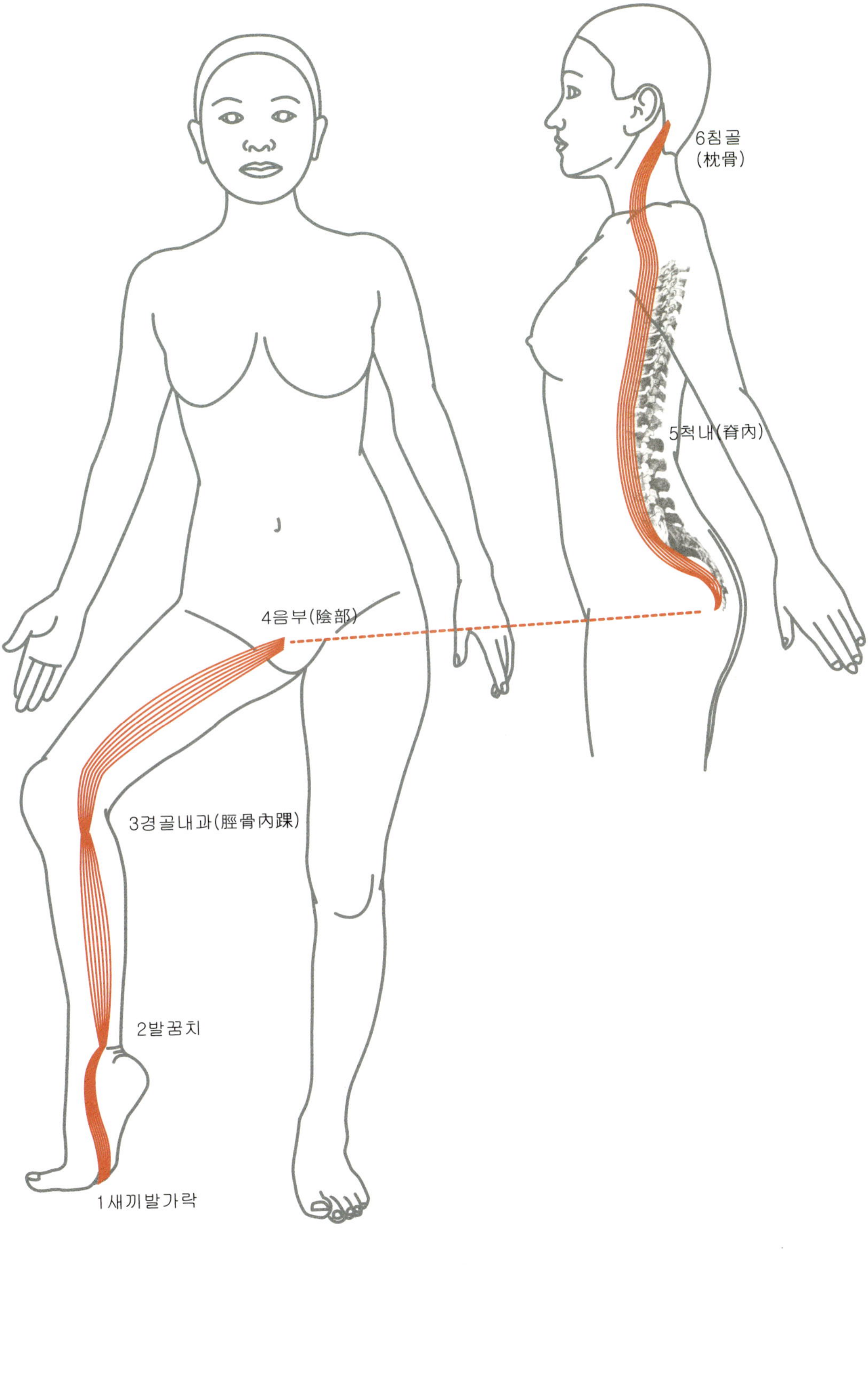
6침골
(枕骨)
5척내(脊內)
4음부(陰部)
3경골내과(脛骨內踝)
2발꿈치
1새끼발가락

③ 족궐음경근

기시부 엄지발가락 위

결합부 내과전방(內踝前方), 내보골하(內輔骨下), 음부(陰部)

순행

- 족궐음경근은 엄지발가락 상부에서 시작하여 올라가 안쪽 복사뼈 앞쪽에 이어지고,
- 다시 정강이뼈[脛骨]를 따라 올라가 보골(輔骨) 아래에 이어지며,
- 넓적다리 안쪽〔陰股〕을 따라 올라가 음기(陰器)에서 이어지며, 모든 경근과 연계된다.

주요병증

족궐음경근이 병들면 엄지발가락과 안쪽 복사뼈 앞쪽에 통증이 오고 내측 보골(輔骨)에 통증이 오며, 넓적다리 안쪽에 통증과 함께 경련이 발생하고 음기(陰器)를 쓰지 못한다. 만약 방사(房事)가 과도하여 음정(陰精)이 손상되면 양위(陽痿)가 발생하고, 한사(寒邪)에 손상되면 음기(陰器)가 오그라들며, 열사(熱邪)에 손상되면 음기(陰器)가 이완되어 수축되지 않는다.

해부학적 근육 가자미근, 박근 등

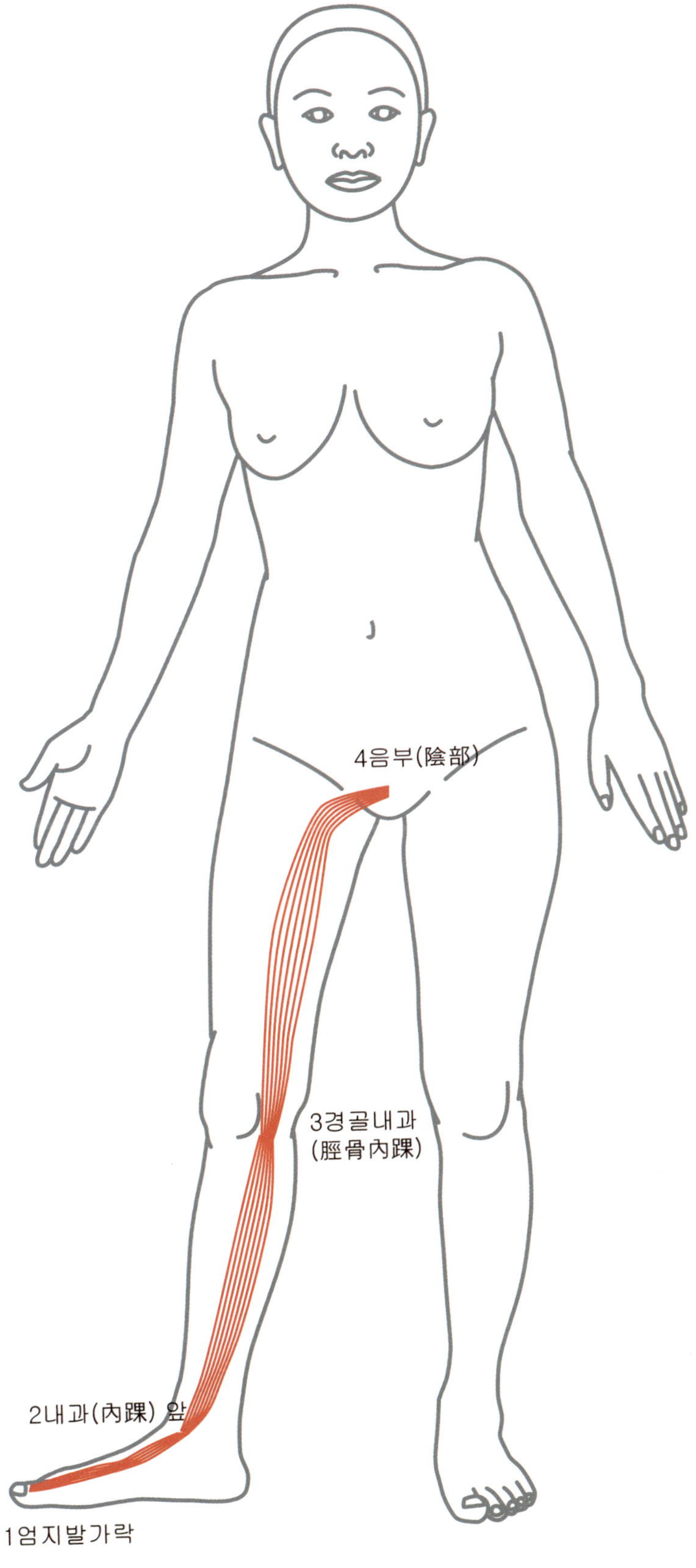
4음부(陰部)
3경골내과
(脛骨內踝)
2내과(內踝) 앞
1엄지발가락

3. 십이피부

십이피부(十二皮部)는 경락이 체표에 분포하는 구역이다. 정경이 12개이므로 피부도 거기에 맞게 12부분으로 나누어지며, 이를 십이피부라고 한다. 피부는 락맥의 분포구역이며, 특히 부락(浮絡)과 밀접하게 관련된다.

피부는 신체의 표면에 노출된 가장 얕은 부분이며, 이는 생체가 외계에 직접 접촉하여 외계의 기후변화 등에 가장 민감한 조직이다. 아울러 이들 변화에 대한 조절과 적응의 기능을 갖추며, 생체를 보위(保衛)하고 외사(外邪)에 저항하는 작용이 있다. 피부가 이러한 작용을 하는 것은 주로 생체의 정기(正氣)의 역량 특히 위기

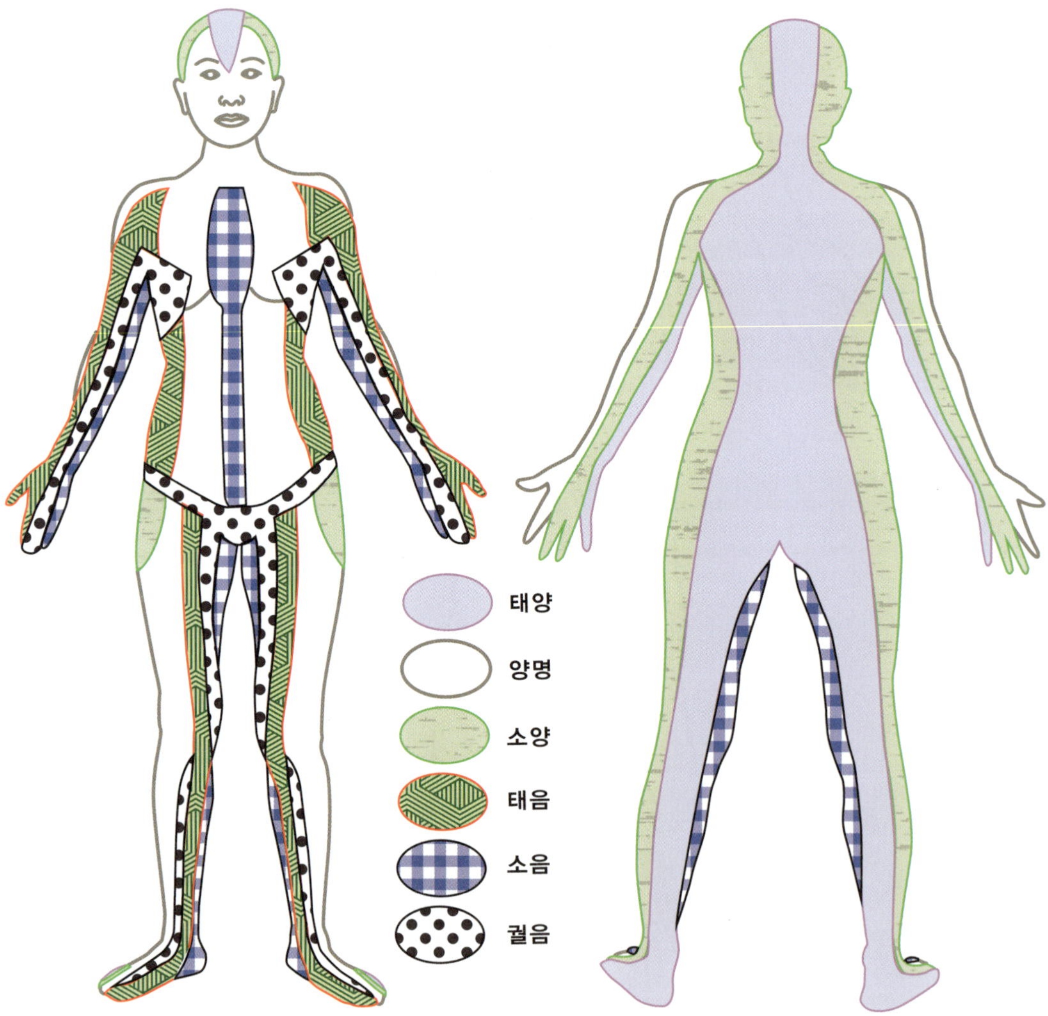

(衛氣)의 기능에 의존한다.

(1) 피부의 기능

피부는 주로 외사(外邪)를 방어하고 외계의 이상변화를 반영하는 기능을 한다. 피부는 인체의 겉에 분포하므로 가장 먼저 넓게 외사와 만나며, 외사가 침입했을 때 1차적으로 피부와 피부에 분포되어 흐르는 위기(衛氣)가 방어 작용을 하게 된다.

십이경맥의 흐름이 12구역으로 나뉘어 피부(皮膚)에 나타나므로 피부의 색깔, 반점이나 종기의 상태, 피부의 민감성을 통해 사기(邪氣)가 어느 경락에 들어왔는지를 알 수 있다. 십이피부에 나타나는 병의 변화는 그 곳을 흐르는 십이경맥과 일치한다.

한편 피부가 십이경맥에 나뉘어 속하고, 십이경맥 또한 안으로 장부와 이어지므로 장부 경락의 이상변화는 그에 해당하는 피부에 반영된다. 그러므로 부위별 피부의 색과 형태 변화를 관찰하여 장부와 경락의 병을 진단하며, 약물에 열을 가해 피부의 일정한 부위에 문지르거나 붙이고 바르며 뜸을 뜨는 치료법으로 내장의 병을 치료하는 등은 진단과 치료에 피부이론을 적용한 것이다.

(2) 피부(皮膚)와 경락의 차이

경맥은 선(線)모양으로 분포하고, 락맥은 그물모양(網)으로 분포하지만, 피부는 면(面)모양으로 된 12개의 구역으로 분할되어 대부분 해당 경락이 흐르는 부위와 같고, 경락보다 범위가 넓다.

제5절 락맥(絡脈)

세로로 흐르는 경락을 경맥이라 하고, 경맥에서 옆으로 갈라져 나온 가는 맥을 락맥이라 한다.

1. 종류

『영추』〈맥도(脉度)〉에서는 "경맥은 인체의 깊은 곳을 흐르고, 경맥에서 갈라져 가로로 흐르는 것이 락맥이 되며, 락맥에서 갈라져 나온 것이 손락이 된다."라고 설명하고 있다.

(1) 십오락맥

십오락맥의 표리와 소속 낙혈			
수태음락맥	열결	수양명락맥	편력
수소음락맥	통리	수태양락맥	지정
수궐음락맥	내관	수소양락맥	외관
족소음락맥	대종	족태양락맥	비양
족태음락맥	공손	족양명락맥	풍륭
족궐음락맥	여구	족소양락맥	광명
임맥의 락맥	구미	독맥의 락맥	장강
비의 대락	대포		

십오락맥은 십이경맥에서 갈라져 나온 12개의 락맥과 임맥과 독맥에서 갈라져 나온 2개의 락맥, 그리고 비경(脾經)에서 나온 대락(大絡)을 하나 더해서 15개를 말한다. 십오락맥은 표리관계의 경맥을 연결한다. 십오락맥이 갈라져 나온 경혈을 락혈이라고 한다.

(2) 손락(孫絡)

락맥에서 갈라져 나온 제일 약하고 작은 락맥이다. 이 경맥은 근육과 피부에 영양을 공급하는 작용을 한다. 손락은 헤아릴 수 없을 만큼 많고 미세하다.

(3) 부락(浮絡)과 혈락(血絡)

락맥 중 피부 위의 가장 얕은 부위를 흐르는 락맥이다. 부락은 임상에서 피부의 색깔과 윤기로 진단법에 응용한다. 예를 들어 "인체 부위의 부락을 살펴볼 때 푸른 색이 많으면 통(痛)이 있고, 흰 색이 많으면 한(寒) 하며, 검은 색이 많으면 비(痺, 저림 혹은 마비)하며, 황적색이 많으면 열(熱)이 있는 등 이다." 부락 가운데 피부로 노출된 작은 혈관을 혈락(血絡)이라고 한다. 혈락 역시 임상에서 진단 및 치료에 사용된다.

2. 십오락맥의 기능

(1) 십이경맥 표리 양경(兩經)의 체표 상 연계 강화

십이경의 락맥은 양경에서 분출되어 음경으로 들어가고, 음경에서 다시 분출되어 양경으로 들어가 음양 표리를 소통시킴으로써 경맥과 신체의 얕은 부위와의 연계를 강화한다.

※ 락맥과 경별의 같은 점과 차이점

락맥과 경별은 모두 표리양경의 연계를 강화하는 작용이 있다. 차이점은 락맥은 사지와 주 · 슬관절 이하에서 갈라져 나와 대부분 체표에 분포한다. 간혹 체강과 내장으로 들어가는 것도 있지만 나중에는 모두 얕게 체표로 나온다. 따라서 락맥은 주로 체표의 음경과 양경을 연결하는 작용을 한다. 이에 반해 경별은 외부로 흐르는 경맥 중 표리양경을 연결하긴 하지만 주요하게 내부로 흐르는 경맥의 장부 속락을 강화하는 작용을 한다.

락맥과 경별은 표리 경맥의 연결방식도 서로 상이하다. 경별은 음경경별을 빌어 양경 경별과 만남으로써 음경이 양경으로 귀결되고, 양경 경별은 다시 양경경별로 귀결되는 연결방식이다. 그러므로 경별은 양경의 통솔작용이 강화된 경맥이라고 할 수 있다. 반면에 락맥은 음경과 양경이 서로 교통하고 연락하는 작용으로, 음경의 락맥은 양경으로, 양경의 락맥은 음경으로 이어진다.

또한 경별은 소속 경혈이 존재하지 않고, 주증(主症)도 없는데 반해, 락맥은 소속 경혈인 락혈이 있고, 해당 주증(主症)도 있어 취혈의 근거가 된다.

(2) 신체의 전 · 후 · 측면 연계 강화

십이경 락맥의 맥기(脈氣)는 십이경의 락혈에 모인다. 독맥의 락맥은 등에 넓게 분포하고, 그 경기(經氣)는 머리에 넓게 분포되며, 그 분지는 태양경으로 주행한다. 임맥의 락맥은 복부에 넓게 분포하고, 비의 대락은 흉협부에 넓게 분포한다. 이렇게 락맥은 체간 조직의 연계를 강화하는데, 특히 신체의 전 · 후 · 측면의 연계를 강화한다. 임 · 독맥의 락맥과 비의 대락은 신체의 전 · 후 · 측면에서 나누어져 기혈을 통하게 하고 조절하며 흉복(胸腹) 요배(腰背) 협륵부(脇肋部)의 병증을 치료하는 작용이 있다.

(3) 경맥 통솔로 기혈 삼투(滲透)조절

락맥은 더 가늘고 작은 손락과 체표에 얕게 떠 있는 부락 등 여러 가지 지맥으로 분리된다. 락맥은 나뉠수록 가늘어지고 그 경기(經氣) 역시 점점 작아져 그물처럼 전신에 퍼져 분포된다. 이로써 전신 각 조직이 연계되고, 경맥으로 흐르는 기혈은 락맥의 삼투작용을 거쳐 손락 부락 등으로 주입, 전신에 골고루 분산되어 유양작용을 한다.

락맥에 사기(邪氣)가 들어 실증일 때는 응체되거나 어혈(瘀血)로 피부표면에 잘 나타나는데, 허증일 때는 기혈부족으로 락맥이 공허하고 위축되어 피부 표면에 잘 드러나지 않는다.

3. 십오락맥과 락혈

십오락맥은 십이경맥에서 갈라져 가로로 뻗은 비교적 큰 락맥이다. 각각의 락맥은 모두 이름이 같은 십이경맥에서 분출되는데, 갈라져 나오는 부위는 손목이나 복사뼈 위의 한 부위이며, 비스듬히 퍼진 다음 다시 12경맥으로 모인다.

그중 큰 것은 십이경맥과 임맥, 독맥에 각각 한개씩 있고, 또한 비와 위에 각기 하나씩 대락이 있어서, 모두 16개가 있다. 그러나 비와 위는 표리관계이고 모두 창고 구실을 하는 장부로서, 일체감이 있는 소화기관으로 취급되고 밀접한 관계가 있으므로, 일반적으로 십오락맥으로 취급한다.

그 분포상의 특징은, 첫째로 팔다리에서 음경의 락맥은 그것과 표리관계에 있는 양경을 향하여 흐르며, 양경의 락맥은 그와 표리관계가 되는 음경을 향하여 흐른다. 둘째로 몸통에서 임맥의 락맥은 배에서 퍼지고, 독맥의 락맥은 머리에서 퍼지고 족태양경으로 흐르며, 비와 위의 대락은 가슴과 옆구리에 퍼져 있다.

십오락맥(十五絡脈)의 흐름과 허실(虛實)에 따른 증상 및 치료혈에 대해 『영추』 경락편에 다음과 같이 정리(整理)되어 있다.

1) 수삼음락맥

(1) 수태음락맥

수태음락맥은 열결에서 갈라져 나온다. 손목에서 하행하면서 수양명경으로 흐른다. 지맥은 수태음 본 경맥과 병행하여 손바닥에 들어가 어제 부위에 흩어진다.

이 락맥에서 발생한 병이 실하면 손목 바깥쪽에 있는 고골(高骨 도드라진 뼈)과 손바닥에 열이 나고, 허하면 하품을 자주 하고 소변이 잦은데, 열결혈을 취하여 치료한다.

(2) 수소음락맥

수소음락맥은 통리에서
손목 위 1촌 부위에서 수
지맥은 손목 위 1촌 부우
수소음 본 경맥을 따라 ㄱ
혀뿌리로 이어지며, 위Ē
목계(目系)에 소속한다.
이 락맥에서 발생한 병ㅇ
계륵부(季肋部 명치에서
이어진 부분)가 막혀 흉ㅊ
치받는 듯 하고, 허하면
하지 못하는 언어장애가
통리혈을 취하여 치료한

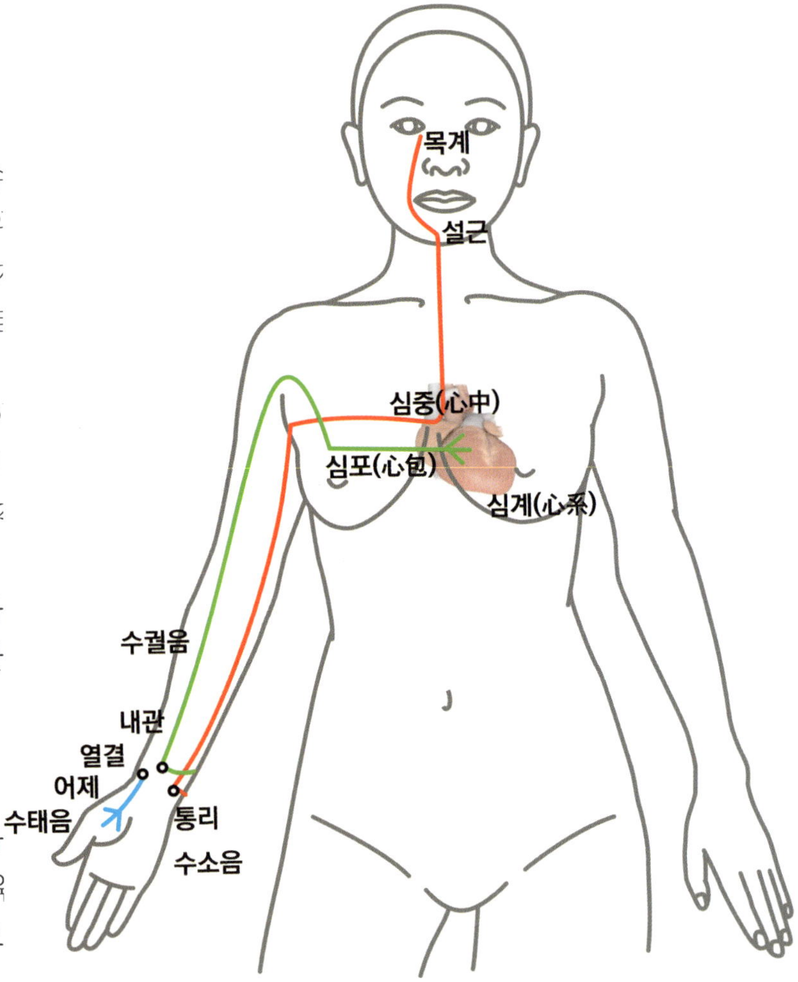

(3) 수궐음락맥

수궐음락맥은
내관에서 갈라져 나온다
손목 위 2촌에서 두 근육
사이로 나와 수소양경으
주행한다. 지맥은
수궐음 본 경맥을 따라 올라가 심포에 이어지고 심계에도 이어진다.
이 락맥에서 발생한 병이 실하면 심장부위가 아프고,
허하면 심번(心煩 가슴이 답답함)이 발생하는데, 내관혈을 취하여 치료한다.

2) 수삼양락맥

(1) 수태양락맥

수태양락맥은 지정에서 갈라져 나온다. 손목 위 5촌 부위에서 안으로 들어가 수소음경으로 흐른다. 다른 가지는 수태양 본경맥을 따라 위로 팔꿈치를 지나 견우에 락(絡)한다.

이 락맥에서 발생한 병이 실하면 관절이 느슨해져 팔꿈치 관절을 쓰지 못하게 되며, 허하면 손등에 사마귀가 생기는데 작은 것은 손가락 사이에 부스럼딱지가 앉은 것 같은데, 지정혈을 취하여 치료한다.

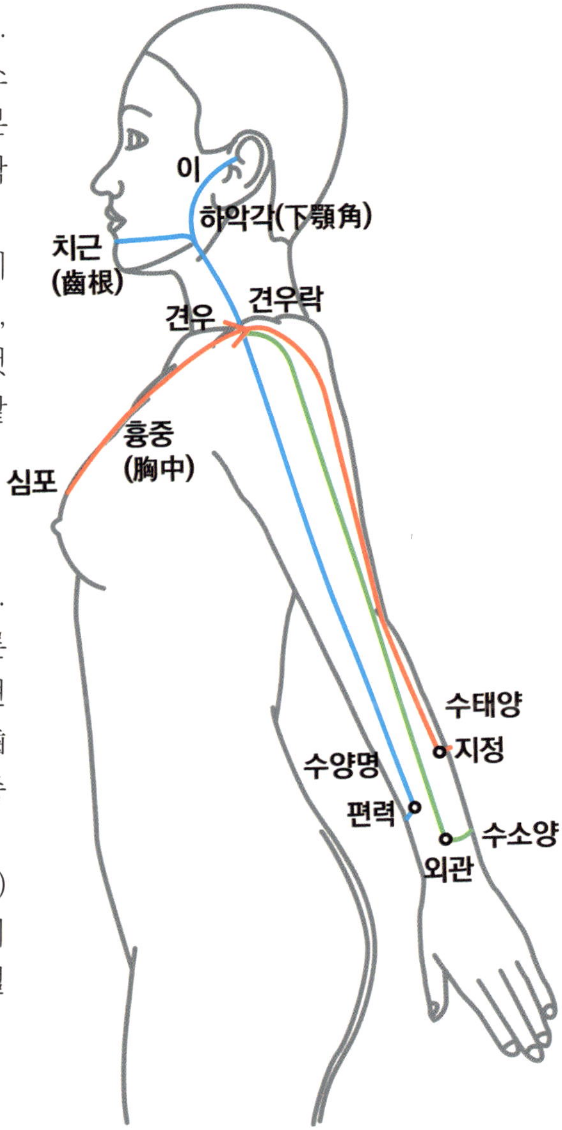

(2) 수양명락맥

수양명락맥은 편력에서 갈라져 나온다. 손목 위 3촌 부위에서 수태음경맥으로 흐른다. 다른 한 가지는 팔뚝을 따라 올라가 견우에 이른 후 상행하여 턱을 지나 치근(齒根)에 락(絡)한다. 그 가지는 귀로 들어가 종맥(宗脈:여러 경맥이 모이는 곳)과 만난다.

이 락맥에 병이 들어 실하면 치통(齒痛)과 난청(難聽)이 생기고, 허하면 치아가 시려서 아프고, 가슴이 답답해지는데, 편력혈을 취하여 치료한다.

(3) 수소양락맥

수소양락맥은 외관에서 갈라져 나온다. 손목 위 2촌 부위에서 팔뚝 바깥쪽을 돌아 올라가 가슴 속으로 들어가서 수궐음경과 만난다.

이 락맥에서 발생한 병이 실하면 주관절에 경련이 발생하고, 허하면 팔꿈치가 이완되어 추스르지 못하는데, 외관혈을 취하여 치료한다.

3) 족삼음락맥

(1) 족태음락맥

족태음락맥은 공손에서 갈라져 나온다. 엄지발가락 첫마디 뒤쪽 1촌 부위에서 족양명경으로 흐른다. 다른 한 가지는 뱃속으로 들어가서 위(胃)와 창자에 이어진다.

이 락맥의 기가 위로 상역하면 곧 곽란을 앓게 된다. 이 락맥에서 발생한 병이 실하면 복부가 찢기는 듯 아프고, 허하면 복부가 창만하여 북처럼 팽팽해지는데, 공손혈을 취하여 치료한다.

(2) 족소음락맥

족소음락맥은 대종에서 갈라져 나온다. 안쪽 복사뼈 뒤쪽에서 발뒤꿈치를 돌아 족태양경으로 흐른다. 다른 한 가지는 경맥과 함께 심포 아래까지 올라가서 허리와 등줄기를 뚫고 나온다.

이 락맥에 발병하여 기가 상역하면 가슴에 번민(煩悶)이 발생하는데, 실하면 대소변이 통하지 않고, 허하면 허리가 아픈데, 대종혈로 치료한다.

(3) 족궐음락맥

족궐음락맥은 여구에서 갈라져 나온다. 안쪽 복사뼈 위 5촌 부위에서 족소양경으로 흐른다. 그 가지는 정강이를 지나 올라가서 성기 전체에 이른다.

이 락맥에 발병하여 기가 상역하면 고환이 붓고 산통(疝痛)을 앓게 되며, 실하면 음경(陰莖)이 발기하고, 허하면 음부(陰部)가 몹시 가려운데, 여구혈을 취하여 치료한다.

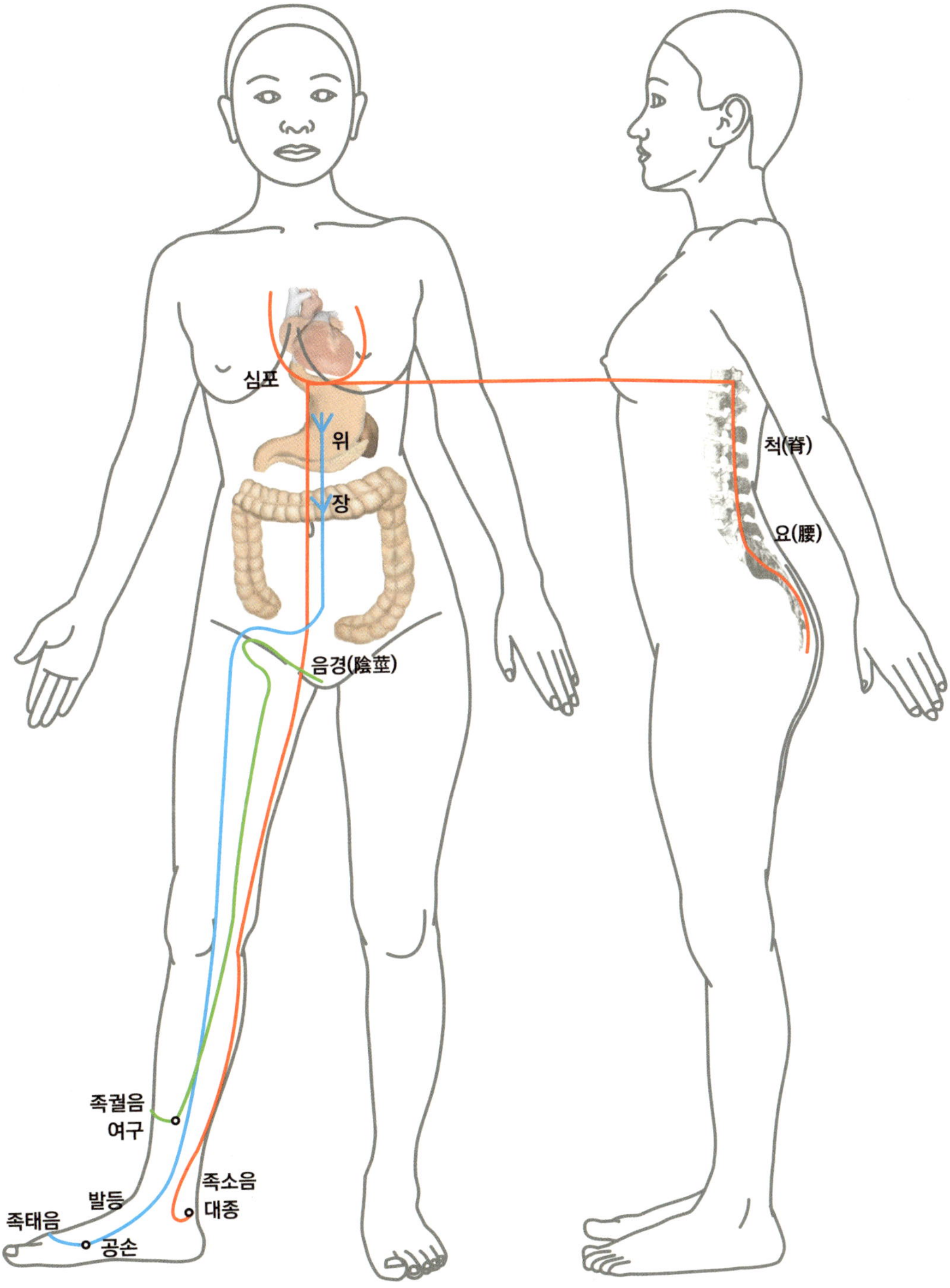
심포
위
장
척(脊)
요(腰)
음경(陰莖)
족궐음
여구
족소음
대종
발등
족태음
공손

4) 족삼양락맥

(1) 족태양락맥

족태양락맥은 비양에서 갈라져 나온다. 바깥 복사뼈 위 7촌 부위에서 족소음경으로 흐른다.

이 락맥에서 발생한 병이 실하면 코가 막히고 숨을 쉴 수 없고 뒤통수가 아프며, 허하면 콧물이 흐르거나 코피가 나는데, 비양혈을 취하여 치료한다.

(2) 족양명락맥

족양명락맥은 풍륭에서 갈라져 나온다. 바깥 복사뼈 위 8촌 부위에서 족태음경으로 흐른다. 그 가지는 정강이뼈 바깥쪽을 따라 위로 올라가 머리와 목에 이어져 여러 경의 경기(經氣)와 만난다. 또 다시 아래로 내려가 인후(咽喉) 부위에 이어진다.

이 락맥에 병이 생겨 기가 상역하면 목이 아프고 말을 할 수 없게 된다. 이 락맥에서 발생한 병이 실하면 전광이 발생하고, 허하면 다리를 쓰지 못하게 되고 정강이의 기육이 마르는데, 풍륭혈을 취하여 치료한다.

(3) 족소양락맥

족소양락맥은 광명에서 갈라져 나온다. 바깥 복사뼈 위 5촌 부위에서 족궐음경으로 흐르고, 아래로 내려가 발등 위에 흩어진다.

이 락맥에서 발생한 병이 실하면 하지 말단이 차가워지고, 허하면 하지가 연약 무력하여 앉으면 일어날 수 없는데, 광명혈을 취하여 치료한다.

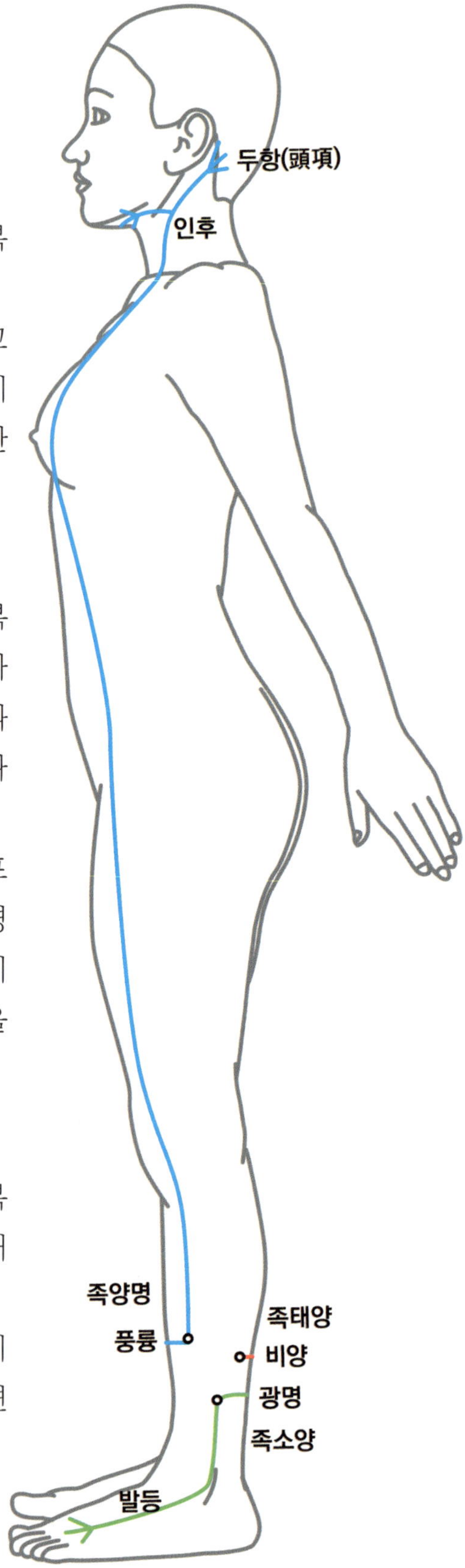

5) 임 · 독맥의 락맥과 비의 대락

(1) 임맥의 락맥

임맥의 락맥은 구미에서 갈라져 나온다. 여기에서 아래로 내려가 배 전체에 분포된다. 이 락맥에 발생한 병이 실하면 뱃가죽이 아프고, 허하면 뱃가죽이 가려워진다. 이럴 때는 구미를 취하여 치료한다.

(2) 독맥의 락맥

독맥의 락맥은 장강에서 갈라져 나온다. 여기에서 등줄기 양옆을 따라 목으로 올라가 정수리에 흩어진다. 다시 어깨뼈 부근에서 좌우로 갈라져 내려가 족태양경으로 가서 등줄기를 뚫고 들어간다.

장강이 사기를 받아서 실하면 등이 뻣뻣하고, 허하면 머리가 무겁고 비틀거리게 된다. 이는 모두 등을 사이에 둔 경맥이나 락맥의 변동이다. 이럴 때는 장강을 취하여 치료한다.

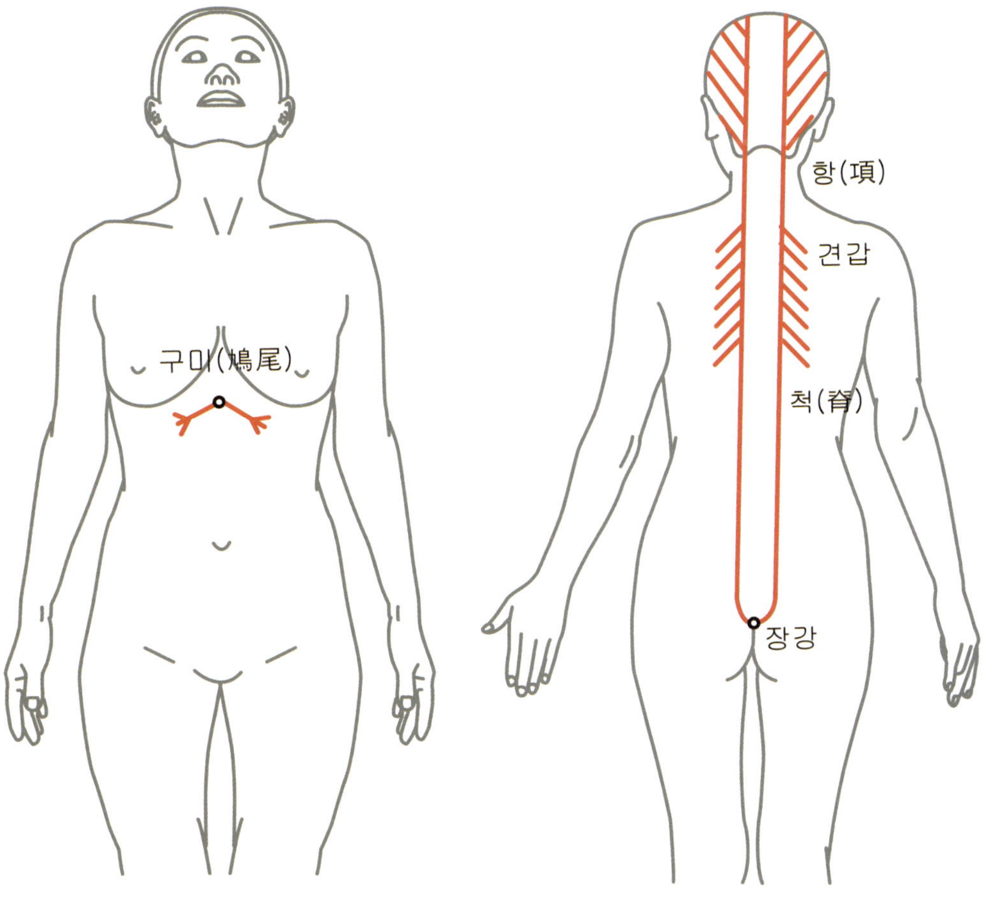

(3) 비의 대락

비의 대락은 대포혈에서 갈라져 나온다. 대락은 연액혈 아래 3촌 부위에서 나와 가슴과 옆구리 부위에 분포한다.

대락이 사기(邪氣)를 받아서 실하면 전신이 아프고, 허하면 관절이 모두 이완된다. 대락은 전신의 락맥을 일괄해서 통괄하므로 모든 락맥의 울혈이 있을 때는 언제나 대포를 취하여 치료한다.

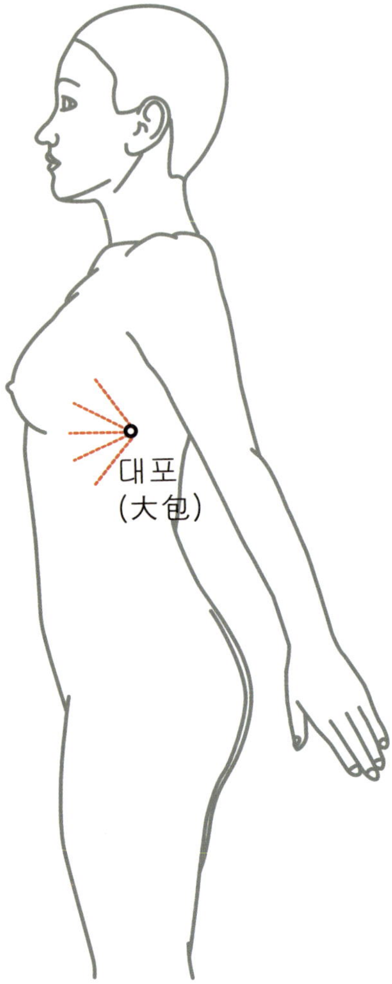

제6절 장부경락의 생리[44]

삼음삼양경은 동명경과 표리경의 기화를 통해 체내 한열(寒熱) 조습(燥濕) 풍서(風暑)의 항상성을 조절하여 장부의 정상적인 생리활동을 유지한다.

1. 수족 육경의 사화경(司化經)과 종화경(從化經)

육경은 주관하는 육기가 각각 따로 있다. 즉 태음은 습을 주관하고 양명은 조를 주관한다. 소음은 군화인 열을 주관하고 태양은 한(寒)을 주관한다. 소양은 상화인 서(暑)를 주관하고, 궐음은 풍을 주관한다. 육경은 수족에서 장부로 연결된 동명(同名)의 경락으로 구성되어 조습(燥濕), 한열(寒熱), 풍서(風暑)의 생리를 조절한다.

십이경락은 기화 형식에 따라 사화경(司化經)과 종화경(從化經)으로 구분된다.

사화경은 육경의 육기 속성과 장부의 오행 속성이 상응하는 경맥으로 상응하는 장부의 기능을 주도한다.

종화경은 육경의 육기 속성과 장부의 오행 속성이 상반(또는 상성)되는 경맥으로 장부의 오행 속성을 제어하여 그 치우침[편성偏盛]을 방지한다.

사화경과 종화경의 구분

사화경(司化經)			종화경(從化經)		
사화경	본기	장부 오행	종화경	본기	장부 오행
족태음비경	습 토	비 토	수태음폐경	습 토	폐 금
수양명대장경	조 금	대장 금	족양명위경	조 금	위 토
수소음심경	열 군화	심 화	족소음신경	군 화	신 수
족태양방광경	한 수	방광 수	수태양소장경	한 수	소장 화
수소양삼초경	서 상화	삼초 화	족소양담경	상 화	담 목
족궐음간경	풍 목	간 목	수궐음심포경	풍 목	심포 화

44 『장부경락학』 신흥묵 지음, 2016.3.30. 청홍

예를 들면 족태음비경은 태음의 습토와 비장 토의 속성이 상응하니 사화경이 되고, 수태음폐경은 태음의 습토(濕土)와 폐의 조금(燥金)의 속성이 상반되어 종화경이 된다.

이렇게 구분하면 표와 같이 사화경과 종화경을 구분할 수 있게 된다.

2. 십이경락의 장부 기화생리

1) 태음경과 양명경의 조습(燥濕) 장부생리 조절

태음경은 습토의 기를 주관하지만, 수와 족으로 작용하여 조와 습의 생리를 함께 다스린다. 족태음비경(사화경)에서 비장 습토(濕土)의 기화를 다스리고, 수태음폐경(종화경)에서 폐 조금(燥金)의 기화를 다스려 조습의 생리를 함께 조절한다.

양명경은 조금의 기화를 주관하지만, 수와 족으로 작용하여 조와 습의 생리를 함께 다스린다. 수양명대장경(사화경)에서 대장 조(燥)의 기화를 다스리고, 족양명위경(종화경)에서 위(胃)의 습(濕)을 함께 다스려 조습의 생리를 조절한다.

※ 조습(燥濕)은 지구환경에서 습도로 표현되지만 생체의 생리에서는 농도라 할 수 있다. 즉 천기와 지기를 채우는 것을 습(濕)이라 하고, 비우는 것을 조(燥)라 한다.

(1) 경락의 장부 생리

수태음폐경은 태음의 습(濕)과 폐의 조금(燥金)이 결합한 종화경이다. 그 기화(氣化)는 폐 금(金)의 조(燥)가 태음의 습(濕)을 따라 생리를 조절하는 조종습화이다. 수태음폐경의 태음 습(濕)은 폐의 조(燥)를 조절하므로 폐가 기(氣)를 채우고, 비우는 주기(主氣)의 작용을 주관하며, 선발(宣發)과 숙강(肅降)의 작용을 하고, 통조수도(通調水道)의 기능을 발휘하게 된다.

수양명대장경은 양명의 조(燥)와 대장의 조금이 결합한 사화경으로 조금의 기화를 주관한다. 양명경의 사화경(司化經)으로 조습상제를 조절한다.

대장경의 기화는 조금의 건조, 수렴의 기운으로 대장에서 대변이 통과하는 동안 수분을 흡수하여 대장이 대변의 성상과 배출을 조절하게 한다.

태음경과 양명경의 조습 장부생리 조절

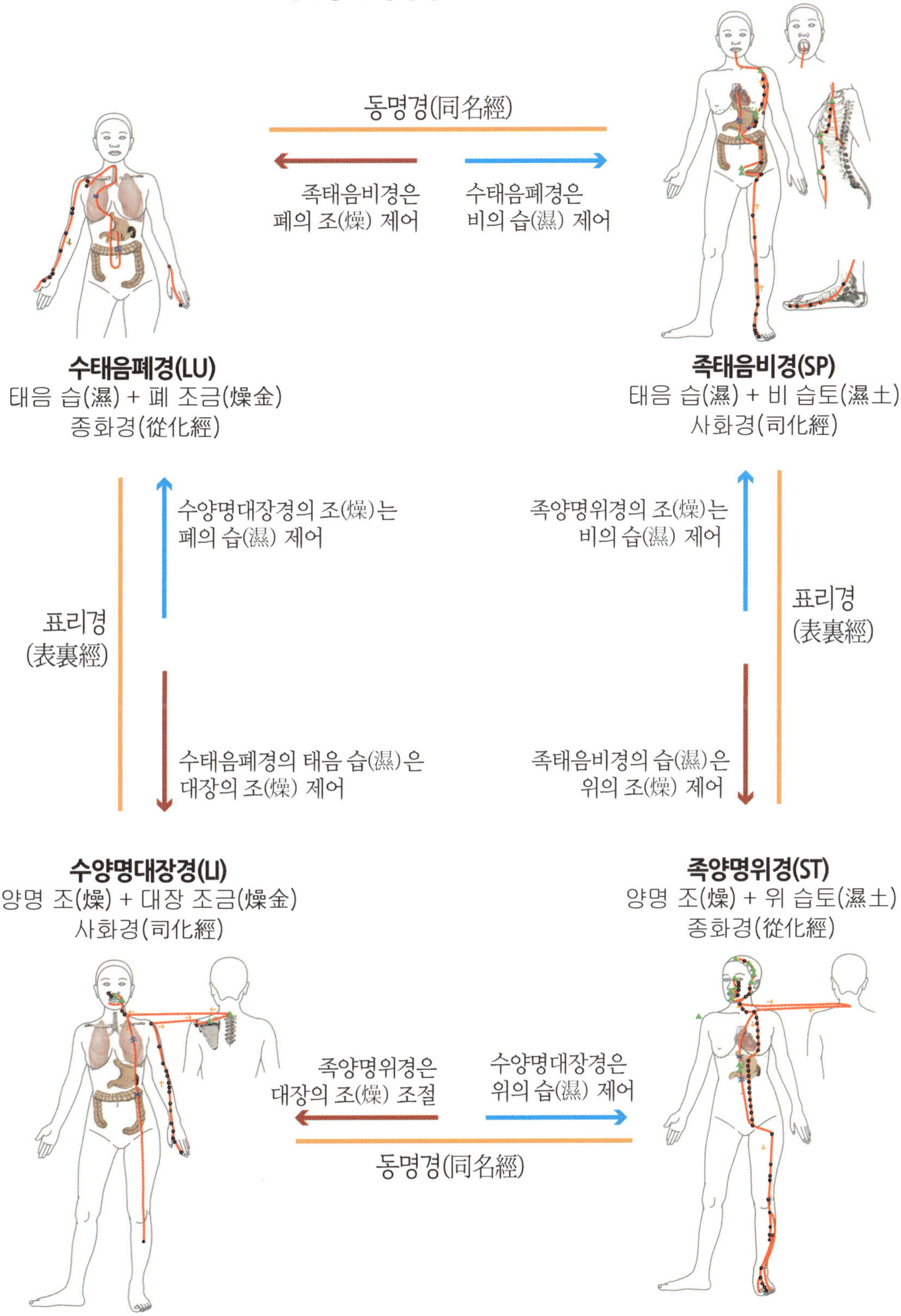

족양명위경은 양명의 조와 위의 습토가 결합한 종화경으로 체내 조습의 항상성을 조절한다. 족양명위경은 양명조의 기화를 관장하여 그 기화는 위의 습성(濕性)이 양명의 조(燥)를 조절한다. 위는 양토(陽土)의 속성으로 조화하기 쉽기 때문에 이에 대한 보상작용으로 희윤오조의 특성을 지니게 된다. 위경의 조화(燥化)는 비의 습성(濕性)을 제어하여 위가 주강(主降)의 특성으로 수납(受納), 부숙(腐熟)의 생리를 유지하도록 한다.

족태음비경은 태음의 습과 비의 습토가 결합한 사화경으로 습토의 기화를 주관한다. 비경의 기화는 습토의 자윤하고, 화육(化育)하는 특성으로 비의 운화(소화흡수)기능을 가능하게 한다. 병태·생리적으로 비경의 지나친 습화는 담음을 형성하는 원인이 되므로 비를 생담지원이라고 한다.

(2) 동명경의 장부생리

수태음폐경과 족태음비경 수태음폐경과 족태음비경은 동명경으로 경기가 상통하여 상호 조습을 조절한다, 즉 폐의 조성은 비경의 과도한 습화를 제어하여 비의 소화흡수(운화)를 돕고, 비경의 지나친 습화로 인한 담음의 형성을 막는다. 반대로 비의 습성은 폐의 조성을 제어하여 역시 폐가 청윤 청량의 상태를 유지하도록 협조한다.

족양명위경과 수양명대장경 족양명위경과 수양명대장경은 동명경으로 경기가 상통하여 상호 조습의 대사를 조절한다. 즉 대장의 조성은 위의 습성을 제어하여 위가 지나치게 습하지 않고 희윤오조의 특성을 발휘하도록 한다. 반대로 위의 습성은 대장의 조성을 제어하여 대장 내 진액대사의 평형을 조절한다.

(3) 표리경의 장부생리

수태음폐경과 수양명대장경 수태음폐경은 수양명대장경과 표리경으로 경기가 상통하여 대장의 조습을 제어한다. 즉 폐경의 습화는 대장의 지나친 조화(燥化 수분흡수)를 조절하여 전도(傳導 배변)를 원활하게 한다. 반대로 대장의 조성은 폐경의 지나친 습화를 제어하여 폐포 내에 과도한 수분이 정체하는 것을 방지함으로써 폐가 정상적으로 선발 숙강의 작용을 유지하도록 한다.

족태음비경과 족양명위경 족태음비경은 족양명위경과 표리경으로 경기가 상통하여 비의 조습을 조절한다. 즉 비의 습성은 위경의 조화를 제어하여 위가 희윤오조의 특성을 발휘하게 한다. 반대로 위경의 조화는 비경의 습성을 제어하여 비가 희조오습의 특성을 발휘하게 돕는다. 이처럼 비와 위는 상호협조 속에서 조습의 조화를 이루어 소화흡수의 기능을 완성하게 된다.

2) 소음경과 태양경의 한열(寒熱) 장부생리 조절

소음경은 군화(열)의 기를 주관하지만, 수와 족으로 작용하여 군화와 한수(寒水)의 생리를 함께 조절한다. 즉 소음경은 수소음심경(사화경)에서 심 화(火)의 기화를 다스리고, 족소음신경(종화경)에서 신 수(水)의 기화를 다스려 한열(수화) 생리를 조절한다.

태양경은 한수(寒水)의 기를 주관하지만, 수와 족으로 작용하여 한수와 군화 기운을 함께 다스린다. 즉 태양경은 족태양방광경에서 방광 수(水)의 기화를 다스리고, 수태양소장경(종화경)에서 소장 화(火)의 기화를 다스려 한열(수화)의 생리를 함께 조절한다.

(1) 경락의 장부생리

수소음심경은 심화와 소음군화가 결합한 사화경으로, 화열의 기화를 주관하며, 수화기제를 조절한다. 심경의 기화는 화열의 주명(主明)과 온열(溫熱)의 특성으로 심의 정신작용(심주신명 心主神明), 혈액순환(심주혈맥 心主血脈)의 기능을 발휘하게 한다. 수소음심경의 기화(氣化)는 소장(표리경)과 신(동명경)의 수화(온도)를 조절하여 그 생리를 유지하도록 한다.

수태양소장경은 태양의 한(寒)과 소장의 화(火)가 결합한 종화경으로 수화기제를 조절한다. 그 기화는 태양경이 한수(寒水)를 통솔하기 때문에 소장 화가 태양의 한수를 따라 열종한화(熱從寒化)한다.

소장경의 한화(寒化)는 소장 자체의 화성(火性)을 제어하여 비별청탁(泌別清濁) 기능을 발휘하도록 한다. 또 태양경의 다혈소기 특성으로 수곡의 정미를 흡수하고, 개(開)의 기화로 소화 후의 노폐물을 대변과 소변으로 분리하여 배출시키는 비별청탁(泌別清濁)의 기능을 발휘한다.

족소음신경은 소음의 군화와 신의 한수가 결합한 종화경으로 수화기제를 조절한다. 소음경이 군화를 주관하므로 신(腎)의 수(水)가 소음의 화(火)를 따라 한종열화(寒從熱化)한다. 신경의 열화는 신 자체의 수성(水性)이 소음 화의 온양을 얻어 한기(寒氣)에 손상되지 않고, 장정(藏精)과 주수(主水)의 기능을 발휘하게 된다, 그러나 신수(腎水)의 열화하려는 특성으로 신정(腎精)이 소모되기 쉬우므로 항상 욕망을 절제하여, 정을 잘 갈무리하도록 해야 한다.

소음경과 태양경의 한열(수화) 장부생리 조절

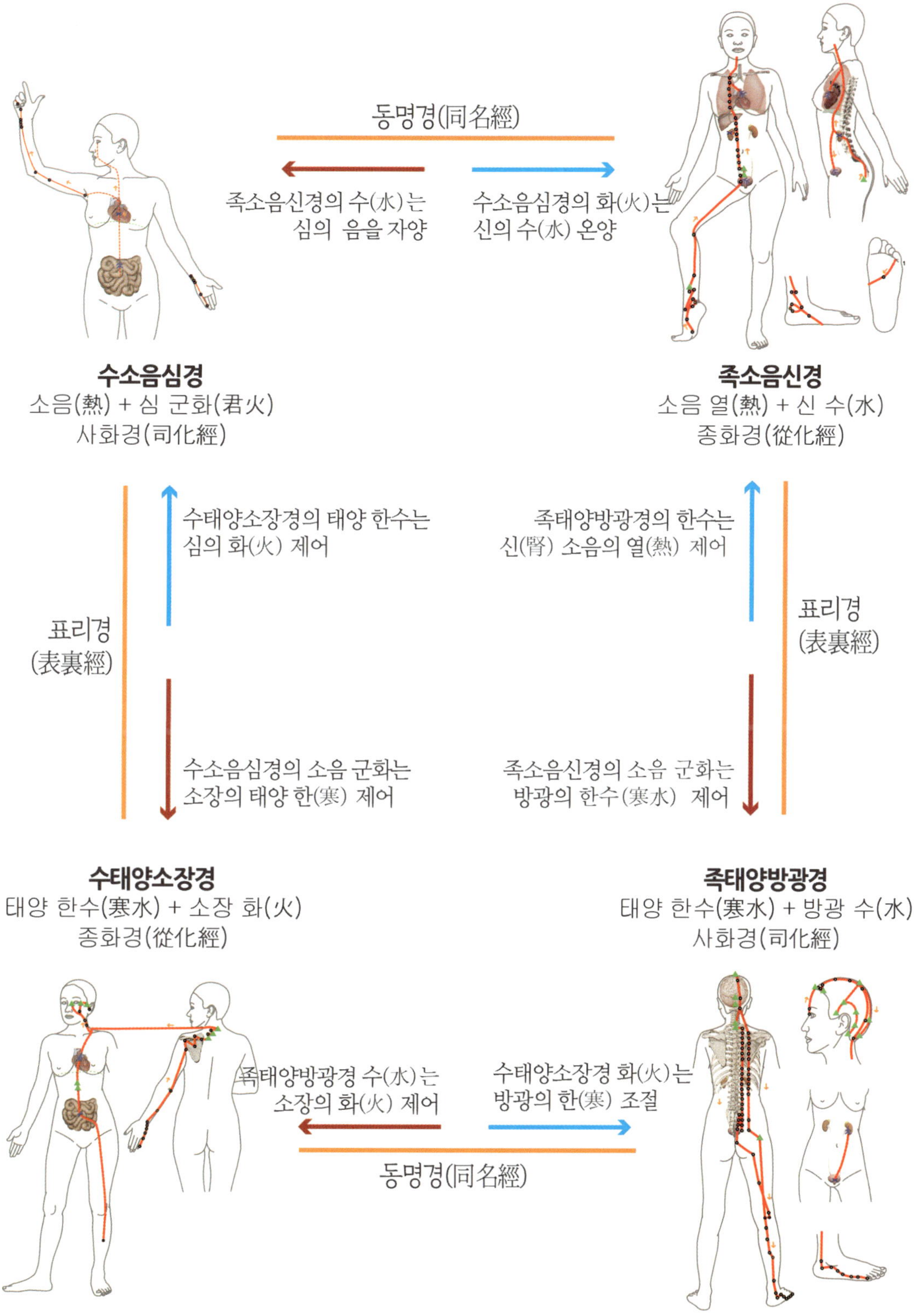

신은 소음경의 다기소혈의 특성으로 신양이 전신을 온조(溫照), 추기(樞機)의 특성으로 방광의 개합(開闔)을 조절하여 소변의 저장과 배설을 가능하게 한다.

족태양방광경은 태양의 한(寒)과 방광의 한수(寒水)가 결합한 사화경으로 한수의 기화를 주관한다. 방광경의 기화는 한(寒)과 수(水)의 기가 동기로 감응하여 음의 기운이 왕성하게 되므로 방광은 다혈소기의 특성으로 소변을 저장하게 된다.

(2) 동명경의 장부생리

수소음심경과 족소음신경은 동명경으로 경기가 상통하여 신의 한열대사를 조절한다. 즉 심의 화성(火性)은 아래로 신의 한성(寒性)을 온양하여 지나치게 한하지 않게 하고, 신의 한수(寒水)는 위로 심의 화성(火性)을 제어하여 심화가 항진하지 않도록 한다. 이른바 심신(心腎)의 수화기제(水火旣濟)[45]이다.

수태양소장경과 족태양방광경은 동명경으로 경기가 상통하여 한열대사를 조절한다. 즉 소장의 화성은 방광의 한수(寒水)를 온양하여 소변의 저장과 배설을 돕는다. 반대로 방광경의 한수는 소장의 화성을 제어하여 소장의 화가 편성하여 항성하지 않도록 한다.

(3) 표리경의 장부생리

수소음심경과 수태양소장경 수소음심경은 수태양소장경과 표리경으로 경기가 상통하여 소장의 한열대사를 조절한다. 즉, 수소음심의 화성(火性 심양 心陽)은 수태양 소장의 한화(寒化 열종한화 熱從寒化)를 조절하여 소장이 한기에 손상되는 것을 방지하고, 수태양의 한화(寒化)는 수소음 심의 화성(火性)을 제어하여 염상하지 않도록 한다. 이로써 심과 소장 사이의 한열의 대사기능을 한다.

족소음신경과 족태양방광경 족태양방광경은 족소음신경과 표리경으로 경기가 상통하여 방광의 한열대사를 조절한다. 즉 족태양방광의 한성은 족소음신경의 열화가 지나치지 않도록 제어하여 신의 장정(藏精)기능을 유지하게 한다. 반대로

---

45 수화기제(水火旣濟 ䷾)는 주역 64괘 중 63번째에 해당하는 괘이다. 이 괘의 모양을 보면 하부의 불(火)은 발산하며 베풀고, 상부의 물(水)은 수축 수렴하며 변화를 양산하는 모양을 하고 있다. 동의학에서는 이 괘를 심화(心火)와 신수(腎水) 및 신음(腎陰)과 신양(腎陽)이 상호 협조하여 생리적 조화를 유지하는 관계를 설명하는 개념으로 활용한다.

족소음신경의 열화(熱化)는 족태양방광의 한수(寒水)를 온양(溫養)하여 개합의 작용을 제어하므로 방광이 소변의 저장과 배설의 기능을 발휘하도록 한다. 이것이 신양의 기화에 의한 방광의 저수(貯水)와 배뇨(排尿)이다.

3) 궐음경과 소양경의 풍서(風暑) 장부생리 조절

소양경은 상화(暑)의 기를 주관하지만, 수와 족으로 작용하여 상화(暑)와 풍의 생리를 함께 조절한다. 즉 소양경은 수소양삼초경(사화경)에서 삼초 상화(暑)의 기화를 다스리고, 족소양담경(종화경)에서 담 풍(風)의 기화를 다스려 풍과 서의 생리를 조절한다.

궐음경은 풍목의 기를 주관하지만, 수와 족으로 작용하여 풍(風)과 서(暑, 相火)의 생리를 조절한다. 즉 궐음경은 족궐음간경(사화경)에서 간 풍(風)의 기화를 다스리고, 수궐음심포경(종화경)에서 심포 상화(暑)의 기화를 다스려 풍서(風暑)의 생리를 조절한다.

※ 풍(風)과 서(暑)는 지구 환경에서는 기압으로 나타나고 있지만, 생명체 안에서는 흐름이나 운동 등 동적(動的) 항상성을 유지하는 생리작용을 한다고 볼 수 있다.

(1) 경락의 장부생리

수궐음심포경은 궐음의 풍과 심포의 상화가 결합한 종화경이다. 그 기화는 심포의 상화가 궐음의 풍을 따라 화종풍화(火從風化)한다. 심포경의 이런 풍화(風化)는 심포 자체의 상화(相火)를 제어하여 조화로운 상태에서 심의 군화를 보좌하는 기능을 유지하도록 한다. 특히 심포는 궐음경의 다혈소기하고 합(闔)의 특성으로 상화(相火)를 내장하여 망동하지 않도록 하고, 심의 군화를 온양함으로써 심의 주신명(主神明)과 주혈맥(主血脈)의 기능을 보좌한다. 수궐음심포경은 풍화상생의 기화를 제어하여 심포, 삼초(표리경), 간(동명경)의 생리를 조절한다.

수소양삼초경은 소양의 상화와 삼초의 화가 결합한 사화경으로 상화의 기화를 주도하므로 에너지대사를 총괄한다. 삼초의 에너지대사는 소양상화의 에너지대사를 주도하여 인체의 물질대사를 총괄한다. 삼초경의 기화는 상화의 열에너지로 인체 생리활동을 추동하므로 삼초를 '원기의 별사(別使: 특별한 임무를 띤 사신)'라 한다.

수소양삼초경은 풍화상생(風火相生)의 기화를 제어하여, 삼초, 심포(표리경), 담(동명경)의 생리를 조절한다.

궐음경과 소양경의 풍서(風暑) 장부생리 조절

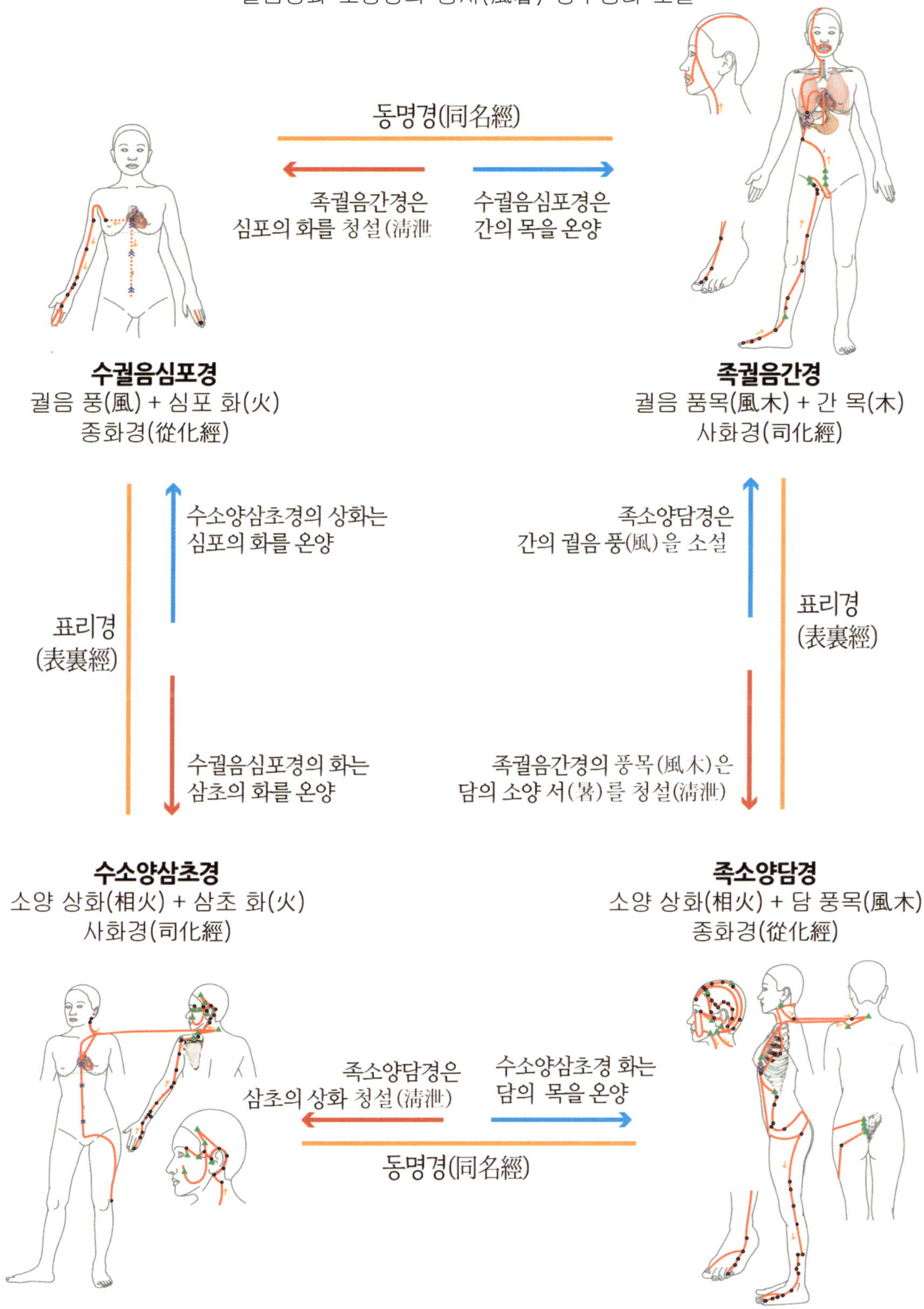

족소양담경은 소양의 상화와 담의 풍목이 결합된 종화경이다. 담의 풍성이 소양의 상화를 따라 풍종화화(風從火化)한다. 담경의 화화(火化)로 담의 목성은 상화의 온양을 받아 담즙을 정상적으로 배설하게 된다.

족소양담경은 풍화상생의 기화를 제어하여 담, 간(표리경), 삼초(동명경)의 생리를 조절한다.

족궐음간경은 궐음의 풍과 간의 풍목이 결합한 사화경으로 풍목의 기화를 다스린다. 간경의 기화는 풍의 잘 동요하고 목의 조달(條達) 승발(升發)하는 특성으로 간이 소설기능을 발휘하게 하고, 간의 기질은 굳세고 용감하므로 강장(剛臟)이라 한다. 한편 궐음경의 다혈소기와 합(闔)의 기화는 간의 장혈기능을 이해하는 근거가 된다. 족궐음 간경의 기화는 간, 담(표리경) 심포(동명경)의 풍화상생을 제어하여 그 생리를 조절한다.

(2) 동명경의 장부생리

수궐음심포경과 족궐음간경은 동명경으로 경기가 상통하여 간의 풍화상생의 대사를 조절한다. 즉 심포경의 상화는 목기(木氣)를 온양하므로 간양이 비로소 발생하고, 승발의 특성으로 간이 소설(疏泄)을 주관하는 기능을 발휘하게 한다. 반대로 족궐음 간의 풍(風)은 포락의 상화를 제어하여 지나치거나 부족하지 않고 항상성을 유지하도록 한다.

수소양삼초경과 족소양담경은 동명경으로 경기가 상통하여 담의 풍화상생의 대사를 조절한다. 즉 삼초의 상화는 담의 목성을 온양하여 담즙의 배설과 결단의 정신작용에 영향을 미친다. 반대로 담의 풍성은 삼초 상화의 청설(淸泄)과 유행을 도와 망동하지 않게 한다.

(3) 표리경의 장부생리

수궐음심포경과 수소양삼초경

수궐음심포경은 수소양삼초경과 표리경으로 경기를 상통하여 삼초의 풍화상생의 평형을 조절한다. 즉 심포경의 풍화는 풍의 소통작용으로 삼초의 상화(원기)를 전신으로 운행 산포하도록 돕는다. 이에 삼초를 '원기의 별사(別使: 특별한 임무를 띤 사신)'라고 한다. 반대로 삼초의 상화는 심포의 기를 온양하여 상화의 발생과 작용을 돕는다.

족궐음간경과 족소양담경

족소양담경은 족궐음간경과 표리경으로 경기가 상통하여 간의 풍화상생의 대사를 조절한다. 즉 담의 화화(火化)는 간기를 온양(일양이 시생)함으로써 간기의 승발과 소설을 원활하게 한다. 반대로 간의 풍성은 담경의 화화를 제어하여 화기를 청설하여 담열의 상승을 막고, 또 담즙의 배설을 돕는다.

제7절 경락의 흐름과 유연관계

1. 태기와 영기와 위기의 흐름

동의학에서는 인체에서 경맥을 통해 기(氣)가 작용하는 방식을 세 축으로 나누어 풀이한다. 태기(胎氣) 위기(衛氣) 영기(營氣)의 세 흐름으로 생명체가 세상에 나서 생활을 영위(營衛)하며 살아간다는 것이다. 태기(胎氣) 위기(衛氣) 영기(營氣)의 세 행도(行道)를 이해하는 것은 인간을 알고 건강을 살피는데 매우 중요한 사항이 된다.

1) 태기의 흐름과 시월양태

동의보감 잡병편 부인문(婦人門)에는 『양방(良方)』과 『입문(入門)』을 인용하여 10달 동안 모체가 태아를 기르는 것을 시월양태(十月養胎)라는 제목으로 설명하고 있다.

시월양태 경맥과 오행

임신月	양태(養胎)경맥	장부오행
1	족궐음간경	목
2	족소양담경	목
3	수궐음심포경	화
4	수소양삼초경	화
5	족태음비경	토
6	족양명위경	토
7	수태음폐경	금
8	수양명대장경	금
9	족소음신경	수
10	족태양방광경	수
전월	수태양소장경	화
전월	수소음심경	화

이에 따르면 "임신 첫달에는 족궐음경맥이 태아를 기른다. 임신 2개월에는 족소양경맥이 기른다. 임신 3개월에는 수궐음경맥이 기른다. 임신 4개월에는 수소양경맥이 기른다. 임신 5개월에는 족태음경맥이 기른다. 임신 6개월에는 족양명경맥이 기른다. 임신 7개월에는 수태음경맥이 기른다. 임신 8개월에는 수양명경맥이 기른다. 임신 9개월에는 족소음경맥이 기른다. 임신 10개월에는 족태양경맥이 기른다."고 한다.

여기에는 모든 음양경맥이 각각 한 달씩 태아를 기르는데 수태양소장경과 수소음심경은 드러나 있지 않다. 이는 아래로는 월경을 주관하고 위로는 젖을 주관하여 산모와 태아를 기르기 때문이라는 설명을 덧붙이고 있다.

수소음심경과 수태양소장경은 전체적인 신진대사를 관장한다. 여성이 수태(受胎)를 하면 생리가 중단이 되는데, 생리를 해서 하혈을 하면 태아에게 영양공급이 안되기 때문에 하혈을 차단하는 기능을 수소음심경이 한다는 것이다. 수태양소장경은 젖을 만들고 유즙을 분비하는 기능과 상관하여 경맥이 젖꼭지 쪽으로 간다. 임신시기에 소장경은 아기가 태어났을 때를 대비하여 양식을 저장하는 기능을 한다.

이렇게 보면 수소음심경과 수태양소장경 또한 특정한 달에만 작용을 하지는 않아서 설명을 않은 것일 뿐 태아를 기르는 과정에 12경맥이 모두 작용한다.

동의보감에서『입문』의 내용을 인용하여 아기가 생기는 과정에 각 경맥이 어떻게 작용하는지를 자세히 설명하고 있다. 각 경맥이 왕성하게 활동함에 따라 해당 기관이 형성되고 관련 생리가 발달한다.

① 임신 첫 달에는 족궐음간경이 태아를 기른다.

사람이 생겨나는 것은 어머니의 자궁이 열릴 때에 아버지의 정(精)이 때맞춰 이르고, 베주머니를 졸라매듯 음막(陰幕)이 조이면 말똥구리가 똥을 먹으며 둥근 선기(璇璣)를 만들어 9일 동안 한숨도 쉬지 않듯 정혈이 충맥의 기를 타고 저절로 끊임없이 돈다.

이후에 음양이 크게 정해져 검은 것과 누런 것이 서로 감싸니 겉으로는 전사마노(纏絲瑪瑙 실타래 같은 보석의 일종)처럼 보인다. 그 가운데는 하나의 구멍이 생겨 속이 텅 비어 있으니 계란 노른자 속에 구멍이 하나 있는 것과 같다. 둥근 덩어리의 바깥 기운은 저절로 뭉쳐 태반이 되는데, 처음에는 얇다가 점차 두터워진다. 미음이나 콩국의 표면에 저절로 두 겹의 껍질이 생기는 것과 같다.

중간의 구멍은 날로 생겨나 없던 것이 있게 되고, 정혈은 날로 변하여 있던 것이 없어진다. 9일 후에 다시 9일이 지나고, 또 9일이 지나 27일이 되면 임신 1개월이 되어 구멍은 이슬방울처럼 하나의 입자가 된다. 이것이 '태극이 움직여 양이 생긴다[太極動而生陽]'는 것이고 '천일생수(天一生水)'의 뜻이다. 이것을 '배(胚)'라고 한다.

이 달에는 월경이 끊어져 주기도 사라지고 아픈 것도 없으며, 먹는 것이 평소와 약간 달라진다. 몸을 상하면 안 되고 경솔하게 아무 약이나 먹으면 안 된다.

② 임신 2개월에는 족소양담경이 태아를 기른다.

또 27일이 지나면 곧 임신 2개월이다. 이슬방울이 복숭아꽃처럼 벌겋게 변하는데, 이것이 '태극이 고요하여 음이 생긴다[太極靜而生陰]'는 것이고 '지이생화(地二生火)'의 뜻이다. 이것을 '운(腪)'이라고 한다. 이 달에는 뱃속이 움직이기도 하고 움직이지 않기도 해서 아직 임신을 확신하지 못한다. 토하고 구역질이 나며 신 것이 생각나면, 이것을 오조(惡阻)라고 하는데, 임신이 분명하다. 혹 한 가지 음식만 유달리 좋아하기도 하는데, 한 장기가 허하기 때문이다. 가령 신 것을 좋아하는 것은 간장이 혈을 길러 허해진 것이다.

③ 임신 3개월에는 수궐음심포경이 태아를 기른다.

또 27일이 지나면 곧 임신 3개월이다. 100일 사이에 변하여 남녀가 되는데, 멀건 콧물 속에 흰 실같은 것이 있는 것처럼 사람의 형(形)이 갖추어진다. 코와 성기가 먼저 분명해지고 전체가 은연중 다 갖추어진다. 이것을 '태'라고 하는데, 곧 '태극의 건도(乾道)는 남자가 되고 곤도(坤道)는 여자가 된다'는 뜻이다. 이 때의 태가 가장 잘 동한다.

④ 임신 4개월에는 수소양삼초경이 태아를 기른다.

이 달에는 남녀의 구별이 분명하다. 처음으로 수(水)의 정기(精氣)를 받아서 혈맥이 생기고 형체가 갖추어지고 6부(六腑)가 생긴다.

⑤ 임신 5개월에는 족태음비경이 태아를 기른다.

처음으로 화(火)의 정기를 받아서 음과 양의 기가 생겨나고 힘줄과 뼈와 팔다리가 다 생기고 털이 나오기 시작한다.

⑥ 임신 6개월에는 족양명위경이 태아를 기른다.

처음으로 금(金)의 정기를 받아서 힘줄, 입, 눈 등이 생긴다.

⑦ 임신 7개월에는 수태음폐경이 태아를 기른다.

처음으로 목(木)의 정기를 받아서 뼈가 생기고 피부와 털도 생기며 또 정(精)이 생기고 왼쪽 손을 움직인다.

⑧ 임신 8개월에는 수양명대장경이 태아를 기른다.

처음으로 토(土)의 정기를 받아서 피부가 생기고 몸체와 골격이 점점 자라며 9규(九竅)가 다 생기고 신(腎)이 생기며 오른손을 움직인다.

⑨ 임신 9개월에는 족소음신경이 태아를 기른다.

처음으로 석(石)의 정기를 받아서 피부와 털과 모든 뼈마디가 완전해지고 몸이 세 번 돌아간다.

⑩ 임신 10개월에는 족태양방광경이 태아를 기른다.

기를 충분히 받아서 5장 6부가 다 통하고 천지의 기를 단전(丹田)에 받아들여 뼈마디와 신기가 다 갖추어진 다음 낳게 된다.

현대의학에서 밝혀낸 태아 발생과정과 비교해 보면 이해가 안 되는 부분도 있지만 정밀 진단기기도 없었던 시절에 태아 발생과 성장 모습을 비교적 소상히 묘사하고 있다.

이상 동의보감에서 소개한 시월양태에서 보듯이 임신 첫 달 궐음경은 가장 왕성한 활동을 한다. 궐음은 육기로는 풍목(風木)에 해당하며, 풍(風)은 움직임을 뜻하고 목(木)은 오행에서 싹을 틔우는 걸 의미한다. 궐음경은 활발히 움직여서 생성·분화시키고, 싹을 틔우는 역할을 한다.

임신 7개월째에 수태음폐경맥이 작용하여 폐와 기관지 등의 호흡기가 기능을 하도록 한다. 그 이전에는 탯줄로 모태의 영양소를 받을 뿐 스스로 호흡하는 것이 가능하지 않다. 따라서 호흡기가 기능을 하는 임신 7개월 이후에는 조산을 하더라도 스스로의 호흡으로 살아남을 수가 있다.

이렇게 태아를 기르는 모체(母體)의 경맥은 목화토금수의 경맥이 오행의 순차로 작용하여 태아를 기르는 것으로 동의보감에서는 소개하고 있다.

2) 영기행도와 위기행도

혈과 기는 그 형태와 작용에 따라 영혈(營血)과 위기(衛氣)라고 부르기도 한다.

영(營)이란 영양한다는 의미로 음식물에서 얻어진 정기 중 영양의 바탕이 되는 것으로 경맥 안을 흐르며 전신을 순환한다. 영(營)은 또한 경영(經營)하다, 짓다, 꾀하다, 계획(計劃)하다, 재다, 씨앗을 심어 가꾸다 등의 뜻도 포함되어 있다.

위(衛)는 음식물에서 얻어지는 정기이지만, 그 성질이 날래고 매끄러워 경맥 밖을 흐르면서 외사(外邪)의 침입을 막고 체온과 땀의 조절을 관장한다.

생명체는 생체를 영양하여 경영하는 체계이고, 이 체계가 외부에 의해 무너지지 않도록 스스로 방위(防衛)하는 활동을 기본으로 하고 있다. 이를 영위(營衛)라고 한다.

인체의 생리는 기혈(氣血)의 영위(營衛)를 기초로 이루어진다. 경락은 기혈이 유통하는 노선임과 동시에 기혈이 유통함으로 일어나는 영위(營衛) 반응을 나타내는 노선이기도 하다.

『영추』에는 "기가 흐르는 것은 물의 흐름과 해와 달의 운행이 쉬지 않고 이어지는 것과 같다"라고 설하고, "경맥이 쉼 없이 흐르는 것은 하늘의 운행규율과 같고, 인체의 혈맥과 영위는 쉬지 않고 운행하며 위로는 성신(星辰)과 상응하고 아래로는 경수(經水)가 흐르는 이치와 같다"고 말하고 있다.

이는 기혈운행과 경맥의 흐름을 자연계의 물 흐름과 일월성신의 운행 현상과 비유하여 설명한 것으로 인체가 대우주인 자연을 그대로 닮아 있다는 것을 의미한다.

인간은 하늘과 땅 사이에서 생활하면서 자연과 끊임없이 교류하므로 인체의 기혈 역시 자연계의 현상을 반영하여 일정한 리듬을 갖고 순행한다. 『황제내경-소문』 〈팔정신명론〉에는 "날이 따뜻하거나 해가 밝게 비치면 사람의 혈(血)이 풀려 잘 흘러서 위기(衛氣)가 뜨니, 그러므로 혈(血)은 쉽게 퍼져 나가고 기(氣)는 쉽게 운행(運行)한다. 날이 춥거나 해가 구름에 가려 어두우면 사람의 혈(血)이 응체(凝滯)되어 잘 흐르지 못해서 위기(衛氣)가 가라앉는다. 달이 처음 차오르면 혈기(血氣)가 비로소 정미(精微)해져 위기(衛氣)가 비로소 운행하고, 월곽(月郭)이 가득 차면 혈기(血氣)가 충실해져 기육(肌肉)이 굳세어지고, 월곽(月郭)이 비면 기육(肌肉)

이 축나게 되어 경락(經絡)이 허(虛)해지고 위기(衛氣)가 떠나 형(形)만 홀로 남게 된다. 이러한 까닭으로 천시(天時)로 인해 혈기(血氣)를 조절한다."고 하였다.

날씨 변화는 인체에도 정보로 작용해서 경락을 중심으로 흐르는 위기영혈(衛氣營血)의 위치와 상태에 영향을 미치게 된다.

그래서 경락학설은 인체의 기혈운행을 자연계의 천지변화에 비유하고 있으며 음양이론은 경락체계의 근간을 이룬다.

태양은 빛을 통해 밤낮의 양기변화를 주도하고, 달은 인력을 통해 음형의 변화를 주도한다. 음양은 대립하면서도 통일을 이루어 음이 극에 달하면 양이 되고, 양이 극에 달하면 음으로 변하면서 만물을 형성한다. 경락은 이런 음양의 소장, 전화하는 성질에 따라 전신에 기혈을 실어 나른다. 이러한 음양의 소장과 전화는 삼음삼양으로 분류되어 경맥의 특성에 반영된다.

『황제내경-영추』〈영위생회〉에서 영위(營衛)의 생성과 운행 및 회합에 대해 다음과 같이 전하고 있다.

"사람은 곡식에서 기를 받으니 곡식이 위에 들어가 정미지기를 폐에 전해주면 오장육부가 모두 기를 받게 된다. 수곡에서 생한 정미지기에서 맑은 것은 영기가 되고 탁한 것은 위기가 되어 영기는 맥 속에서 흐르고 위기는 맥 밖에서 흐르니 영기와 위기가 쉬지 않고 전신을 돌아 하루에 50번을 돌고 다시 크게 1번 회합하니 표리의 음양을 서로 관통하여 고리가 끝이 없는 거와 같다. 위기는 밤에는 음분을 25바퀴 돌고 낮에는 양분을 25바퀴 돌아 밤낮을 각각 반씩 나눈다. 그러므로 기가 양분에 이르면 일어나고 음분에 이르면 잠을 잔다. 그러므로 한낮에 양기가 가장 왕성하면 중양(重陽 양중의 양)이 되고, 한밤에 음기가 가장 왕성하면 중음(重陰 음중의 음)이라고 한다. 그러므로 태음경은 안[內]을 주관하고 태양경은 밖[外]을 주관하여 각각 25바퀴를 돌아 밤낮을 나누게 된다. 한밤중은 음기가 성하고, 한밤중이 지나면 음기는 쇠퇴하여 해가 뜰 때 음기가 다하여 양분이 기를 받고, 정오에 양기가 가장 왕성하니 해가 서쪽으로 기울면 쇠약해지고 해가 지면 양기가 다하여 음분이 기를 받는다. 야반은 영기, 위기가 크게 회합하는 때이고 만민이 모두 잠을 자니 합음이라고 하고, 해가 뜰 때 음기가 다하고 양분이 기를 받아 이와같이 끝이 없으니 천지 속에서 일월이 운행하는 이치와 동일하다."

『영추-오십영(五十營)』에서는 또한 사람의 경맥이 상하, 좌우, 전후로 뻗어 있는 것이 28경맥이라고 하였는데, 수족의 삼음삼양으로서 십이경맥이 좌우에 있으므로 모두 합하면 24경맥이 되고 여기에 독맥, 임맥, 음교맥, 양교맥을 합쳐 이십팔맥으로 본 것이다. 또 여기에는 경맥이 온몸을 돌아간 길이가 16장(丈) 2척(尺)이므로 28수(二十八宿)에 상응하며 누수(漏水)의 백각(百刻)으로 일주야를 나누었기 때문에 1만3천5백번 숨을 쉬고, 기는 50번을 돌아서 몸을 영양한다고 씌어 있다.

『영추-경맥』에서는 경맥의 기가 돌지 않을 경우 일어나는 증상에 대해서도 예를 들어 설명하고 있다.

수태음폐경의 맥기가 끊어지면 피모가 마르게 되니 태음은 기를 운행하여 피모를 따듯하게 하기 때문이다. 그러므로 기가 돌지 않으면 피모가 초췌하게 되고 피모가 초췌하게 되면 진액이 모손된 것이고 진액이 모손되면 피부의 관절이 손상되고 피부의 관절이 손상되면 피부가 마르고 모발이 부러지니 모발이 부러지는 것은 피부가 먼저 기능을 잃어버렸기 때문이다.

족태음비경의 맥기가 끊어진 자는 맥이 기육을 영화롭게 하지 못하니 입술과 혀는 기육의 근본이기 때문이다. 맥이 영화롭게 되지 못하면 기육이 연약하게 되고 기육이 연약하게 되면 혀가 위축되고 인중이 팽만하며 인중이 팽만하면 입술이 뒤집히니 입술이 뒤집힌 자는 기육이 먼저 죽은 것이다.

수소음심경의 맥기가 끊어지면 맥이 통하지 아니하니 소음은 심맥이고 심은 맥과 합치되기 때문이다. 맥이 통하지 않으면 피가 흐르지 못하고 피가 흐르지 못하면 머리털의 색이 윤택하지 않게 된다. 그러므로 얼굴색이 흙색을 띄면서 윤기가 없는 것은 혈이 먼저 죽은 것이다.

족소음신경의 맥기가 끊어지면 뼈가 마르니 소음은 동맥으로 깊은 곳에서 운행하여 골수를 윤활하게 하기 때문이다. 그러므로 골수가 윤활하지 않게 되면 기육이 뼈에 붙을 수가 없고 뼈와 기육이 서로 붙지 못하면 기육이 연약해지고 수축된다. 기육이 연약해지고 수축되기 때문에 잇몸이 수축되어 치아가 길게 들어나고 때가 끼며 모발이 윤택해지지 아니하니 모발에 윤기가 없는 것은 뼈가 먼저 죽은 것이다.

족궐음간경의 맥기가 끊어지면 근의 기운이 끊어지니 궐음은 간맥이고 간은 근

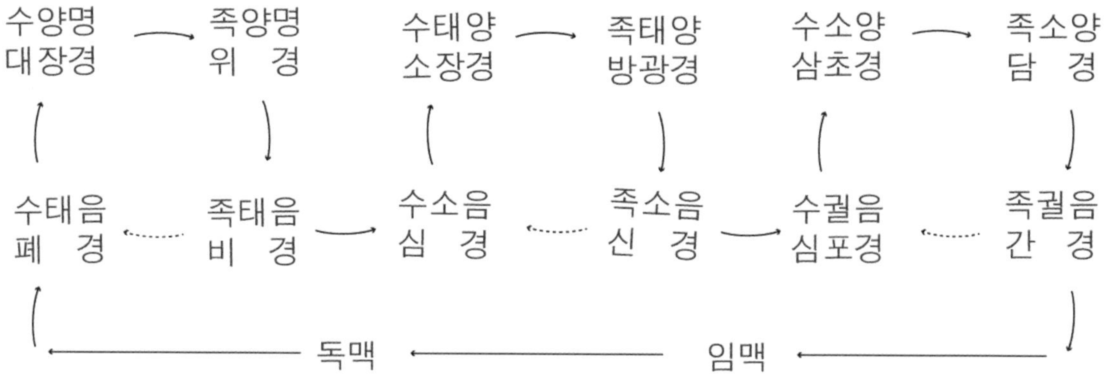

영기의 순행

과 합치되고 근은 음기(陰器)에서 모여 맥이 설근에 낙하기 때문이다. 그러므로 맥이 영화롭게 되지 못하면 근이 당기고 근이 당기면 혀와 고환이 당긴다. 그러므로 입술이 푸르게되고 혀가 말리고 음낭과 고환이 수축되는 것은 근이 먼저 죽은 것이다.

(1) 영기의 순행과 유주시간

인체를 영양하는 영기란 수곡(水穀)의 정미(精微), 즉 음식물에서 소화 흡수된 미묘한 작용을 하는 정수이다.

『영추-영기』에서는 "수곡은 위(胃)에 들어간 후 정미(精微)한 물질로 화생(化生)되어 곧 폐에 전해지고, 그 속에서 기화되어 장부로 흘러넘치고 외부, 즉 사지백해로 퍼진다."고 말하고, "제일 좋은 정미(精微)한 물질은 경맥으로 가서 쉬지 않고 운행되고, 운행이 끝나면 반복하여 다시 시작되는데, 이것을 천지의 법칙이라 한다."라고 하면서 영기의 순환경로와 교접부위를 설명하고 있다.

위로 들어가서 거기서 소화 흡수된 정미는 폐에 도달하여 그 중에서 체내에 충만 되는 것은 5장 6부를 영양하고, 체표에서는 피부, 근육, 수족에 산포된다.

영기의 운행은 먼저 수태음폐경에서 시작하여 다음에 수양명대장경을 흘러서 상행하여 족양명위경에 이르고, 하행하여 발등에서 제1지 사이에 들어간다. 거기서 족태음비경에 접속하여 상행하여 대퇴부에 이르고, … <중략> … 하행하여 발등에서 제1지 사이로 들어가 족궐음간경에 접속된다. 간경은 상행하여 간에 이르러 간에서 거슬러 올라가서 폐에 들어가고, 기관지를 따라서 후두에서 비공으로 가서 거기서 끝난다. 또한 간경의 본기는 이마로 올라가서 두정으로 나와 거기서 경의 중앙으로 내려와 척주를 따라서 하행하여 미저(尾骶 꼬리뼈)에서 끝난다. 이것이 독맥의 영기 순행이다. 다시 임맥을 따라서 성기에 휘감기고, 음모부를 통과하여 배꼽으로 들어가고, 뱃속을 따라 올라가 결분으로 들어가서, 아래로 내려가 폐 중에 주입되고, 다시 태음경으로 출발점으로 되돌아가서 전신의 순환은 끝난다. 그리고 다시 같은 순환을 되풀이한다.

이것이 영기가 운행하는 경로이며, 이같이 전신을 상에서 하로, 하에서 상으로, 음에서 양으로, 양에서 음으로 구석구석까지 골고루 운행하여 그치지 않는다.

이를 통해 십이경맥 전체의 기혈 순환을 이해할 수 있다.

경맥의 영기 유주는 십이경맥의 기운이 가장 왕성한 순서를 하루 12시간으로 나누는 시간이론과 결합하여 설명된다. 이를 시간 순차로 설명하면 다음과 같다.

수태음폐경의 경기(經氣)는 매일 아침 인시(새벽 3-5시)에 왕성해지고, 중부혈에서 시작하여 팔뚝을 따라 내려가 소상혈에 이른다.

수양명대장경의 경기는 묘시(5-7시)에 왕성해지고, 상양혈에서 시작하여 영향혈에 이른다.

족양명위경의 경기는 매일 진시(7-9시)에 왕성해지고, 영향혈로부터 시작하여 승읍혈에서 교차되고 위로 올라가 두유혈에까지 간다. 다른 가지는 인영혈로 내려와 가슴과 배를 따라 내려가 발가락의 여태혈에 아른다.

족태음비경의 경기는 사시(9-11시)에 왕성해지고, 충양혈에서 시작하여 은백혈에서 교차된 다음 다리와 배를 따라 위로 올라가 겨드랑이 아래 대포혈에서 끝난다.

수소음심경의 경기는 오시(11-13시)에 왕성해지고, 대포혈로부터 시작하여 극천혈에 연락되고 팔을 따라 새끼손가락 끝 소충혈에 이른다.

수태양소장경의 경기는 미시(13-15시)에 왕성해지고, 소충혈에서 시작하여 소택혈에서 교차되며 팔굽을 따라 위로 올라가 청궁혈에 이른다.

족태양방광경의 경기는 신시(15-17시)에 왕성해지고, 청궁혈에서 시작하여 정명혈에 연락하고 머리와 목을 따라 잔등, 허리, 엉덩이, 허벅다리로 내려와 발에 이르러 지음혈에 이른다.

족소음신경의 경기는 유시(17-19시)에 왕성해지고, 지음혈(至陰穴)과 용천혈에

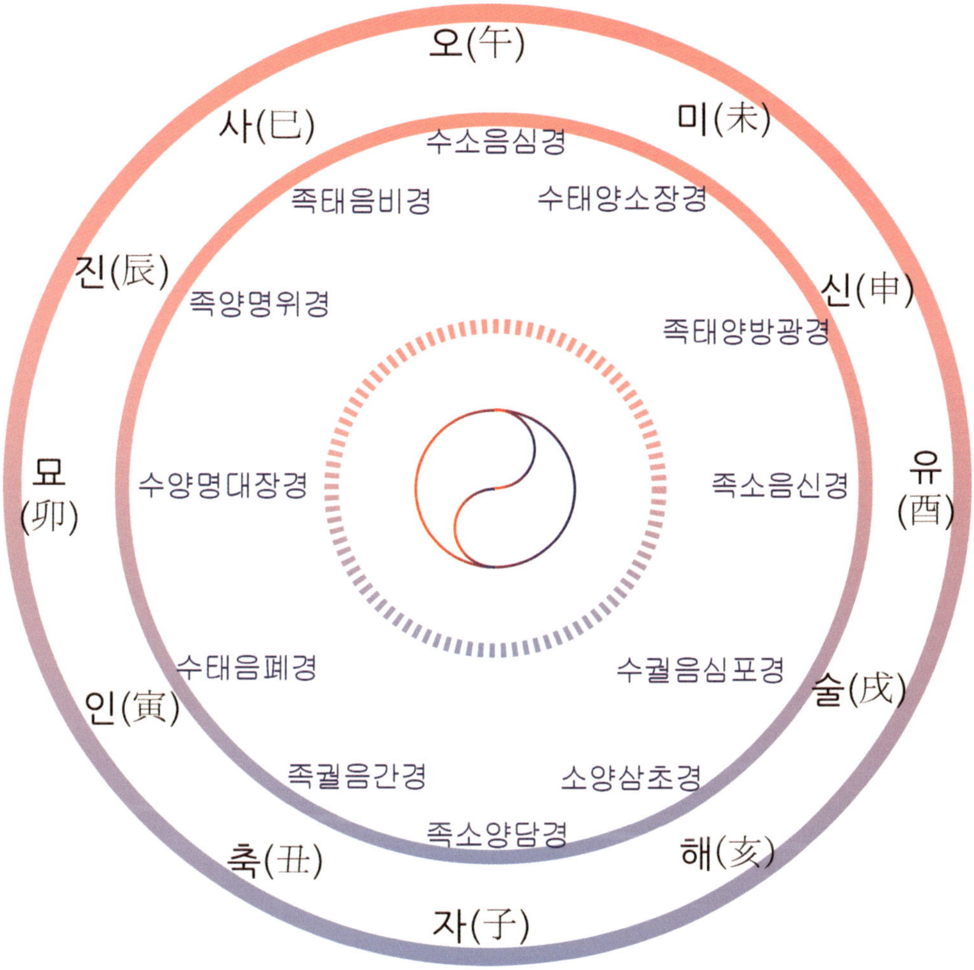

십이경맥의 유주시간

서 시작하여 무릎을 따라 위로 올라가 가슴에 이르러 유부혈에 이른다.

수궐음심포경의 경기는 술시(19-21시)에 왕성해지고, 유부혈에서 시작하여 천지혈에서 교체되어 팔과 손을 따라서 아래로 내려가 중충혈에 이른다.

수소양삼초경의 경기는 해시(21-23시)에 왕성해지고, 중충혈에서 시작하여 관충혈에 와서 교체되고 팔을 따라 위로 올라가 이문혈에 이른다.

족소양담경의 경기는 자시(23-1시)에 왕성해지고, 이문혈에서 시작하여 동자료혈에서 교체되고 머리와 귀, 옆구리를 따라 내려가서 발끝에 있는 규음혈에 이른다.

족궐음간경의 경기는 축시(1-3시)에 왕성해지고, 규음혈에서 시작하여 대돈혈에서 교체되며 무릎과 허벅지를 따라 올라가 기문혈에 이른다. 족궐음간경은 대돈에서 시작하여 옥영혈(玉英穴 옥당)에 몰리고 전중혈과 연계된다.

이상과 같이 십이경맥의 기운은 중초(中焦)로부터 시작하여, 인시(寅時 3시-5시)에는 수태음폐경이 왕성하고, 묘시(卯時 5시-7시)에는 수양명대장경이 왕성하며, 진시(辰時 7시-9시)에는 족양명위경 …〈중략〉… 축시(丑時 다음날 1시-3시)에는 족궐음간경이 왕성하게 흐른 후 다시 수태음폐경으로 흘러 순환하며 이를 끊임없이 반복한다는 것이다.

(2) 위기행도(衛氣行度)

『황제내경영추-위기행』에서는 "위기(衛氣)가 하루 동안에 몸을 50번 도는데, 낮에는 양(陽) 부위를 25번 돌고 밤에는 음(陰) 부위를 25번 돈다."고 밝히고 있다. 여기에서 설명하는 위기(衛氣)의 흐름은 다음과 같다.

위기(衛氣)는 낮에는 족태양 - 수태양 - 족소양 - 수소양 - 족양명 - 수양명 순으로 양경(陽經)을 순행한다.

아침에는 음기(陰氣)가 다하면 양기(陽氣)가 눈으로 나온다.

눈을 딱 뜨는 순간부터 위기(衛氣)는 머리로 올라갔다가 목덜미를 따라 족태양경맥으로 가고, 잔등을 따라 내려가 새끼발가락 끝으로 흘러간다. 다른 한 가닥은 눈초리에서 갈라져 수태양경맥을 따라 내려가 새끼손가락의 바깥쪽으로 흐른다.

또 한 가닥은 눈초리에서 갈라져 족소양경맥을 따라 내려와서 네째발가락과 다섯째발가락 사이로 흘러간다. 다른 가지는 수소양경을 따라 흐르고, 옆으로 내려와 5번째 손가락 사이에 이른다.

별도로 흘러가는 가지는 위로 올라 귀 앞에 이르고 함맥(頷脈 턱 부위의 경맥)에 합하여 족양명경으로 흘러 아래로 발등에 이르고, 다섯 발가락 사이로 들어간다. 다른 한 가닥은 귀 밑에서 수양명경맥으로 내려가 엄지손가락을 거쳐 손바닥으로 들어간다.

발에 도달한 것은 발바닥 한가운데로 들어갔다가 안쪽 복사뼈로 나와 내려가 음분(陰分)을 따라 다시 눈에서 합하게 되므로 한 바퀴 도는 것으로 된다.

몸을 25번 돌고 나서 양분(陽分)으로 도는 것은 끝나고 음으로 가게 되어 음이

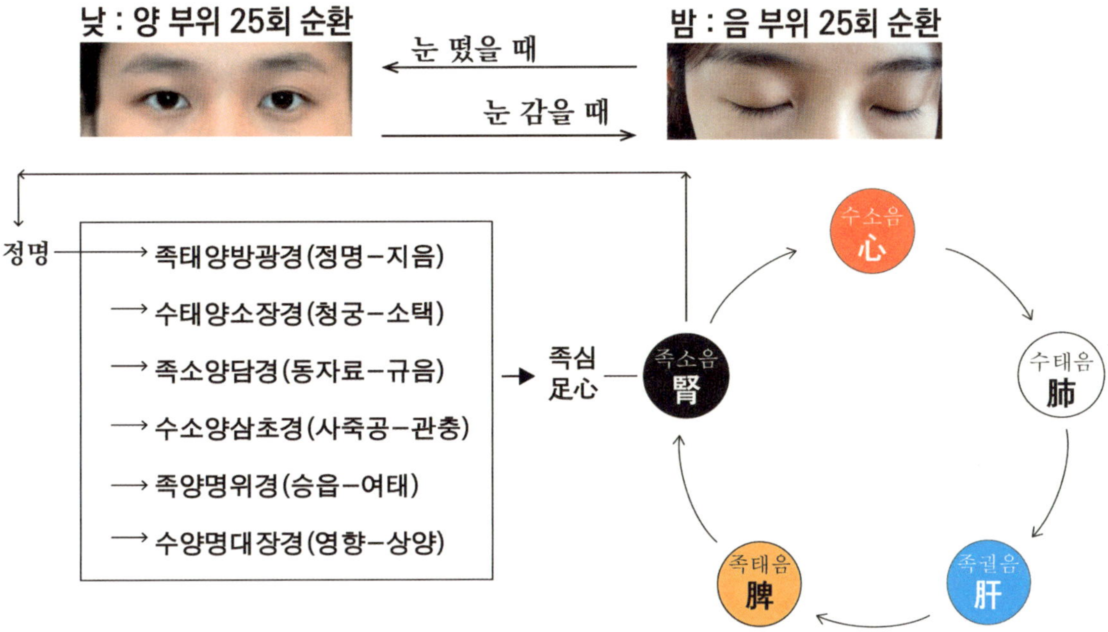

위기(衛氣)는 외사로부터 방어하는 기능을 가진 기. 신체 내외를 온양(溫養)하고, 기표(肌表)를 호위하며, 외사로부터 방어하고, 주리(腠理)를 자양하며, 땀구멍을 열고 닫는 기능을 한다

기를 받는데, 그 차례는 족소음 - 수소음 - 수태음 - 족궐음 - 족태음 순이다.

처음에 음으로 들어가는데 언제나 족소음경을 거쳐 신(腎)에 가고, 신에서는 수소음 심(心)으로 가며, 심에서는 수태음 폐(肺)로 가고, 폐에서는 족궐음 간(肝)으로 가며, 간에서는 족태음 비(脾)로 가고 비에서는 다시 신으로 간다. 역시 25번을 돌아 다시 눈에서 합친다.

눈을 뜨면 인체를 방위하는 위기는 족태양방광경에서 시작하여, 신체의 양분(陽分) 즉 양경을 25번 돈다는 것이다. 이렇게 위기가 신체의 양경을 중심으로 순행할 때는 귀, 눈, 코, 입이 작동한다. 밤에 눈을 감으면 위기가 신체의 음분(陰分) 즉 음경을 25번 도는데 이렇게 위기가 음경을 돌 때는 감각작용을 하지 않게 되면서, 잠을 자게 된다.

즉 위기(衛氣)는 눈을 뜨고 깨어있는 낮에는 신체의 외부를 25회 순행하고, 눈을 감고 잠을 자는 밤이 되면 내부 오장으로 들어가 25회 순행하여, 경락을 하루 밤낮 동안 50회 돌면서 각성 상태와 수면 상태의 주기를 이룬다.

이러한 위기의 순환에 이상이 생기면 불면증, 기면증, 어지러움, 수족냉증 등

많은 질병이 생기게 된다는 것이다. 위기의 순행에 문제가 생기면 면역력도 떨어지게 된다. 특히 위기에 이상이 생기면 위기내벌(衛氣內伐)의 상황이 생겨 외부를 방어해야 할 위기가 자기 자신을 공격하는 자가면역질환도 생긴다고 알려지고 있다. 따라서 자가면역질환을 치료하기 위해서도 위기에 대한 이해가 필수적이다.

2. 십이경락의 근결 표본 기가 사해

표본 경결 사해 기가 이론에 따르면 경맥의 기는 사지말단에서 두면과 체간을 향하고 있다고 본다.

1) 근결(根結)

근결에서 근(根)은 뿌리로 경락의 시작 부위를 뜻하고, 결(結)은 경락이 흘러가 닿는 곳을 의미한다. 기(氣)가 시작되는 곳이 근이고, 기가 모이는 곳이 결이다. 근은 사지 말단에 위치하고, 결은 경락이 도달하는 두면체간(頭面體幹)에 위치한다.

족육경의 근은 사지의 정혈로서 지단이 포함되는 슬관절 이하에, 족삼양경의 결은 두면에, 족삼음경의 결은 흉복부에 있으며, 경기는 사지말단에서 두흉복부의 체간을 향하고 있다.

근결이론에서 근(根)은 근원 혹은 근본의 뜻이며, 결(結)은 기혈이 흘러들어 귀결이 된다는 의미이다. 이렇게 흘러든 기는 다시 기가(氣街)로 나가거나 칠규(七

족육경의 근과 결

경맥	근(根)	결(結)
족태양	지음	정명[눈] 명문(命門 눈)
족양명	여태	협부[頰部) 두유(頭維)]
족소양	족규음	창롱(窓籠=耳中 청궁혈)
족태음	은백	태창[太倉 중완혈]
족소음	용천	염천(廉泉)
족궐음	대돈	옥영[玉英 옥당혈], 전중(膻中).

竅)를 자양하는 것을 설명한다. 근(根)은 사지말단 샘이 솟는다는 뜻의 정혈(井穴)에 해당하고 결(結)은 두면부나 흉복부의 유관부위에 있다.

근결은 경기가 순행하는 양단이 서로 연결되어 유주하는 것을 설명한 것이다. 근결이론은 경기(經氣)의 상하(上下) 연결 관계를 설명하고, 사지말단이 경기의 출발점이라는 것을 강조한다. 이는 인체 경락의 기가 구심을 향하여 흐른다는 구심성 이론으로, 십이경락의 유주와는 다른 측면을 설명하고 있다.

근결은 식물이 뿌리에서 열매가 맺히는 곳까지 관통하는 일관된 기의 흐름이 있듯이 인체에도 이에 해당하는 기의 흐름이 존재한다는 것을 보여준다. 경락이 손과 발에서 시작된 곳은 기운의 뿌리[根]이고, 두면과 체간에 다다른 곳은 결실(結實)을 맺는 과실에 비유한 것이다. 뿌리의 영양으로 나무가 자라고 열매가 맺히듯이 사지말단에서 흘러드는 기운으로 장부가 형성이 되고 기능을 한다는 측면을 보여주는 것이라 할 수 있다.

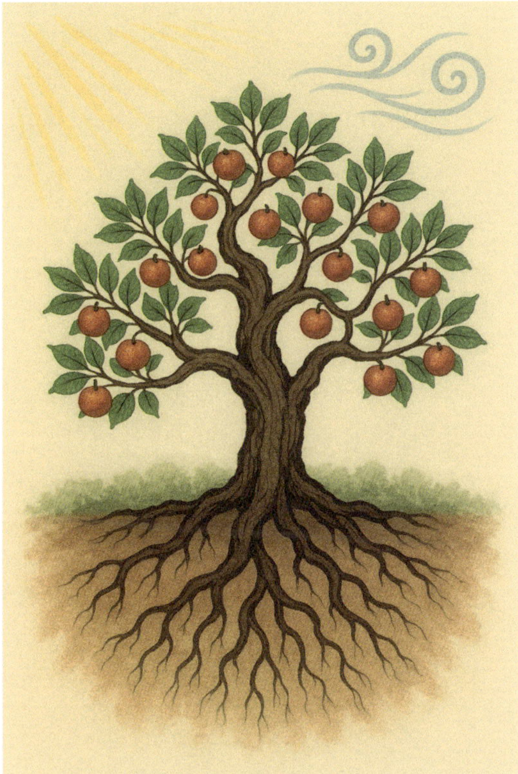

근결 표본 개념은 식물에도 뿌리와 잎 등 말단부위에서 천기와 지기를 받아들이는 통로가 있듯이 인체에서도 신체의 말단부위에서 기가 흘러드는 구조가 있다고 본 것이다.

『영추-근결』에서는 이에 대해 "태양은 지음에서 시작되고 명문에서 끝나니 명문은 눈이다. 양명은 여태에서 시작되고 상대에서 끝나니 상대는 겸이(두유혈처)이다. 소양은 규음에서 시작되고 창롱에서 끝나니 창롱은 이중(耳中 청궁혈처)이다. ...〈중략〉... 태음은 은백에서 시작하고 태창[중완]에서 끝나며 소음은 용천에서 시작하고 염천에서 끝나며 궐음은 대돈에서 시작하고 옥영에서 끝나며 전중에 락한다."라고 설명하고 있다.[46]

46 太陽은 根于至陰하고 結于命門하니 命門者는 目也오 陽明은 根于厲兌하고 結于顙大

근결이론은 경락의 기가 시작하는 곳과 도달하여 닿는 곳을 알고 그 흐름에 의한 병 치료에 사용한다. 따라서 근결이론은 국부의 근위(近位) 증상을 치료할 뿐만 아니라 경기가 흘러가 닿는 원위(遠位)의 증상도 치료할 수 있다는 원위 취혈의 이론적 근거가 된다. 근결은 표본이론으로 설명하며 근은 본(本)에 해당하고, 결은 표(標)에 해당한다.

『영추 근결』에는 족 육경의 근과 결의 위치를 제시하고, 육양경의 근(根) 유(溜) 주(注) 입(入)에 의거하여 경기가 시작하고 머무르고 흐르고 들어가는 것에 대해서도 설명했다.

족태양방광경은 지음에서 솟아나(根), 경골에 고이고(溜), 곤륜에서 흘려넣는다(注). 아래에서는 비양, 위에서는 천주에서 들어간다(入).

족소양담경은 규음에서 솟아나(根), 구허에서 고이고(溜), 양보에서 흘려넣는다(注). 아래에서는 광명, 위에서는 천용(天容)에서 들어간다(入).

족양명위경은 여태에서 솟아나(根), 충양에서 고이고(溜), 하릉에서 흘려넣는다(注). 아래에서는 풍륭, 위에서는 인영에서 들어간다(入).

수태양소장경은 소택에서 솟아나(根), 양곡에서 고이고(溜), 소해에서 흘려넣는다

육양경의 근(根) 유(溜) 주(注) 입(入)

	근(根)	유(溜)	주(注)	입(入)
족태양	지음	경골	곤륜	비양 천주
족소양	규음	구허	양보	광명 천용(天容)
족양명	여태	충양	하릉(下陵 삼리)	풍륭 인영
수태양	소택	양곡	소해	지정 천창
수소양	관충	양지	지구	외관 천유
수양명	상양	합곡	양계	편력 부돌

하니 顙大者는 鉗耳也오 少陽은 根于竅陰하고 結于窓籠하니 窓籠者는 耳中也니이다 ...<중략>... 太陰은 根于隱白하고 結于大倉하며 少陰은 根于湧泉하고 結于廉泉하며 厥陰은 根于大敦하고 結于玉英하며 絡于膻中이니이다

(注). 아래에서는 지정, 위에서는 천창에서 들어간다(入).
수소양삼초경은 관충에서 솟아나(根), 양지에서 고이고(溜), 지구에서 흘러넣는다 (注). 아래에서는 외관, 위에서는 천유에서 들어간다(入).
수양명대장경은 상양에서 솟아나(根), 합곡에서 고이고(溜), 양계에서 흘러넣는다 (注). 아래에서는 편력, 위에서는 부돌에서 들어간다(入).

2) 십이경맥의 표(標)와 본(本)

'표(標)'는 말단이고 '본(本)'은 근본이라는 뜻이다. 십이경맥에서의 표는 윗부분인 머리 · 얼굴 · 가슴 · 등 부위이고 본은 팔다리의 끝 부위이다. 십이경맥에는 각 표에 속한 혈과 본에 속한 혈들이 있다. 손과 발에 있는 경맥들이 각 6개씩 있으므로 수족육경표본 또는 육경표본이라고도 한다. 십이경맥에서 표와 본은 위아래, 안팎의 경기(經氣)가 서로 밀접한 연관이 있으므로 치료에서 의의를 가진다.

십이경맥에서의 표본은 경혈의 위치 또는 경맥 상에서의 분포에 따라 서로 대응한다. 경맥이 일어나는 곳을 본이라 하고, 경맥이 이르러 닿는 곳을 표라 한다.

십이경맥의 표는 장부경락의 기가 모이는 곳으로 두면체간(頭面體幹)에 위치한다. 십이경맥의 본은 맥기의 본원(本原) · 근본을 의미하는데, 사지 말단의 음경과 양경이 만나는 부위에 해당한다.

표와 본은 위치상 상하의 구분이 있다. 인체의 상부인 두면(頭面)과 흉배(胸背)는 표가 되고, 하부인 사지 말단은 본이 된다. 위는 표이고, 아래는 본이다. 식물의 경우로 봐도 아래의 뿌리 쪽이 본이고 위쪽이 표가 된다. 두 팔과 두 다리를 동물과 같이 땅을 딛고 있다고 생각하면 사지가 아래에 있어 본이고, 머리와 몸통이 위에 있어서 표라는 것을 이해할 수 있다.

경맥의 표본이론은 맥기가 작은 곳에서 큰 곳으로, 적은 곳에서 많은 곳으로, 얕은 곳에서 깊은 곳으로 변화한다는 데 근거하여 형성되었다.

이러한 표본이론은 무릎과 팔꿈치 관절 아래에 있는 오수혈 이론의 근거가 된다. 또 속이 울렁거릴 때 팔의 내관을 쓰거나, 두통에 발의 태충을 선혈하는 등 상병하취, 하병상취의 이론적 근거가 된다.

표본 근결의 이론에서 사지는 근과 본이며, 두 흉 복부 부위는 결이고 표이다.

표 부위는 등 쪽 배유의 부위가 더 포함되어 있어 표본의 범위가 근결 보다 더 광범위하다.

근결(根結)과 표본(標本)은 사지말단(四肢末端)과 두면체간(頭面體幹)의 관계에서 나온다. 사지 부위는 근이며 본이고, 두면체간(頭面體幹)은 결이고 표가 된다.

십이경맥의 근과 본은 모두 하부에 위치하고, 경기(經氣)의 시작지점으로 경기가 나오는 곳이다. 결이나 표는 모두 상부에 위치하고, 경기가 귀결되는 곳이다.

근결과 표본 이론은 경기의 유주방향에 대한 설명을 보충한다. 황제내경 영추의《경맥》《영기》《역순비수》 등에서 설명하는 십이경맥의 유주는 끊임없이 순환하는 것을 설명한다.

이와 달리 근결 표본 이론은 몸의 사지와 두면체간의 밀접한 관계를 설명하면서, 사지가 경기의 시작이자 뿌리라는 측면을 강조하고 있다. 또한 영추의《사기장부병형》에서 "경락은 서로 꿰어 있고 끊임없이 순환한다"는 경락상관 여환무단(經絡相貫 如環無斷)의 순환구조와 대조적으로 그 순행방향이 중심을 향하는 향심성으로 설명하고 있다.

사지의 팔꿈치와 무릎 관절 이하의 오수혈이 손끝에서 정형수경합의 순차로 기가 흘러 몸통 쪽으로 흘러든다고 표현한 것도 향심성을 나타낸 것이다.

『황제내경 영추』〈구침십이원(九鍼十二原)〉에서 오장육부의 기가 나오는 곳에 대해 다음과 같이 설명하고 있다.

"오장에 각 다섯 수혈(輸穴)이 있어 5가 다섯 번 하여 25개 수혈이고 육부에 각 여섯 수혈(輸穴)이 있어 6이 여섯 번하여 36개 수혈(輸穴)입니다, 경맥12개, 락맥 15개로 모두 27개 경락의 기가 신체의 위와 아래를 순환하는데, 맥기가 나오는 곳을 정혈(井穴)이라 하고, 흐르기 시작하는 곳을 형혈(滎穴)이라 하고 주입(注入)되는 곳을 수혈(兪穴)이라 하고, 행하는 곳을 경혈(經穴)이라 하며, 들어가는 곳을 합혈(合穴)이라 합니다. 27개 경락의 기가 순행하는 곳은 모두 오수혈(五輸穴)에 있습니다."

경락의 기가 사지의 끝단 정(井)혈에서 시작하여 팔꿈치와 무릎 관절부위의 합혈로 흘러 들어가는 내용을 전하고 있다.

황제내경보다 앞서 쓴 것으로 추정되는 고대의서인 마왕퇴 한묘 백서의 뜸경

십이경맥의 표에 해당하는 혈과 본에 해당하는 혈

경맥별		본(本) 해당 혈	표(標) 해당 혈
족삼양경	족태양	부양(跗陽)	정명(睛明)
	족소양	규음(竅陰) 협계(俠谿)	청회(聽會)
	족양명	여태(厲兌)	인영(人迎) 지창(地倉)
족삼음경	족태음	삼음교(三陰交)	비유(脾兪) 염천(廉泉)
	족소음	교신(交信)	신유(腎兪) 금진옥액(金津玉液)
	족궐음	중봉(中封)	간유(肝兪)
수삼양경	수태양	양로(養老)	청궁(聽宮)
	수소양	중저(中渚)	사죽공(絲竹空)
	수양명	곡지(曲池) 비노(臂臑)	영향(迎香)
수삼음경	수태음	태연(太淵)	중부(中府)
	수소음	신문(神門)	심유(心兪)
	수궐음	내관(內關)	천지(天池)

[灸經], 즉 족비십일맥구경과 음양십일맥구경에서는 각 경락의 순행유주는 없고, 각 경의 주향이 모두 사지로부터 체간으로 향하고 있다. 여기서는 사지를 경락의 출발점으로 하여 두·면·체간과의 상하관계를 논하고 원기와의 관계에서 관찰했다.[47]

십이경맥의 작용은 사지의 끝단[肢端]으로부터 머리와 몸통[軀幹] 및 내장에까지 영향을 미친다.

그 중 수족삼음 경맥의 기는 사지의 말단으로부터 직접 본장[오장]에 작용한 후에 오장 배유혈에 유주하여 나오며 흉복부의 오장 모혈에 모여든다.

육양경맥 중 수삼양경의 팔꿈치 이하 경혈들은 주로 두면(頭面)의 질환에 사용하고, 육양경맥 중 족삼양경의 무릎 이하 경혈들은 두면(頭面)의 병을 치료할 뿐 아니라 육부하합혈이 있어 육부병 치료에도 활용한다.

47 표본(標本) · 근결(根結) · 기가(氣街) · 오수혈(五輸穴)과 경락원기(經絡元氣)와의 관계에 관한 고찰대한한의학회지 1991년 12권 2호 p.250 ~ 262 안창범, 김길훤,

족삼양경맥의 기는 두면(頭面)과 구간(軀幹 몸통)의 경맥 순행에 작용한다. 뿐만 아니라, 일부는 하합혈에서 별도로 내장으로 들어가 육부와 통하고 이후에 등쪽의 육부 배유혈에 유주하여 나오며, 흉복부의 육부 모혈에 모여든다.

수삼양 경맥의 기는 두면과 체간의 순행하는 곳에 작용하고, 그 본부(육부)의 기는 족삼양경의 하합혈에서 별도로 들어가고, 위로 손 부위의 본경에 합한다.

장부 기운의 근원이 되는 기운인 원기(原氣)가 머문다는 십이경맥의 각 원혈도 손목 주변에 있고, 락혈 극혈 하합혈 팔맥교회혈 등 특정혈도 모두 팔꿈치 및 무릎 관절 아래에 분포되어 있다. 이들 특정혈은 몸통의 각 장부를 치료하기 위한 침구 시술에서 가장 주요하게 활용된다.

사지 말단의 경혈들은 임상적으로 가치가 높다. 본이나 근의 경혈로써 표나 결의 질환을 치료할 수도 있고, 표나 결의 경혈로써 본이나 근의 질환을 치료할 수도 있다.

사지말단 부위를 사용하면 경기를 더욱 바르게 자극할 수 있어 임상에서 장부경락의 기능을 조절하는데 유용하게 쓰인다. 사지의 경혈이 광범위하게 사용되는데 이는 모두 근결 표본 이치에 근간을 두고 있다.

3) 기가(氣街)

상점이 모여 있는 거리를 상가(商街)라고 하듯이 우리 몸의 경기(經氣)가 모여 있는 곳을 기가(氣街)라고 한다.

『영추-위기』에는 "흉부(胸部) 복부(腹部) 두부(頭部) 경부(脛部 종아리)에는 각기 기가(氣街)가 있다. 기가 머리에 있으면 뇌(腦 머리부위)를 취하여 그 병변을 막고, 기가 가슴에 있으면 응부(膺部 가슴부위)와 배유혈을 취하여 그 병변을 막으며, 기가 복부에 있으면 배유혈과 배꼽(臍 배꼽) 좌우 동맥부위(황유 천추)에 있는 충맥을 취하여 그 병변을 막고, 기가 경부(脛部 종아리)에 있으면 기충혈 승산혈 및 발목 위아래 부위를 취하여 병변을 막아야 한다."고 하였다.

십이경맥의 기혈은 모두 얼굴로 올라가 공규(孔竅)로 흘러드는데 공규는 대뇌와 오관을 포함한다. 그러므로 『영추-위기』에서 "기가 머리에 있으면 뇌를 취하여 그 병변을 막는다."고 하였다.

4) 사해 (四海)

사해(四海)란 백 갈래의 냇물이 모이는 곳이며, 넓고 큰 회합(滙合 물이 돌고 돌아 한곳에 모임)을 의미하는 말이다. 십이경의 기가 냇물처럼 흘러 일정한 부위에 모이는 것을 해(海)로 비유하였다.

『영추-해론』에 기(氣), 혈(血), 수(髓), 수곡(水穀) 등 넷이 모이는 곳을 사해라 불렀다. 사해는 뇌를 수해(髓海), 전중을 기해(氣海), 위를 수곡지해(水穀之海), 충맥을 혈해(血海)로 십이경의 해(海)라고 부른다.

사해의 부위는 기가(氣街)와 유사하다. 경락운행으로 기혈정미(氣血精微) 즉 기혈진액이 함께 모여 사해를 형성한다. 머리 가슴 복부 다리로 통행하는 경로는 기가이다.

뇌는 수해(髓海)이며 머리에 위치하고, 머리의 기가(氣街)와 합하였다. 전중은 기해(氣海)이며 종기(宗氣)가 모이는 곳으로 가슴에 위치하며 가슴의 기가(氣街)와 합한다. 위(胃)는 수곡지해(水穀之海)이며 상복부에 위치하며 복부의 기가(氣街)와 합한다. 충맥은 혈해(血海)이며 하복부에 위치 되였는데 다리의 기가와 합한다.

십이경맥의 표본 · 근결 · 기가 · 사해 이론은 경락의 분포와 기혈운행의 기초위에 경락경혈이 상하 · 내외로 상호대응 관계에 있다는 것을 설명한다.

표본과 근결 이론은 경기의 산포와 경기유주 양단의 상호 연관을 설명한다. 기가와 사해 이론은 경기의 취집(聚集)을 설명한다. 표본과 근결이 종적인 개념이라면 기가와 사해는 횡적인 개념이라고 할 수 있다.

십이경맥의 표본 근결과 기가 사해 이론은 상병하취 하병상취 좌우취혈 유모배혈 등 침구임상에서 주요하게 활용되는 치료법의 근거이론이 된다.

3. 육경병증과 관합추

육경변증은 외감열병의 다양한 변화 단계와 증상을 육경(六經)의 관점에서 진단하는 방법이다. 육경변증은 주로 외감열병에 적용되며, 외감열병은 감염이나 외부 환경에 의해 발생하는 열병을 의미한다. 육경변증은 외감열병의 전반적인 질병 과정을 파악하고, 각 단계에서 나타나는 증상들을 종합적으로 분석하여 적절한 치료법을 선택하는 데 중요한 역할을 한다. 육경의 병증은 태양병, 양명병, 소양병, 태음병, 소음병, 궐음병의 여섯 가지로 구분한다.

1) 육경병증(六經病證)

『황제내경 소문』 - 〈열론(熱論)〉에 다음과 같은 구절이 있다.

"한(寒)에 상(傷)하게 되면

첫날에는 태양경이 사기를 받는다. 그러므로 그 경맥이 유주하는 머리와 목덜미가 아프고, 허리와 등뼈가 뻣뻣해 진다.

이틀째는 양명경이 사기를 받는다. 이 경맥은 기육(肌肉)을 주관하며, 코의 양측을 지나서 눈으로 연락되므로 온몸의 살이 뜨겁고 눈이 아프며, 코가 건조하고 괴로우므로 누워 있을 수도 없다.

사흘째는 소양경이 사기를 받는다. 이 경맥은 담을 주관하며, 옆구리를 따라 올라가서 귀에 이르므로 가슴이나 옆구리(脅)가 아프고, 귀가 안 들리게 된다.

이들 세 개의 양경이 병에 걸려도 아직 사기가 양의 경맥에 머물러 장에 침입하지 않은 것이므로 땀을 내서 낫게 할 수 있다.

나흘째는 태음경이 사기를 받는다. 이 경맥은 위 속으로 퍼져서 목구멍으로 닿아 있으므로 배가 팽만 되고, 목구멍이 마른다.

닷새째는 소음경이 사기를 받는다. 이 경맥은 신을 관통하여 폐로 연락되어 혀(舌)뿌리에 이어져 있으므로 입안이 바삭바삭하게 되고, 혀가 말라서 물을 요구한다.

엿새째는 궐음경이 사기를 받는다. 이 경맥은 생식기를 순환하여 간에 얽히므로 가슴이 팽만하여 괴롭고, 음낭이 오그라든다.

이리하여 삼음삼양의 경맥이 모두 사기를 받아서 이것이 오장육부에까지 침입하게 되면 영기와 위기의 순환이 나빠지고, 마침내는 장부로 통하지 않게 되어 죽게 된다.

한(寒)에 의해 양감(兩感 양경과 음경이 동시에 병든 것)이 아니고, 병세가 다시 또 태양경에서 순차로 전개를 되풀이할 정도로 강열하지 않을 때는

이레째는 태양경의 병사가 수그러들면 두통이 조금 낫는다.

여드레째는 양명경의 병사가 수그러들면 온몸이 뜨겁던 것이 조금 가라앉는다.

아흐레째는 소양경의 병사가 수그러들면 귀가 먹었던 것이 조금 들리기 시작한다.

열흘째는 태음경의 병사가 수그러들어 불렀던 배가 줄어서 예전과 같아지면 음식 먹을 생각을 한다.

열하루째는 소음경의 병사가 수그러들면 갈증이 멎고, 배가 그득하지 않으며 혀가 마른 것이 그치면서 재채기를 한다.

열이틀째는 궐음경의 병사가 수그러들면 올라붙었던 음낭(陰囊)이 내려오고, 하복부가 (편안해져) 내려가게 된다. 외부의 큰 사기(邪氣)가 다 없어지면 병은 나날이 나아진다."

한(寒)이라는 사기에 상(傷)했을 때 그 사기가 삼양경과 삼음경으로 전이되어가는 과정을 서술했다. 후한 말기 장중경이 쓴『상한론(傷寒論)』에서 이 내용을 한 단계 발전시켰다.

장중경의 상한론에 따르면 병사(病邪)가 인체에 침입하는 과정을 살펴보면 얕은 곳 태양경에서 시작해 일정한 경로로 점점 깊은 곳으로 들어간다는 것이다. 또 속에서 생긴 병은 일정한 경로를 따라 바깥으로 나가면서 병세가 심해진다는 것이다. 가령 노기(怒氣)로 인하여 궐음(간경) 부위에 발병하여 간이 다스리지 못하면 폐를 밀어 올리면서 위로 올라간다는 것이다.

육경변증은 장중경의『상한론』에서 전면적으로 다루고 있다. 이에 따르면 외감성 질병이 진행하는 과정에 따라 질병의 형태를 삼양(三陽)과 삼음(三陰)의 여섯 단계로 구분한다. 즉, 질병의 각기 다른 성질에 근거하여 삼양은 태양병증· 양명병증 · 소양병증으로 삼음은 태음병증 · 소음병증 · 궐음병증으로 나누었다.

육음 병사로 인한 외감병이 처음 발생하였을 때 가장 가벼운 단계를 태양병(太

陽病)이라 하고 사기가 좀 더 속으로 발전하면 양명병(陽明病)이 되고 사기가 반표반리(半表半裏)에 머물면 소양병(少陽病)이 된다.

삼양 병기에 치유되지 않으면 정기(正氣)가 상당히 쇠약해져 사기는 태음병(太陰病)으로 이행된다. 다음에 소음병(少陰病)이 되고 최종적으로 궐음병(厥陰病)이 된다.

저항력이 강하고 병세가 항성한 것은 삼양병증에 저항력이 약하고 병세가 허약한 것은 삼음병증에 배속시켰다. 그 중 삼양병증은 육부(六腑)의 병리변화를 기초로 하였고 삼음병증은 육장(六腸)의 병리변화를 기초로 하였다. 때문에 육경변증은 사실상 장부와 십이경맥의 병리변화를 개괄한 것이다.

(1) 태양병증(太陽病證)

태양은 가장 바깥의 체표를 주관하므로 겉부분의 사기침습(邪氣侵襲)을 가리킨다. 이는 정기가 실할 때는 사기에 저항하므로 체표에서 먼저 태양병이 나타난다.

인체가 풍한(風寒)의 사기(邪氣)를 접하면 외부로부터 스스로를 차단한다. 따라서 갑작스런 자극에 피부는 조밀해지고 땀구멍이 막힌다. 이미 내부로 침투한 한사로 인하여 내부에는 열이 나지만 땀으로 배출하지 못한다. 이렇게 태양변증은 시작한다.

태양병은 우선 갑자기 일어난 질병이므로 인체에는 침습한 사기에 대한 대처방안이 없어 열이 발생하여도 해열할 방법이 미흡하다. 태양병의 맥상은 대체로 부맥이며, 부맥이 나타나면 질병의 시일이 길든 짧든 태양병으로 진단할 수가 있다.

태양경은 족태양방광경(足太陽膀胱經)과 수태양소장경(手太陽小腸經)이 있어 족태양경은 머리부터 발끝까지 순행하므로 태양병의 사기를 받으면 두통이 생기고, 목이 뻣뻣하고 아프며 오한(惡寒)과 오풍(惡風)이 들기도 한다.

(2) 양명병증(陽明病證)

양명병증은 태양병이 낫지 않고 병사(病邪)가 계속 체내로 침범하여 나타나는 병증이다. 이는 외감병의 발전과정에서 양기가 항성(亢盛)하고 사기가 열을 발생시키고 열이 제일 심한 단계에서 이 증후가 나타난다. 즉 외사가 체내에서 정기와 다툼이 발생하여 정기의 저항이 거세어져 일어나는 병증이다. 양명병증은 공통적인 증상이 고열(高熱)과 발한(發汗)이며, 설태(舌苔)는 황태(黃苔)이며 맥은 활삭맥

(滑數脈) 또는 홍대맥(洪大脈)이 나타난다.

(3) 소양병증(少陽病證)

소양병증은 병사가 계속 진행하여 표(表)와 리(裏) 사이, 즉 반표반리(半表半裏)의 위치에 있는 상태를 가리킨다. 때문에 병리변화에서 표증도 아니고 이증도 아닌 반표반리의 열증(熱證)에 속한다. 즉 담열(痰熱)이 열사(熱邪)에 증발되어 위로 상승하면서 입이 쓰고 진액이 열에 의하여 고갈되어 목이 마르며 경락상으로 소양(少陽)은 족소양담경(足少陽膽經)과 수소양삼초경(手少陽三焦經)이 있기 때문에 눈이 아찔해지고 발열과 오한이 교차하는 증상이 나타나고 또한 상초(上焦), 중초(中焦), 하초(下焦)에 대한 질환이 일어나서 가슴이 답답하고 위가 열에 자극되어 식욕이 떨어지고 위의 하강이 실조되어 구토가 일어나거나 간화(肝火)가 상역(上逆)하여 흉협부(胸脇部)가 뻐근하게 아프기도 한다.

(4) 태음병증(太陰病證)

태음병(太陰病)은 이증(裏證)으로 들어선 증후이다. 비는 태음(太陰)에 속하고 양명(陽明)과 표리 관계이므로 위양(胃陽)이 왕성하면 사기는 조열(澡熱)을 발생하고 위양(胃陽)이 부족하면 사기는 한습(寒濕)을 발생시킨다. 때문에 양명병은 표실열증(表實熱證)에 속하고 태음병은 이허한증(裏虛寒證)에 속한다. 태음병의 증후는 복부가 뻐근하고 구토(嘔吐)가 생기며 식욕이 떨어지고 목은 마르지 않고 때로 복통과 설사가 생기며 설태는 백니태(白膩苔)이며 침완(沈緩)하고 무력(無力)한 맥이 나타난다.

(5) 소음병증(少陰病證)

소음병은 태음병에서 사기가 더욱 발병한 상태이며 전신적인 허한증(虛寒證)이 나타난다. 심과 신은 소음병에 속하며 인체의 근본이고 심과 신의 기능이 쇠퇴되고 저항력이 약화되면 소음(少陰)이 병리변화를 일으킨다. 소음병은 음에 의해 한(寒)이 생기거나 양에 의하여 열이 발생할 수 있으므로 임상에서 두 가지로 구분하여 진단할 수 있다.

소음한화증(少陰寒化證) 이것은 소음병에서 흔히 볼 수 있는 증후이며 양기(陽氣)가 부족하고 병사가 체내로 침범하여 음(陰)이 항성(亢盛)해지고 한(寒)을 생성시켜 형성되는 것으로 전신적인 허한증(虛寒證)이 일어난다. 이 소음병의 증후는 오한이 생기고, 다리를 구부리고 눕기를 좋아하고, 사지는 싸늘하며 소화되지 않은 설사를 하고, 구역질은 나오나 토하지는 않고, 목이 마르지 않으며 목이 말라도 더운물을 마시고, 소변은 맑고 설태는 백태(白苔)이고 침지맥(沈遲脈)이 나타난다.

소음열화증(少陰熱化證) 보통 열사(熱邪)가 풀리지 않고 음(陰)을 손상하였거나 혹은 평소부터 음허(陰虛)로서 사기가 소음을 침범하여 양기가 성해지고 열을 발생시키며 열이 음을 손상시키는 원인으로 형성된 것이다. 신수(腎水)가 허약하여 심화(心火)를 억제하지 못하므로 심화가 항진되기 때문에 가슴이 답답하고 잠이 없고 입이 마르며 혀끝이 붉게 된다. 혀가 심홍색이며 설태가 적고 세삭맥(細數脈)이 나타난다.

(6) 궐음병증(厥陰病證)

궐음병은 질병의 발생과정에서 보통 나중 단계에 나타나는 것으로 이 단계에는 정기가 매우 쇠약해진 상태로 병리 변화가 매우 복잡하다.

간(肝)과 심포(心包)는 궐음에 속한 것으로 정기와 사기의 강약에 따라 한열(寒熱)의 교착으로 상열하한(上熱下寒) 또는 하열상한(下熱上寒)이 나타난다.

궐음병에서는 간의 소설 기능이 순조롭지 못하여 기의 승강이 실조되고 기혈의 순행 역시 문란하게 되며 음양이 실조됨에 따라 한열(寒熱)이 교착되는 증상이 나타난다. 구갈(口渴)이 생기고 가슴이 막히고 열이 나며 양열(陽熱)의 상역(上逆)으로 동통(疼痛)이 발생하고 배가 고프나 음식을 먹지 못하며 몸은 싸늘해지고 구토와 설사가 생기는 음한(陰寒)의 침습현상이 나타나며 한열의 교착으로 상부는 덥고 하부는 싸늘해져 기의 순행이 원활치 못하여 음양의 기가 조화롭지 못하게 되므로 사지 또한 싸늘해진다.

2) 관합추(關闔樞) 개념과 적용

육경의 생리적 원리는 장부를 중심으로 한 오행의 상생상극을 중심으로 한 것이 아니다. 경락을 중심으로 하는 육기 원리인 삼음삼양의 기화운동을 바탕으로 하는 육경의 조절기전이다.

관합추(關闔樞) 이론은 삼음삼양경의 기혈 성쇠와 인체 중에서 일어나는 작용을 문의 각 부분과 일어나는 작용에 비유하여 서술한 것이다. 이는 『황제내경-소문』의 표현으로는 삼음삼양의 나뉨과 합함(三陰三陽之離合)에 관한 내용이다.

관합추 이론을 이용한 대표적인 변증방법이 상한론의 육경변증이다. 관합추에 대한 이해가 있어야 육경의 생리기능, 병인병기, 귀결, 예후 분석 및 진단과 치료를 바르게 이해할 수 있다.

(1) 관합추(關闔樞) 개념

『황제내경-소문』 〈음양이합론〉과 『영추』 〈근결〉에 “삼양경에서 태양은 개(開)가 되고 양명은 합(闔)이 되고 소양은 추(樞)가 된다. 삼음경에서 태음은 개(開)가 되고 궐음은 합(闔)이 되고 소음은 추(樞)가 된다.”라고 기재되어 있다. 태양과 태음이 개(開), 양명과 궐음이 합(闔), 소양과 소음이 추(樞)가 된다고 설명하고 있다.

개합추의 개(開)는 관(關)의 변동으로 풀이하여 관합추(關闔樞) 이론으로 정립되어 인체 경락의 생리적인 특성 및 그 상호 관계를 풀고 있다.

관합추에서 관(關)은 문건(門楗)과 빗장을 받치는 것을 말하고, 그 변동은 개(開)가 된다. 합(闔)은 문짝과 빗장을 놓는 부위를 말하고, 그 변동은 ‘폐합(閉闔)’이 된다. 추(樞)는 문의 지도리(축)를 말하고, 그 변동은 전추(轉樞)가 된다. 이는 삼음 삼양 경맥의 운동 형식과 인체 생리 기능을 의미한다.

관(關)은 문의 빗장부분을 뜻하고 기(氣)의 출입을 통제하는 구조를 비유한다.

관합추의 의미와 기능

구분		의미	기능	삼양	삼음
개(開)	문관(門關)	빗장, 문을 잠그는 장치	통제	태양	태음
합(闔)	문합(門闔)	문짝, 문 전체	열고 닫음[開闔]	양명	궐음
추(樞)	문추(門樞)	돌쩌귀, 회전의 중심	순환과 전환의 축	소양	소음

합(闔)은 문짝을 의미하고 기운의 유입과 차단, 또는 장부의 개합기능 등을 하는 곳을 비유한다. 추(樞)는 문의 축으로 지도리에 해당하는 경첩 같은 것을 말하는데, 기(氣)의 순환과 전환의 고리 기능을 하는 곳을 비유한다.

관합추 이론은 경락을 통하여 정기가 들어오도록 하고 사기가 빠져나가도록 하며, 체내로 사기가 들어오는 것을 막고, 정기가 빠져나가지 않도록 하는 등 경락 생리를 출입문에 비유하여 설명한 것이다. 관합추는 이렇게 경락을 따라 흐르는 경기를 조절하는 출입문으로 삼음삼양의 기화를 조절한다.

육경에 대입해 보면 태음과 태양은 관의 역할을 하고. 양명과 궐음은 합의 역할을 하고, 소음과 소양은 추의 역할을 한다.

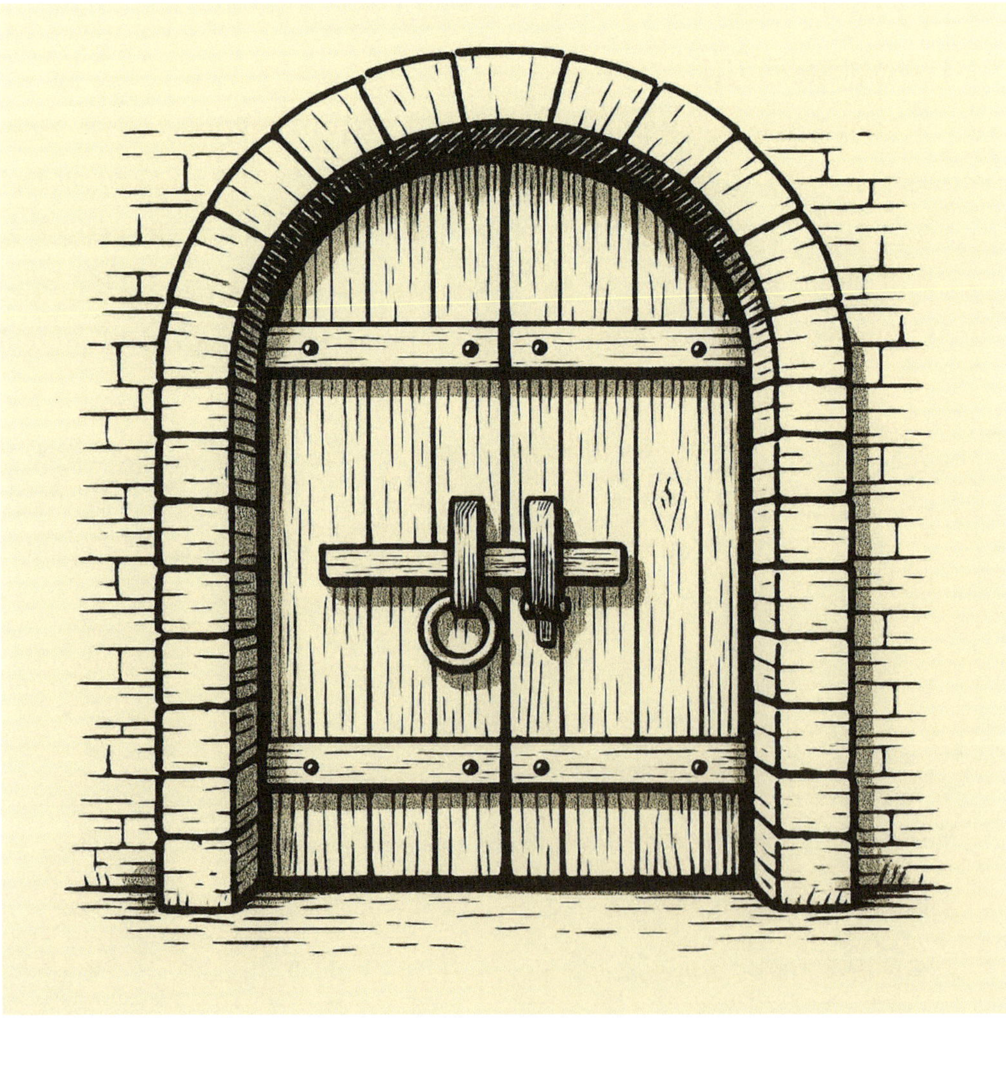

양상선(楊上善)은 "출입문에 안쪽 출입문과 바깥쪽 출입문이 있듯이 우리 인체에도 안쪽 출입문에 해당하는 삼음과 바깥쪽 출입문에 해당하는 삼양이 있다."며 삼음경과 삼양경의 기화생리를 각각 바깥쪽 문과 안쪽 문으로 비유하여 설명했다. 삼양은 바깥쪽 문으로 태양을 관(빗장), 양명을 합, 소양을 추라고 했고, 삼음은 안쪽 문으로 태음을 관, 궐음을 합, 소음을 추라고 풀이했다.

수(隋) 나라 때 양상선이 지은 『황제내경-태소』에서는 이 개합추에 대하여 "무릇 문이라는 것은 세 가지 의미를 가지고 있다. 하나는 문관(門關)으로 주로 금하는 것이다. 두 번째는 문합(門闔)으로 이는 문짝을 가리키는데, 주로 문빗장을 닫는다. 세 번째는 문추(門樞)로서, 주로 굴러서 움직인다. 삼양(三陽)은 바깥문이 되고 삼음(三陰)은 안쪽 문이 되는데, 내외가 또한 앞서 말한 세 가지가 있다."라고 주(注)를 달았다.

『황제내경-영추』 〈근결〉에서는 관합추를 치료방면에 응용하는 방향에 대해 밝히고 있다. 이에 따르면 삼양에서 관의 작용에 이상이 생기면 태양에서 치료혈을 취하고, 합의 작용에 이상이 생기면 양명에서 취하며, 추의 작용에 문제가 생기면 소양에서 취한다고 하였다. 또 삼음에서 관의 작용에 이상이 생기면 태음에서 치료혈을 취하고, 합의 작용에 이상이 생기면 궐음에서 취하며, 추의 작용에 문제가 생기면 소음에서 취한다고 하였다.

(2) 삼음삼양경과 관합추의 생리와 병리

관합추 이론에 따르면 문이 그 역할을 제대로 수행하기 위해서는 빗장과 문짝과 지도리가 각각 맡은 일을 다 하여야 하듯 인체의 삼음과 삼양이 각각 맡은 바 일을 다 해야 생명현상도 제대로 발현한다.

즉 삼양은 인체의 바깥쪽 문으로서 태양-양명-소양이 각각 빗장-문짝-지도리 역할을 다 할 때 제 기능을 발휘하며, 삼음은 인체의 안쪽 문으로 태음-궐음-소음이 각각 빗장-문짝-지도리 역할을 다할 때 제 기능을 다 한다고 보았다.

① 태양과 태음은 관(關)에 해당한다.

관(關)은 표(表)를 주관한다. 관(關)의 기기(氣機)에 이상이 생기면 외사로부터 방위하는 기능이 약해진다.

태양 태양은 방광과 소장에 속한다. 태양은 일신의 표(表)를 주관하고, 위기(衛氣)

와 병행하여 병사의 침습을 막는 기능이 있기 때문에 '육경의 울타리'라고 말한다. 태양은 정수리와 등쪽 부위 등 겉을 덮고 있다. 그래서 장중경은 태양경이 모든 기분(氣分)의 양을 주관한다고 했다.

태양의 기화 기능이 부족하면 막는 기능을 하지 못해 외사(外邪)가 허(虛)를 틈타 침입하는데, 신체는 외사를 방어하는 투쟁을 하게 되어 머리와 뒤목이 아프고, 땀구멍이 막히고, 오한 발열이 생기며, 맥은 부맥이다. 그 병리는 개(開)가 된다.

태음 태음은 비와 폐에 속한다. 비는 기육(肌肉)을 주관하고 폐는 피모(皮毛)를 주관한다. 태음은 삼음의 표(表)에 위치하여 음경의 가리개가 되어, 비(脾)의 산정(散精)과 폐의 선강(宣降)이 개(開)에 의존하여, 정미(精微)와 정기(精氣)를 분별하여 유포하는 기능을 한다.

병이 삼음에 들어갈 때, 먼저 태음을 침범하는데, 이때 태음은 삼음의 보호막이 된다. 따라서 태음은 삼음의 관(關)이다. 병사가 태음에 침입하면 비의 운화 기능 실조로 토하고 수곡을 수납할 수 없어 아래로 설사를 한다. 또 폐의 기능인 선발 숙강이 없어져 해천(咳喘) 등 안으로부터 밖으로 향하는 병변이 나타날 수 있다. 그 병리는 개(開)가 된다.

② 소양과 소음은 추(樞)에 해당한다.

추(樞)는 중간에 위치하여 출입의 기를 주관한다.

소양 소양은 태양과 양명사이 반표반리(半表半裏)에 위치한다. 소양은 담과 삼초에 속한다. 담은 간에 부착되어 있고 소설을 주관한다. 삼초는 기와 진액 운행의 도로이다. 따라서 소양은 생리적으로 추(樞)라고 말한다.

외사가 소양에 침입하고, 사기가 옆구리 아래 담경 부위에 이르게 되면 외사에 저항하는 능력은 태양 양명과는 같지 않다. 태양은 표(表)를 주관하고 양명은 리(裏)를 주관하는데 소양은 반표반리를 주관한다. 이때는 정기가 사기를 제거하여 표(表)에 도달할 수 없고, 사기 또한 리(裏)로 들어갈 수 없는데, 정사(正邪)가 표리의 사이에서 투쟁한다면 한열이 왕래하고, 가슴과 옆구리가 그득하고 누르면 저항감과 압통을 느끼는 흉협고만의 증상이 나타나고, 입이 쓰고, 목구멍이 마르고, 눈이 아찔한 증상 등의 병증이 나타난다.

삼음삼양과 관합추

	표중리	양경	부	주요증상	주요증상	장	음경	표중리	
관(關)	표(表) 태양	족태양	방광	오한발열	기침, 콧물 설사	폐	수태음	표(表) 태음	관(關)
		수태양	소장			비	족태음		
추(樞)	중(中) 소양	족소양	담	한열왕래	고열 (물 불원) 청색증	심	수소음	중(中) 소음	추(樞)
		수소양	삼초			신	족소음		
합(闔)	리(裏) 양명	족양명	위	고열 (물 원함)	떨림 감정요동	심포	수궐음	리(裏) 궐음	합(闔)
		수양명	대장			간	족궐음		

소음 수소음은 심에 속하고 족소음은 신에 속한다. 하나는 화를 주관하고 하나는 수를 주관하는데, 심화는 위에 거처하고 신수는 아래에 있다. 심(心)과 신(腎)은 경맥의 도로로써 수화(水火)가 상하로 교제(交濟)하여야 인체의 음양 평형을 유지 보호할 수 있어 이러한 교제가 생리상의 추(樞)가 된다.

병이 소음에 이르러 심(心)과 신(腎)의 기능이 손상을 받아 추(樞)를 돌릴 수가 없으면, 수화부제(水火不濟) 및 음양실조(陰陽失調) 등이 된다. 이 때문에 한화증(寒化證) 혹은 열화증(熱化證)이 나타난다.

③ 양명과 궐음은 합(闔)에 해당한다.

합(闔)은 속[裏리]을 주관한다. 내부를 향하며 수납, 수렴, 저장을 담당한다.

양명 양명은 위와 대장에 속한다. 위는 창름지관(倉廩之官)으로 수곡의 바다[水穀之海]로서 수납을 담당한다. 대장은 전도(傳導)의 관(官)이니 변화가 거기서 나온다고 하였다. 또 양명이 중앙에 위치하므로 만물이 돌아가는 곳이 되므로 양명은 합(闔)이 된다.

상한(傷寒)이 양명에 들어오면 사(邪)와 정(正)이 모두 성하고, 내열(內熱)이 생기고, 폐결(閉結)이 된다. 내열은 열이 성한 것이고, 폐결은 복창비만(腹脹痞滿)[48]이다. 또한 통증이 있고, 손을 대지 못하게 하며, 대변(大便)이 마르고 굳어 폐색(閉塞)되는 등의 병리 변화가 나타난다.

48 복창은 배가 불룩하면서 그득한 것을 말함. 비만은 흉완부(胸脘部)가 막혀 그득하고 답답하되 아프지 않은 병증

궐음 궐음은 음진양생(陰盡陽生 음이 다하고 양이 나옴)을 의미한다. 음은 퇴(退)함이 진(進)이 되며, 언제나 충만하게 저장된 혈이 기로 변하므로 궐음은 언제나 저장의 충만을 요한다.

궐음은 간과 심포에 속한다. 족궐음간경은 주로 하초의 음기를 저장하여 정(精)이 새지 않게 하고, 수궐음심포는 삼초의 기를 저장하여 음혈에 수렴하강하게 하므로 화염의 염상을 방지하기 때문에 궐음이 합(闔)이 된다고 풀이한다.

궐음의 병변으로는 모두 기가 서로 이어지지 않는 궐이 나타나 간(肝)의 기기에 영향을 주어 소설(疏說)이 불리하여 폐색되고 불창(不暢)한 병리를 야기할 수 있다.

3) 관합추와 장부상통(臟腑相通)

관합추 이론과 연관하여 우리 몸의 기가 세 가지 층위에 따라 흐르는 것으로 볼 수 있다. 관은 바깥쪽 부분(表), 합은 안쪽 부분(裏), 추는 안과 밖을 왔다 갔다 하는 부분(半表半裏)으로 풀이할 수 있다.

『의학입문-장부조분』에는 다음과 같이 말하고 있다.

"심과 담은 통한다. 심이 병들어 정충(怔忡)[49]이 나타나면 온담(溫膽) 위주로 치료해야하고, 담이 병들어 전율(戰慄)[50] 전광(癲狂) 등의 증상이 나타나면 심을 보하는 위주로 치료해야 한다. 간과 대장은 통한다. 간이 병들었을 때에는 대장을 소통시켜야 하며, 대장이 병들었을 때에는 간을 고르게 하는 것을 위주로 치료해야 한다. 비와 소장은 통한다. 비가 병들었을 때에는 소장의 화를 빼내야 하며, 소장이 병들었을 때에는 비토(脾土)를 윤택하게 하는 치료방법을 써야한다. 폐와 방광은 통한다. 폐가 병들었을 때에는 방광의 수(水)를 청리(淸利 맑게 하여 잘 나가도록 함)하는 치료를 위주로 해야 하고, 그런 다음 청탁(淸濁)을 분별하는 방법을 사용한다. 방광이 병들었을 때는 폐를 맑게하는 방법을 위주로 치료해야 하고, 겸하여 토법(吐法)을 사용한다. 신과 삼초는 통한다. 신이 병들었을 때는 삼초를 조화시켜야 하며, 삼초가 병들었을 때는 신을 보하는 보신(補腎)을 위주로 치료해야 한

49 공연히 가슴이 울렁거리며 불안해 하는 증세

50 몹시 두렵거나 큰 감동(感動)을 느끼거나 하여 몸이 벌벌 떨리는 것.

다. 이는 장부가 합하여 하나가 되는 오묘함이다."[51]

관합추의 장과 부가 서로 통한다는 것을 나타내고, 상통하는 장이나 부를 치료해야 한다고 설명하고 있다.

관(關)에 해당하는 장부는 수태음-족태양의 폐와 방광, 족태음-수태양의 비와 소장으로 표(表)의 층위에 있다.

추(樞)에 해당하는 장부는 수소음-족소양의 심과 담, 족소음-수소양의 신과 삼초로 반표반리(半表半裏)에 위치해 있다.

합(闔)에 해당하는 장부는 족궐음-수양명의 간과 대장, 수궐음-족양명의 심포와 위로 리(裏)에 위치해 있다.

따라서 이들 장과 부는 같은 층위에서 서로 통한다고 할 수 있다. 이를 장부상통이라 한다.

삼음삼양의 관합추와 장부상통

표(表) - 관(關)

수태음 폐경 - 족태양 방광경	→ 폐(肺) - 방광(膀胱) 상통
족태음 비경 - 수태양 소장경	→ 비(脾) - 소장(小腸) 상통

반표반리 - 추(樞]

수소음 심경 - 족소양 담경	→ 심(心) - 담(膽) 상통
족소음 신경 - 수소양 삼초경	→ 신(腎) - 삼초(三焦) 상통

리(裏) - 합(闔)

수궐음 심포경 - 족양명 위경	→ 심포(心包) - 위(胃) 상통
족궐음 간경 - 수양명 대장경	→ 간(肝) - 대장(大腸) 상통

51 『의학입문-장부조분』

제8절 경락과 경혈

경락의 기가 체표로 발현되는 틈이나 공간을 경혈이라고 한다. 체표와 경락 및 장부가 서로 통하는 부위로, 인체의 기가 출입하고 활동하는 문호가 경혈이라고 할 수 있다. 경혈은 침구 치료의 자극점이면서 동시에 질병에 대한 반응점으로 진단점이기도 하다.

십이경맥과 임맥 및 독맥에는 소속된 경혈이 있으며, 질병이 발생하면 각 경락의 질병은 자기 경락 특유의 반응을 나타낸다. 그래서 침구 등을 이용한 치료과정에서 경락을 따라 혈자리를 정하는 치료규칙이 나온다. 또한 경락은 순행과정에 교차하는 부분이 있어서 왼쪽 병에 오른쪽 경락을 쓰고 오른쪽 병에 왼쪽 경락을 쓰는 치료법도 있다.

1. 경락별 경혈의 분포

경락별 경혈의 위치를 알기 위해서는 해당 경락이 어떤 부위를 순행하는지를
파악해야 한다.
경맥은 음경과 양경으로 나누는데, 음경은 사지 안쪽과 몸체의 앞쪽으로 흐르고,
양경은 사지의 바깥쪽과 몸체의 뒤쪽으로 흐른다.

(1) 몸통 앞

수 · 족삼음경은 흉복부를 순행한다.
단, 족양명경은 양경이지만 흉복부를 유주한다.
정중선의 임맥에서 양 옆으로
족소음신경(정중에서 복부 0,5촌, 흉부 2촌)
족양명위경(정중에서 복부 2촌, 흉부 4촌)
족태음비경(정중에서 복부 4촌, 흉부 6촌)
족궐음간경이 종주(縱走)한다.
음경은 사지의 음측(陰側 앞 안쪽)을 순행하고
양경은 사지의 양측(陽側 뒤 바깥쪽)을 순행한다.

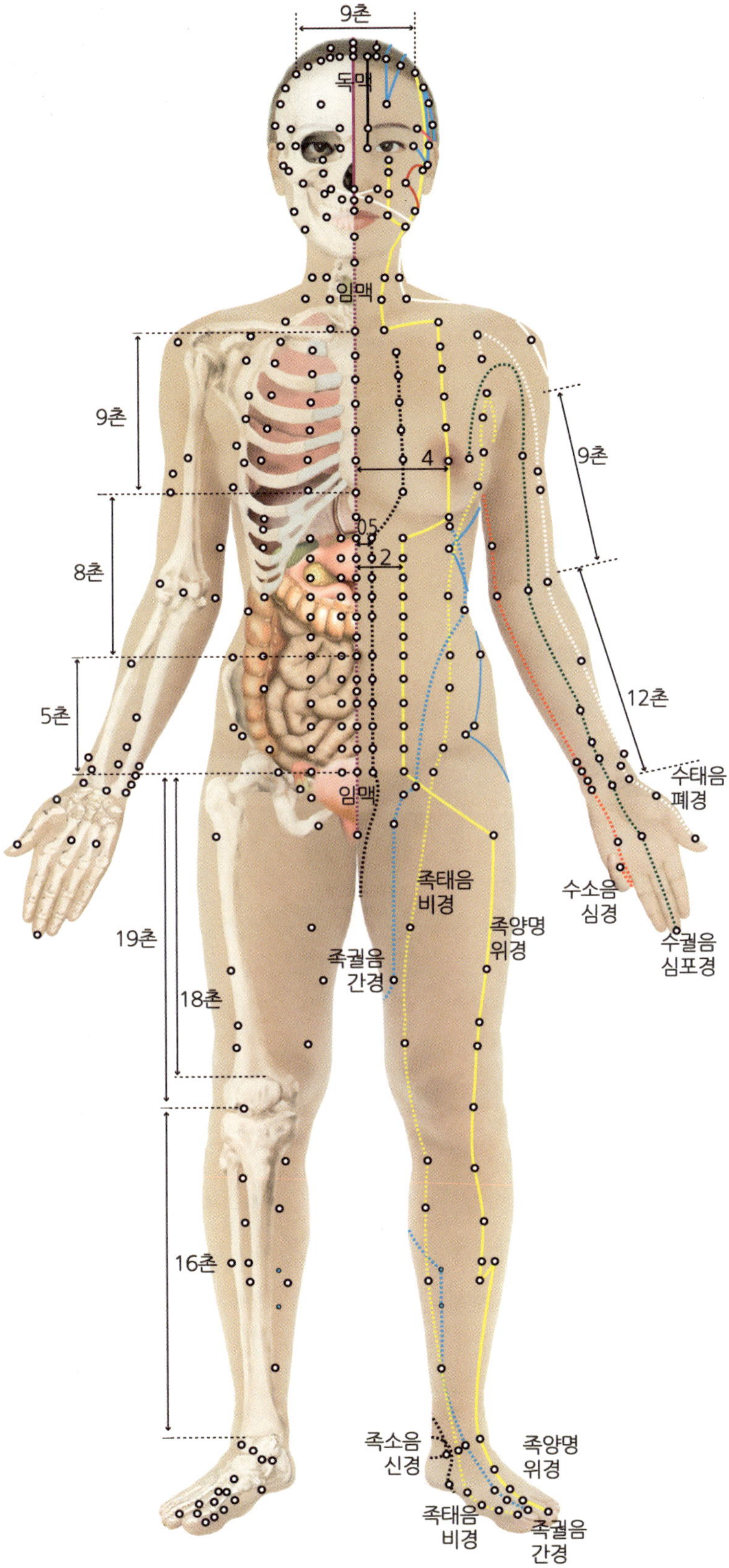
9촌
독맥
임맥
9촌
4
8촌
0.5
2
5촌
임맥
19촌
18촌
16촌
9촌
12촌
수태음
폐경
수소음
심경
수궐음
심포경
족태음
비경
족양명
위경
족궐음
간경
족소음
신경
족양명
위경
족태음
비경
족궐음
간경

(2) 팔다리 안쪽에서

앞기슭에 분포된 것을 태음경,
가운데 분포된 것은 궐음경,
뒷기슭에 분포된 것을
소음경이라고 한다.
단, 다리 안쪽 복사뼈 위
8촌 아래까지는
앞은 궐음경, 가운데는 태음경,
뒤로는 소음경이 순행하고,
8촌 이상부터
앞은 태음경,
가운데 궐음경, 뒤는 소음경이 순행한다.

(3) 팔다리의 바깥쪽에서는

앞기슭에 분포된 것을 양명경,
가운데 분포된 것을 소양경,
뒷기슭에 분포된 것을 태양경이라
부른다.

(4) 머리와 얼굴

머리는 모든 양(陽)이 모인 곳으로
수 · 족 3양경은 모두 머리에 모인다.
수양명 · 족양명은 얼굴을 순행한다.
수태양은 뺨을 순행한다.
족태양은 이마에서 머리 위를 지나
뒷머리와 목뒤를 순행한다.
머리 위부분에서는 정중선에서
1.5촌이 족태양경이다.
수소양 · 족소양은 머리의 옆쪽을 순행한다.

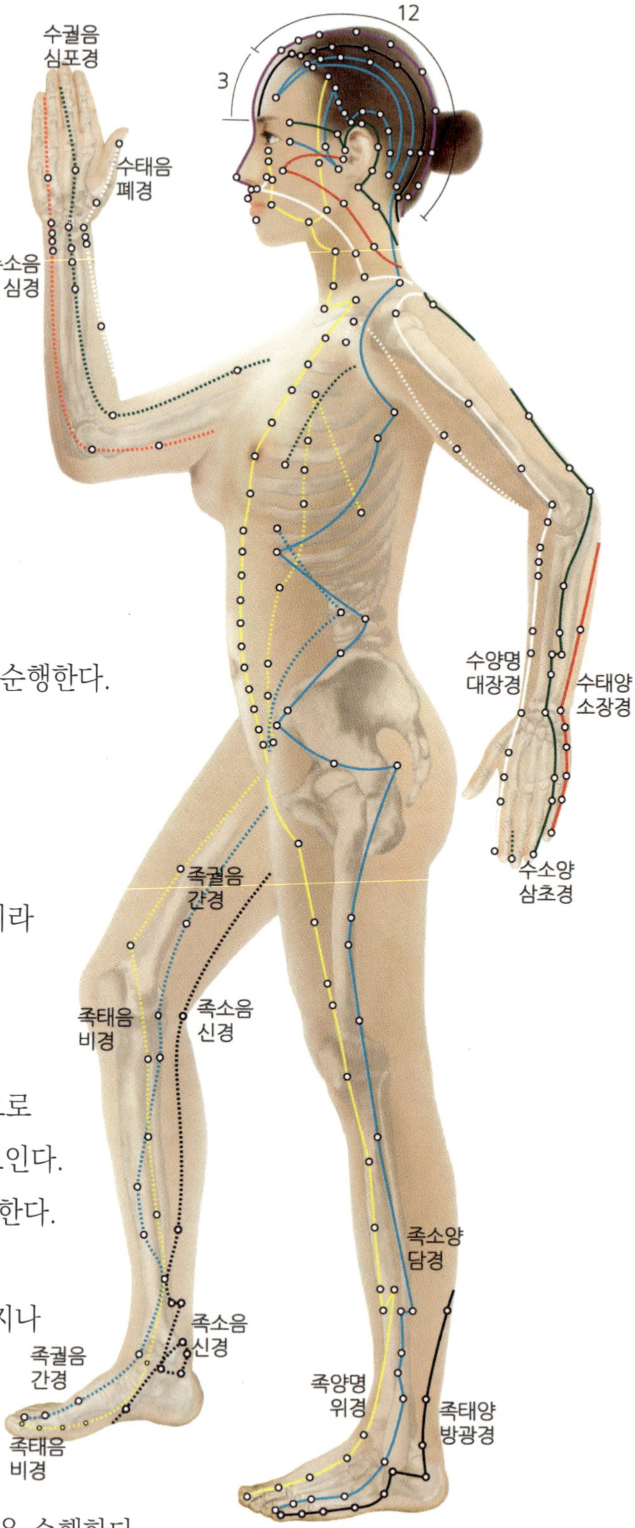

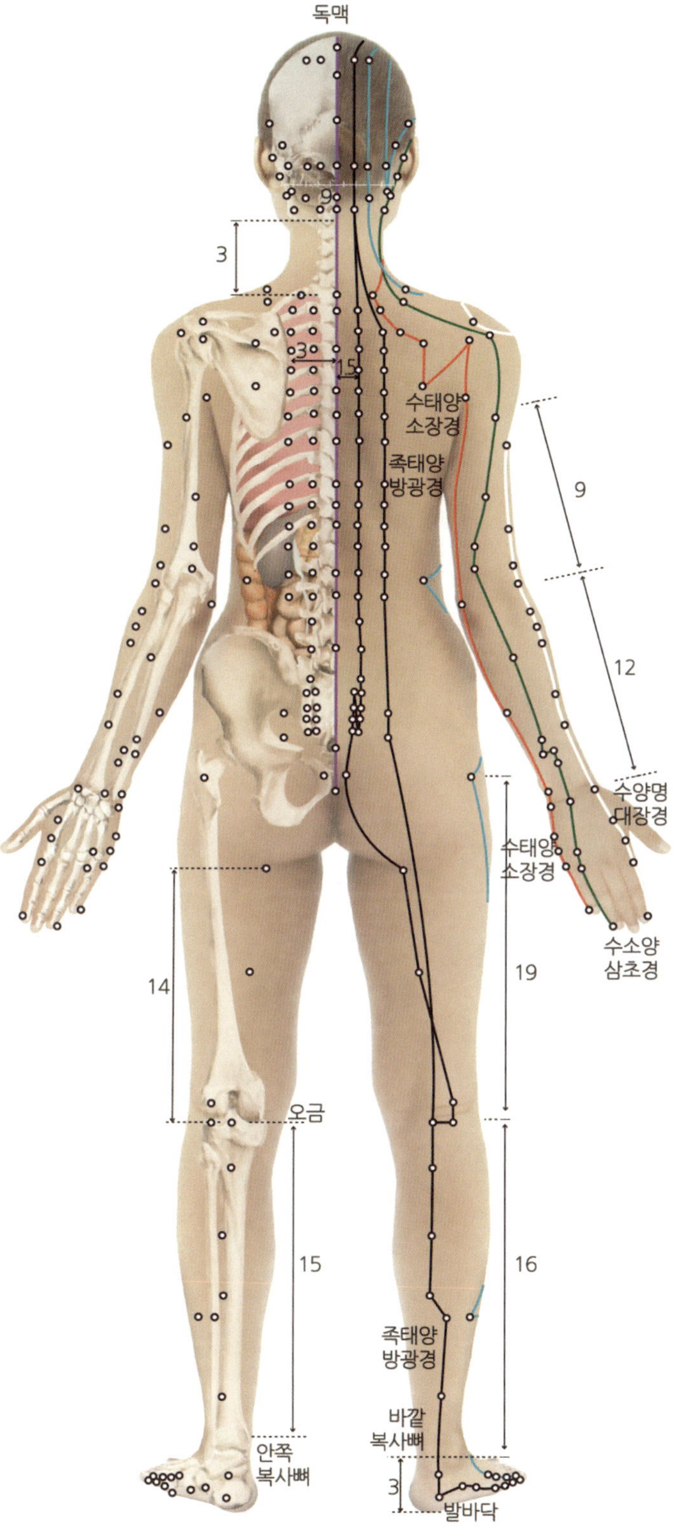

(5) 몸통 뒤와 옆

삼양경은 몸통의 뒤 쪽을 순행한다.
단, 족양명위경은
몸의 앞면을 순행한다.

수양명 · 수소양 · 족소양은
어깨 뒤쪽을 순행한다.

족소양은 몸통의 측면을 순행한다.

수태양은 어깻죽지를 지난다.

족태양은
요배부(腰背部 등과 허리)를
순행하는데,
정중선에서
1.5촌이 족태양 1선이고,
3촌이 2선이다.

2. 경혈의 치료범위

경락은 기혈(氣血)과 음양(陰陽)을 조화롭게 하여 인체를 건강하게 한다. 그리고 인체가 외사의 침입을 방어하는 것도 경락의 작용에 의한다. 또한 병이 나서 치료하는 과정에서 경락은 침, 뜸, 지압 등의 자극을 받아들이는 통로이고, 약물

경혈의 분경주치(分經主治)

<table>
<tr><th colspan="2">주치 / 경락</th><th>본경(本經)의 작용</th><th>두 경맥 작용</th><th>세 경맥 작용</th></tr>
<tr><td rowspan="3">수삼음경</td><td>수태음</td><td>폐(肺), 인후병</td><td></td><td rowspan="3">흉부병(胸部病)</td></tr>
<tr><td>수궐음</td><td>심(心), 위병(胃病)</td><td rowspan="2">정신병</td></tr>
<tr><td>수소음</td><td>심병(心病)</td></tr>
<tr><td rowspan="3">수삼양경</td><td>수양명</td><td>전두(前頭), 코, 입, 치병(齒病)</td><td></td><td rowspan="3">인후병, 열병(熱病)</td></tr>
<tr><td>수소양</td><td>측두(側頭), 협륵병(脇肋病)</td><td rowspan="2">눈병, 귀병</td></tr>
<tr><td>수태양</td><td>후두(後頭), 견갑(肩胛), 정신병</td></tr>
<tr><td rowspan="3">족삼양경</td><td>족양명</td><td>전두(前頭), 구치(口齒), 인후병(咽喉病), 위장병(胃腸病)</td><td rowspan="3"></td><td rowspan="3">눈병, 정신병, 열병(熱病)</td></tr>
<tr><td>족소양</td><td>측두(側頭), 귀병, 협륵병(脇肋病)</td></tr>
<tr><td>족태양</td><td>후두(後頭), 배요병(背腰病), 배유혈은 장부의 병 치료</td></tr>
<tr><td rowspan="3">족삼음경</td><td>족태음</td><td>비위병(脾胃病)</td><td rowspan="3"></td><td rowspan="3">전음병(前陰病), 부인병(婦人病)</td></tr>
<tr><td>족궐음</td><td>간병(肝病)</td></tr>
<tr><td>족소음</td><td>신병(腎病), 폐병(肺病), 인후병</td></tr>
<tr><td rowspan="2">임맥독맥</td><td>임맥</td><td>회양(回陽 양기회복), 고탈(固脫 탈진 회복), 강장작용(强壯作用)</td><td rowspan="2">정신병(精神病), 장부병(臟腑病), 부인병(婦人病)</td><td rowspan="2"></td></tr>
<tr><td>독맥</td><td>중풍(中風), 혼미(昏迷), 열병(熱病), 두면병(頭面病)</td></tr>
</table>

의 작용을 발휘할 수 있게 하는 기능을 한다. 이런 기능을 활용하여 경기(經氣)를 인솔(引率)하는 것을 인경(引經)이라고 한다. 침구나 지압 등으로 경락의 기운을 이끌어 내는 자리가 경혈(經穴)이다.

경혈에는 모두 광범위한 주치범위가 있는데, 이는 경혈이 속한 경락이나 경혈이 있는 부위와 직접적인 관계가 있다. 즉, 경혈의 주치규율은 경혈이 소속된 경락에 따르는 분경주치(分經主治)와 경혈의 위치에 따르는 분부주치(分部主治), 두

머리와 몸통 경혈의 분부주치

경혈의 위치	주치 범위
앞, 옆머리 부위	눈, 코, 귀
뒷머리 부위	정신(精神), 국소(局所)
목 부위	정신, 쉰 목소리, 혀, 인후, 천식, 식도, 눈, 머리, 국소
눈 부위	눈병
코 부위	코병
가슴	가슴, 폐(肺), 심(心)
복부	간(肝), 담낭, 비장, 위(胃)
하복부	비뇨생식기, 신(腎), 방광, 장(腸)
어깨	국소, 머리와 목의 동통(疼痛)
등 상부	폐(肺), 심(心)
등허리	간(肝), 담낭, 비(脾), 위(胃)
허리 꽁무니	신(腎), 방광, 장(腸), 비뇨생식기
가슴, 옆구리	간(肝), 담낭, 국소
복부 옆쪽	복부(腹部), 위(胃)

가지로 나눌 수 있다.

경혈의 치료 범위는 넓고 효능 또한 다양하다. 경혈은 소속 경락에 연계된 장부의 질병을 치료할 수도 있고, 해당 경혈과 관련된 육기(六氣, 風寒暑濕燥熱)의 부조화를 치료할 수도 있으며, 경락이 서로 한곳에 모이는 교회경맥이나 표리관계에 있는 경맥의 질병을 치료할 수도 있고, 경혈 부위의 각종 증상을 치료할 수도 있다. 경혈의 여러 가지 효능은 자극 방법과도 관련이 있다. 침, 뜸, 부항 등의 치료 도구에 따라 또는 그 자극 방법에 따라 경혈의 효능 또한 상이하게 나타난다.

경혈은 양방향 조정(調整) 작용을 한다. 경혈을 자극하면 몸의 상태나 질병의

다리 부위 경혈의 분부주치

경혈의 위치	주치 범위
넓적다리 뒷면	볼기, 국소
종아리 뒷면	허리, 등, 항문
발뒤축, 바깥쪽	머리, 목, 등, 허리, 눈, 정신, 발열
넓적다리 앞쪽	다리, 무릎
종아리 앞쪽	위(胃), 장(腸)
발 앞쪽	앞머리, 입, 이, 인후, 위장, 정신, 발열
넓적다리 안쪽	배뇨곤란, 비뇨생식기
종아리 안쪽	위(胃), 비(脾), 비뇨생식기, 배뇨곤란
발 안쪽	위(胃), 비(脾), 간, 비뇨생식기, 신, 폐, 인후
넓적다리 바깥쪽	허리, 꽁무니, 슬관절, 고관절
종아리 바깥쪽	가슴, 옆구리, 목, 눈, 옆머리
발 바깥쪽	옆머리, 눈, 귀, 옆구리, 발열

팔 부위 경혈의 분부주치

경혈의 위치	주치 범위
윗팔 안쪽	팔굽, 팔뚝 안쪽
팔 앞쪽 내측	가슴, 폐, 심, 인후, 위, 정신계통
손바닥	정신계통, 발열, 혼미, 구급(救急)
윗팔 바깥쪽	어깨, 팔, 팔굽 바깥쪽
팔 앞쪽 외측	머리, 눈, 코, 입, 이빨, 인후, 옆구리, 어깨, 정신, 발열
손등	인후, 발열, 구급(救急)

상황에 따라 긍정적 방향으로 조정 작용이 일어나는 것을 말한다. 즉, 하나의 경혈은 인체가 어떤 상태인가에 따라 상반된 작용을 할 수 있다.

일반적으로 몸통 부위나 팔꿈치, 무릎 관절 이상에 있는 경혈은 인근 장부(臟腑)와 국소 부위 질환의 치료에 이용된다.

팔꿈치, 무릎 관절 이하에 있는 경혈은 해당 국소 부위의 병증을 치료할 뿐 아니라 소속된 경락과 관련된 장부의 질환, 머리와 얼굴의 오관(五官) 병증 및 전신 질환의 치료에 사용한다.

3. 경락과 특정혈

경락 상의 혈을 이용하여 병을 치료하는 과정에서 작용 상으로 공통성을 가진 중요한 경혈을 유형별로 묶은 경혈을 특정혈(特定穴)이라고 한다. 특정혈은 치료 범위와 작용을 이해하기 쉽게 분류한 것이다.

이 경혈들은 임상에서 중요한 혈이라서 요혈(要穴)이라고도 부른다. 이 가운데

경락과 장부 관련 특정혈

오수혈		정(井)	형(滎)	수(輸)		경(經)	합(合)	락혈 絡穴	극혈 郄穴	팔맥 교회혈	육부 하합혈	유혈 모혈
	오행	목木	화火	토土	원혈	금金	수水					
음경	수태음 폐경	소상	어제	태연	태연	경거	척택	열결	공최	열결 (임맥)		폐유 중부
음경	족태음 비경	은백	대도	태백	태백	상구	음릉천	공손	지기	공손 (충맥)		비유 장문
음경	수소음 심경	소충	소부	신문	신문	영도	소少해	통리	음극			심유 거궐
음경	족소음 신경	용천	연곡	태계	태계	복류	음곡	대종	수천	조해 (음교맥)		신유 경문
음경	수궐음 심포경	중충	노궁	대릉	대릉	간사	곡택	내관	극문	내관 (음유맥)		궐음유 전중
음경	족궐음 간경	대돈	행간	태충	태충	중봉	곡천	여구	중도			간유 기문
양경	오행배속	금金	수水	목木	원혈	화火	토土	락혈	극혈		하합혈	
양경	수양명 대장경	상양	이간	삼간	합곡	양계	곡지	편력	온류		상거허	대장유 천추
양경	족양명 위경	여태	내정	함곡	충양	해계	족삼리	풍륭	양구		족삼리	위유 중완
양경	수태양 소장경	소택	전곡	후계	완골	양곡	소小해	지정	양로	후계 (독맥)	하거허	소장유 관원
양경	족태양 방광경	지음	족통곡	속골	경골	곤륜	위중	비양	금문	신맥 (양교맥)	위중	방광유 중극
양경	수소양 삼초경	관충	액문	중저	양지	지구	천정	외관	회종	외관 (양유맥)	위양	삼초유 석문
양경	족소양 담경	족규음	협계	족임읍	구허	양보	양릉천	광명	외구	족임읍 (대맥)	양릉천	담유 일월

*. 락혈은 손발에 있는 12개 경혈 외에 족태음비경에 대포, 임맥에 구미, 독맥에 장강이 더 있다.
*. 극혈은 12경맥의 경혈 외에 음교맥의 교신과 양교맥의 부양, 음유맥에 축빈과 양유맥의 양교가 더 있다.

배유혈, 복모혈은 몸통에 있고, 원혈(原穴), 락혈(絡穴), 극혈(郄穴), 오수혈(五腧穴), 팔맥교회혈, 하합혈(下合穴) 등은 모두 팔과 다리에 있다.

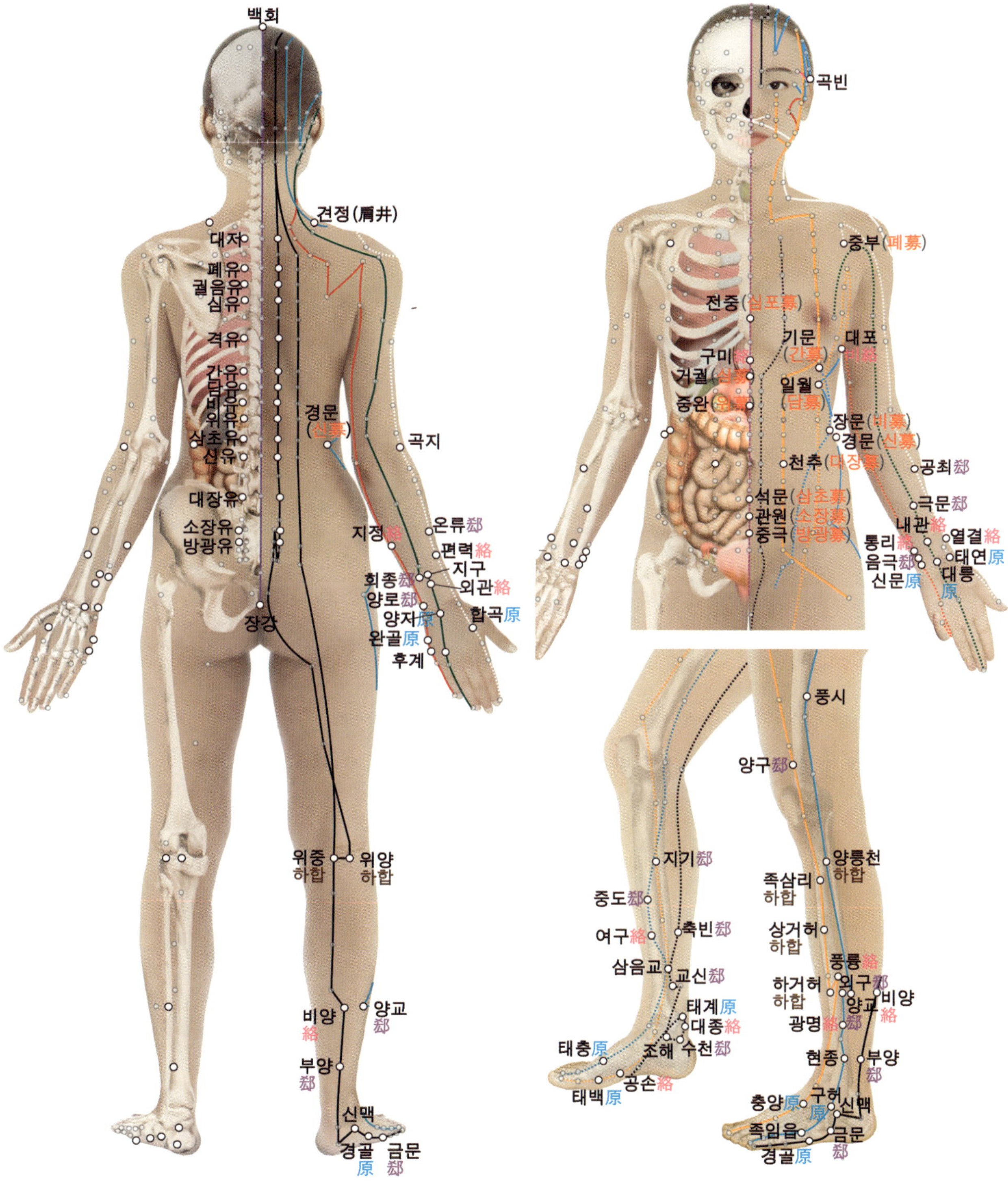

(1) 원혈(原穴)

장부의 원기(原氣)가 지나가고 머무르는 경혈로, 12개 원혈은 원기와 연관된다. 신(腎)에 저장되어 있는 원기는 삼초(三焦)를 통하여 밖으로 퍼지는데, 그 머무르는 부위가 곧 원혈이다. 음경의 원혈은 오수혈 중의 수혈(兪穴)과 일치하지만, 양경의 원혈은 오수혈 외에 따로 원혈이 있다. 그 이유는 삼초의 원기가 밖으로 퍼짐으로써 양경의 맥기가 왕성하게 되므로 수혈 외에 별도로 원혈이 있게 된 것이라 설명된다.

(2) 락혈(絡穴)

락맥(絡脈)에 소속되어 있는 혈자리이다. 12경맥에는 각각 하나씩의 락혈이 사지 부위에 있어서 경맥을 연결시켜 주므로 락혈에 의하여 12경맥은 서로 통하게 된다. 체강의 전 · 후 · 측면에는 임맥의 락인 구미혈과 독맥의 락인 장강혈, 그리

원락배혈의 치료범위(본경의 원혈+표리경의 락혈)

장부	원혈	락혈 (표리경)	치료범위
폐	태연	편력	기침, 천식, 전신 부종 등
대장	합곡	열결	감기, 기침, 두통 등
위	충양	공손	위통, 구토, 대장염, 소장염
비	태백	풍륭	헛배 부름, 담음, 기관지염
심	신문	지정	심장신경증, 전간, 현훈, 심장병 등
소장	완골	통리	머리와 목이 뻣뻣하면서 아픈 증상, 벙어리
방광	경골	대종	머리와 목이 뻣뻣하고 아픈 증상, 방광염
신	태계	비양	두통, 인후염, 기관지염, 현훈
심포	대릉	외관	가슴과 옆구리 통증. 가슴 답답한 증상, 토혈
삼초	양지	내관	가슴과 옆구리 통증, 두통, 발열
담	구허	여구	옆구리 통증, 담석증, 아랫배 아픔
간	태충	광명	옆구리 통증, 간염, 담석증, 눈 충혈과 예막[翳膜]

고 비장의 대락(大絡)이 각각 분포되어 있어서 모두 15개의 락혈이 있다.

락혈은 경맥을 연결시켜 주기 때문에 경맥의 안팎에 있는 질환을 치료하는 데에 가장 많이 쓰이며, 밖에 있는 병이 안으로 들어가거나, 안에 있는 병이 밖으로 나갈 때는 거기에 해당하는 락혈을 선택하여 치료한다.

(3) 극혈(郄穴)

극혈의 극(郄)은 경맥의 기혈(氣血)이 굽이쳐 흐르는 곳에 생기는 틈새라는 뜻이다. 사지에는 12경맥의 극혈 이외에 기경맥(奇經脈) 4곳, 즉 음교·양교·음유·양유의 맥에 각각 하나씩의 극혈이 있어 모두 16개의 극혈이 된다. 극혈은 급성병에 많이 사용되며 그곳을 눌러보아 질환의 허증(虛證)과 실증(實證)을 알 수 있다.

극혈

음양	경맥	극혈	치료
수3음	수태음폐경	공최	기침, 각혈, 대장·항문출혈
	수궐음심포경	극문	심계(心悸), 딸꾹질
	수소음심경	음극	심계, 신경증
수3양	수양명대장경	온류	인후통, 얼굴신경마비
	수소양삼초경	회종	이롱, 팔동통
	수태양소장경	양로	등과 허리통
족3음	족태음비경	지기	생리불순, 자궁출혈
	족궐음간경	중도	간염, 하지마비
	족소음신경	수천	무월경, 당뇨병
족3양	족양명위경	양구	위통, 위출혈, 설사
	족소양담경	외구	두통, 간염
	족태양방광경	금문	복통, 하지마비
교맥	음교맥	교신	변비, 하지동통
	양교맥	부양	두통, 요통
유맥	음유맥	축빈	방광염, 신장염
	양유맥	양교	두통, 간염

(4) 오수혈(五輸穴)

오수혈은 수족의 팔꿈치와 무릎 아래에 각각 정(井) · 형(滎) · 수(兪) · 경(經) · 합(合)의 다섯 종류의 특정혈을 말한다. 오수혈은 사지의 말단 부위에서 무릎과 팔꿈치 방향으로, 얕은 곳에서 깊은 곳으로, 그리고 작은 곳에서 큰 곳으로 배열되어 있으며, 이러한 흐름을 물줄기에 비유하여 정 · 형 · 수 · 경 · 합이라 하였다.

정(井)은 땅 속에서 물줄기가 솟아나온다는 뜻으로 정혈은 대부분 사지의 손톱이나 발톱 주위에 있다.

형(滎)은 물이 흐를 수 있는 정도의 물줄기라는 뜻으로 형혈은 대개 손가락과 발가락 또는 손바닥과 발에 있다.

수(兪)는 물줄기가 비교적 왕성함을 나타내며, 따라서 수혈은 대개 팔목이나 발목관절 부근에 있다.

경(經)은 강물처럼 길게 흐른다는 뜻으로, 경혈은 팔뚝과 정강이 주위에 있다.

합(合)은 여러 물줄기가 합쳐진다는 뜻으로, 합혈은 팔꿈치나 무릎관절 부근에 있다.

영(營)과 위(衛)는 수곡(水穀)의 정기로 이루어지고, 이것은 기(氣)와 혈(血)의 운행으로 그 작용이 나타난다. 영(營)과 위(衛)와 기(氣)와 혈(血)은 인체의 생명활동에 필요한 네 가지 요소이다. 정 · 형 · 수 · 경 · 합은 이러한 영 · 위 · 기 · 혈이 경맥을 순환하는 상황을 묘사하고 있는 것이다.

오수혈은 독특한 치료효과를 나타내며 오행이론과 결합하여 임상에 많이 사용된다.

음·양경의 오수혈(五輸穴)과 주치(主治)

오수혈	음경	양경	『난경(難經) 육십팔난(六十八難)』
정(井)	목(木)	금(金)	심하만(心下滿) 신지병(神志病) 구급(救急)
형(滎)	화(火)	수(水)	신열(身熱) 심대열(心大熱) 발열(發熱)
수(兪)	토(土)	목(木)	체중절통(體重節痛) 관절통(關節痛) 신경통(神經痛)
경(經)	금(金)	화(火)	해수한열(咳嗽寒熱) 인후의 병 해역감모(咳逆感冒)
합(合)	수(水)	토(土)	육부병(六腑病) 역기이설(逆氣而泄) 만성병(慢性病)

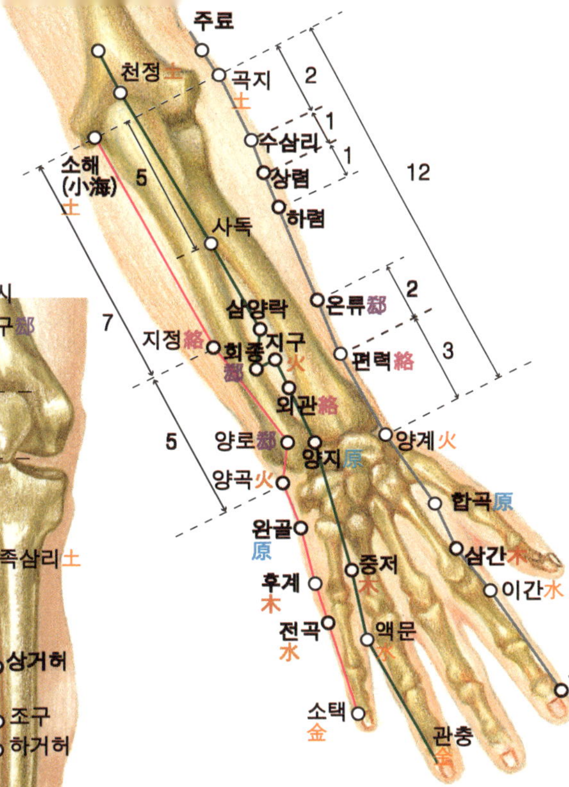
주료
천정土
곡지
土
수삼리
상렴
하렴
소해
(小海)
土
사독
온류郄
삼양락
지정絡
지구
火
회종
郄
편력絡
외관絡
양로郄
양계火
양지原
양곡火
합곡原
완골
原
삼간木
중저
木
이간水
후계
木
액문
水
전곡
水
상양金
소택
金
관충
金
2
1
1
12
5
7
2
3
5

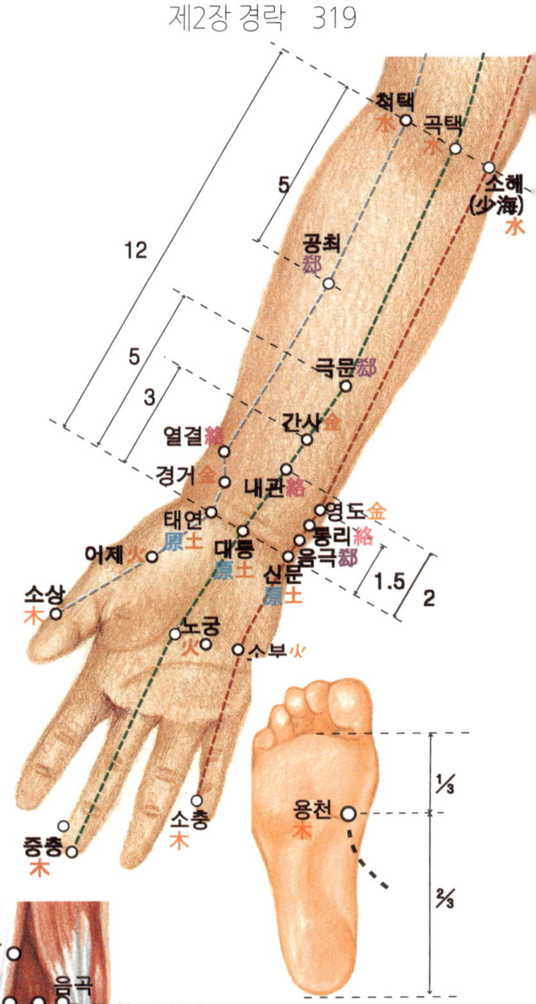
척택
水
곡택
水
소해
(少海)
水
공최
郄
12
5
5
3
극문郄
간사金
열결絡
경거金
내관絡
태연
原土
영도金
통리絡
음극郄
어제火
대릉
原土
신문
原土
1.5
2
소상
木
노궁
火
소부火
소충
木
중충
木
⅓
용천
木
⅔

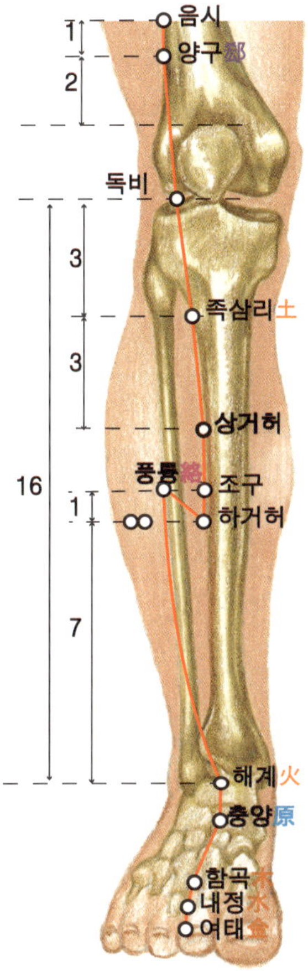
음시
양구郄
1
2
독비
3
족삼리土
3
상거허
풍륭絡
조구
하거허
16
1
7
해계火
충양原
함곡木
내정水
여태金

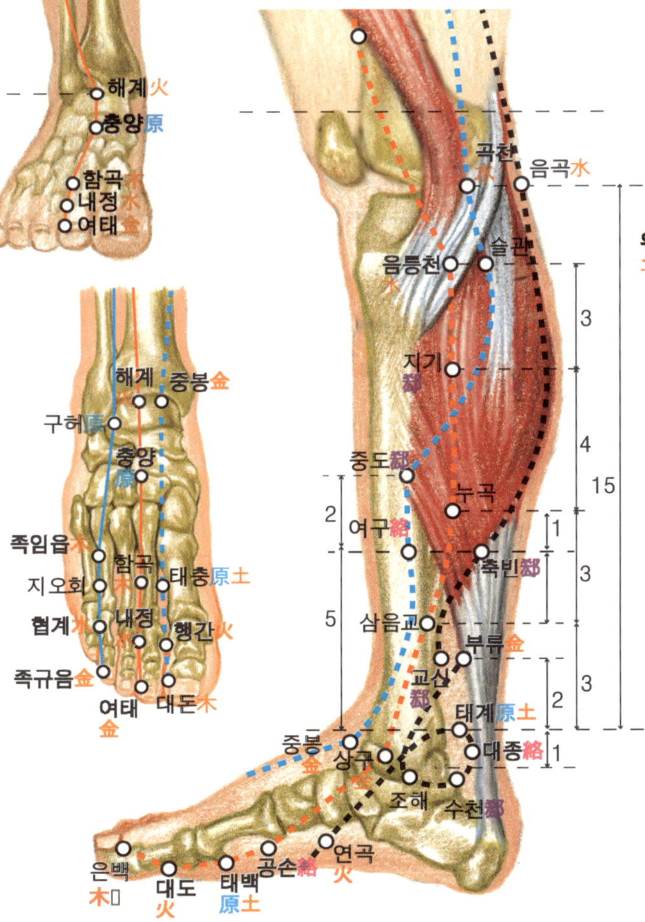
해계
중봉金
구허原
충양
原
족임읍木
함곡
木
태충原土
지오회
협계水
내정
水
행간火
족규음金
여태
金
대돈木
곡천
水
음곡水
음릉천
水
슬관
3
지기
郄
4
15
중도郄
누곡
2
여구絡
1
축빈郄
3
5
삼음교
부류金
3
교신
郄
2
태계原土
중봉
金
상구
金
대종絡
1
조해
수천郄
은백
木
대도
火
태백
原土
공손絡
연곡
火

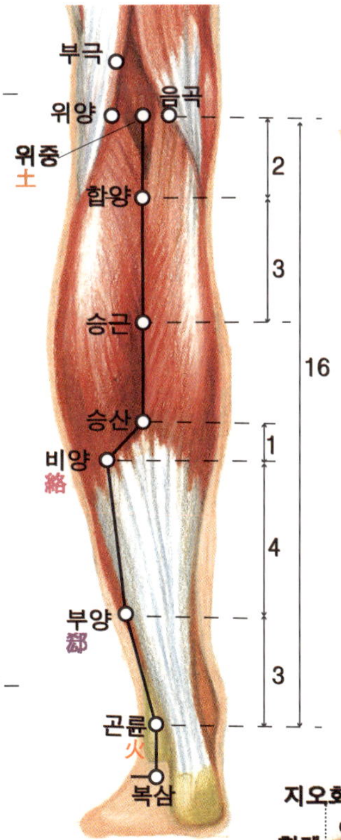
부극
위양
음곡
위중
土
합양
2
3
승근
16
승산
1
비양
絡
4
부양
郄
3
곤륜
火
복삼

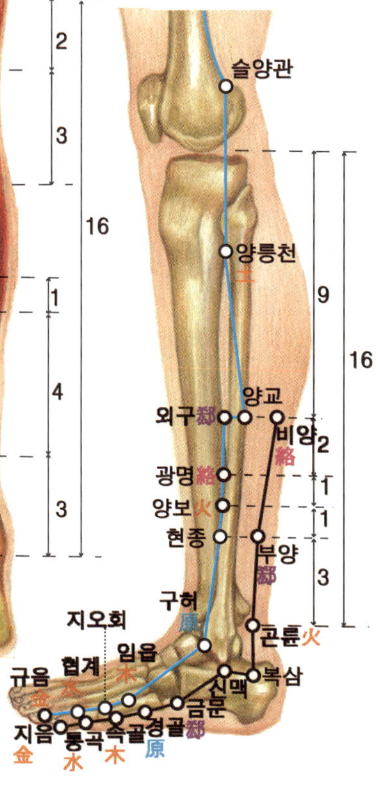
슬양관
양릉천
土
9
16
양교
외구郄
비양
絡
2
광명絡
1
양보火
1
현종
부양
郄
3
구허
原
곤륜火
지오회
임읍
木
규음
金
협계
水
신맥
복삼
금문
지음
金
통곡
水
속골
木
경골
原

(5) 육부하합혈

육부하합혈

육부경맥		육부하합혈(경맥)
수삼양경	수양명대장경	상거허(족양명위)
	수태양소장경	하거허(족양명위)
	수소양삼초경	위양(족태양방광)
족삼양경	족양명위경	족삼리(족양명위)
	족태양방광경	위중(족태양방광)
	족소양담경	양릉천(족소양담)

하합혈은 수삼양경 3곳 하합혈과 족삼양경 3곳 하합혈, 모두 6곳의 합혈을 말한다.

족삼양경의 하합혈은 오수혈 중의 합혈과 동일하다. 수삼양경의 하합혈은 각각 족양명위경(상거허, 하거허)과 족태양방광경(위양)에 분포되어 있다.

『황제내경-영추』〈사기장부병형〉에서는 오장육부의 기가 정(井)에서 시작되어 형(滎)·수(兪)혈을 거쳐 합(合)혈에서 들어간다고 설명하고, 수족의 양경이 안으로 들어가 육부에 속하므로 형혈과 수혈은 외부 경맥의 병을 치료하고, 합혈은 안에 있는 육부의 병을 치료한다고 서술한다.

그리고 육부의 하합혈은 위(胃)는 삼리에서 합하고, 대장은 거허상렴(상거허)에서 합하여 들어가고, 소장은 거허하렴(하거허)에서 합하여 들어가고, 삼초는 위양에서 합하여 들어가고, 방광은 위중에서 합하여 들어가고, 담은 양릉천에서 합하여 들어간다고 전하면서 육부하합혈을 설명한다.

(6) 팔맥교회혈(八脈交會穴)

팔맥교회혈의 소속과 주치

음양	본경맥	팔맥교회혈	기경맥	주치
음	족태음비경	공손	충맥	심(心), 가슴[胸], 위(胃), 통증 위주
	수궐음심포경	내관	음유맥	
양	수태양소장경	후계	독맥	눈안끝, 목[頸項], 귀, 어깨, 소장, 방광
	족태양방광경	신맥	양교맥	
양	족소양담경	족임읍	대맥	눈바깥끝, 귀뒤[耳後], 뺨, 목, 담(痰), 어깨
	수소양삼초경	외관	양유맥	
음	수태음폐경	열결	임맥	폐계(肺系), 인후(咽喉), 흉격(胸膈)
	족소음신경	조해	음교맥	

기경8맥과 통하는 경혈로서 사지에 분포되어 있다. 기경8맥 모두가 사지를 순행하고 있는 것은 아니지만, 12경맥과 교회하는 관계로 사지에는 기경과 통하는 경혈이 있어 기경과 관련되는 질병의 치료에 적용된다. 8맥교회혈은 상지와 하지에 분포하고 있어서 치료에 응용할 때도 상하로 그 혈을 배합하여 사용한다.

(6) 팔회혈(八會穴)

장(臟)·부(腑)·기(氣)·혈(血)·근(筋)·맥(脈)·골(骨)·수(髓)의 정기(精氣)가 운행하는 도중에 모이는 곳을 말하며, 내열성(內熱性) 질환뿐 아니라 기타 내상성(內傷性) 질환에도 쓰인다.

팔회혈과 주치(主治)

팔회(八會)		혈명	주치(主治)
장부	장회(臟會)	장문	오장의 병증
	부회(腑會)	중완	육부의 병증
기혈	기회(氣會)	전중	기(氣)병, 정서 질환, 호흡기 질환
	혈회(血會)	격유	순환계 질환
근맥	근회(筋會)	양릉천	운동기계통 질환
	맥회(脈會)	태연	호흡기, 순환계 질환
골수	골회(骨會)	대저	뼈의 이상이나 질병
	수회(髓會)	현종	뼈와 골수(骨髓)의 병증

(7) 배유혈(背兪穴)

오장육부의 기가 배부(背部)의 특정한 곳으로 지나간다[兪]의 의미로 유혈이라고 했다. 장부의 기가 배유혈로 통하는 것은, 이 곳을 눌러보았을 때 나타나는 특이한 현상으로 알 수 있다. 다시 말하여 손으로 눌러보았을 때 특별히 민감하고, 내부 장기와 상응되는 것을 느끼는 점이 배유혈이다.

모혈과 유혈

질병 장부	복모혈	배유혈(위치)
폐의 병	중부	폐유(3흉추 극돌기 아래 옆)
심포의 병	전중	궐음유(4흉추 극돌기 아래 옆)
심의 병	거궐	심유(5흉추 극돌기 아래 옆)
간의 병	기문	간유(9흉추 극돌기 아래 옆)
담의 병	일월	담유(10흉추 극돌기 아래 옆)
비의 병	장문	비유(11흉추 극돌기 아래 옆)
위의 병	중완	위유(12흉추 극돌기 아래 옆)
삼초의 병	석문	삼초유(1요추 극돌기 아래 옆)
신의 병	경문	신유(2요추 극돌기 아래 옆)
대장의 병	천추	대장유(4요추 극돌기 아래 옆)
소장의 병	관원	소장유(1천공 옆)
방광의 병	중극	방광유(2천공 옆)

이 혈의 위치는 모두 척추 양쪽 1.5촌에 있는 족태양방광경의 제1선에 자리 잡고 있다. 이 선의 상하로 장부의 높낮이에 따라 배유혈이 있는데, 장부가 위에 있으면 배유혈의 위치도 높고, 장부가 아래에 있으면 배유혈 위치도 낮다.

(8) 복모혈(腹募穴)

장부의 기(氣)가 흉복부의 특정한 곳에 모인다[募]는 의미로 모혈이라고 했다. 모혈의 위치는 본래의 경맥과 관계없이 장부의 위치에 따라 결정된다. 모혈은 장부에 가까이 있어서 장부의 질병은 흔히 모혈에 반응이 나타난다.

해당 장부의 기(氣)가 모혈에 모여들고, 배유혈 부위를 왕래하며 기혈을 소통시킨다. 모혈은 흉복부에 있어 음에 속하고, 배유혈은 배부(背部)에 있어 양에 속한다. 장부는 배유혈과 모혈에 서로 통하는 관계로 병사(病邪)가 장부에 침입하면 배유혈과 모혈에 각종 증상이 나타나게 되고, 이 경혈을 이용하여 장부의 질병을 치료한다.

<참고문헌>

『노자』이태영 옮김, 2008.12.10. 도서출판 여래

『(今釋)黃帝內經 靈樞』 배병철, 1995 성보사

『(今釋)黃帝內經 素問』 배병철, 1995 성보사

『황제내경 소문 상, 중, 하 』2004.8.25. 최형주 해역, 자유문고

『황제내경 영추 상, 하 』2004.9.25. 최형주 해역, 자유문고

『동의보감』허준 저, 동의보감국역위원회 역, 2002 법인문화사

『동의보감 침뜸』허준 저, 강상숙 외 역, 2012.3.20 (사)허임기념사업회

『침구경험방』 허임 저, 강상숙 외 역, 2013.1.19 (사)허임기념사업회

『장부경락학』 신흥묵 지음, 2016.3.30. 청홍

『우주변화의 원리』 한동석 저, 2013. 대원출판사.

『우리침뜸의 원리와 응용』 정진명 글, 2016. 학민사.

『역학총론』 유상 박병원 저, 2005.3.28 도서출판 방하

『의역Ⅰ』 유상 박병원 저, 2004. 8.21 도서출판 방하

『체계화 차서ⅠⅡ Ⅲ』 유상 박병원, 저, 2011.8.1 도서출판 방하

『침구경혈학정전』 최태섭 저, 1982.6.10 도서출판 사림원

『침구의학정해』 최태섭 저, 1992.4.1 도서출판 선주문학사

『침술의학』전세일 저, 2005, 계축문화사

『생명과 건강을 지키는 포인트-경혈따라잡기』2010.8.16 (사)허임기념사업회

『고려의학참고자료』 김수홍, 平壤, 1993, 의학과학출판사

『고려의학원리』 지만석 외, 평양, 2002, 과학백과사전출판사

『고려임상의전 상.하』 평양, 2002, 과학백과사전출판사

『전통의학리용안내』최태섭 저, 평양, 2005, 세계보건기구전통의학협동연구중심

『경락도해』 린윈꾸이 저, 2007, 청홍

『생활침뜸의학』金南洙, 서울, 1999, 보성사

『경락학』정통침뜸교육원 교재위원회 엮음 2006.11.25 정통침뜸연구소

『경락경혈학』정통침뜸교육원 교재위원회 엮음 2004.3.6 정통침뜸연구소

『침뜸의학개론』 정통침뜸교육원 교재위원회 엮음, 2002, 정통침뜸연구소

『경혈학기초』 강미나 외, 2003, 현문사

『내경 경락진단학』 선재광 외, 2002, 경락진단학회

『내경 경락치료학』 선재광, 2002 경락진단학회

『동의생리학』 대한동의생리학회 2004 서울, 일중사

『중국침뜸의학의 역사』 이재동 김남일 공저 1997.10.20 집문당

『증보 중국의학사』 홍원식 윤창렬 편저 2001.2.26 집문당

『中國鍼灸學』 程莘農, 北京, 1964 人民衛生出版社

『경근학』Koichi Nishida 지음. 최도영 옮김. 2009 신흥메드싸이언스